清代著名十大医案方集

王贵民 缪静 编著

兰州大学出版社
LANZHOU UNIVERSITY PRESS

图书在版编目（C I P）数据

清代著名十大医案方集 / 王贵民，缪静编著. —— 兰
州：兰州大学出版社，2018.6
ISBN 978-7-311-05369-7

Ⅰ. ①清… Ⅱ. ①王… ②缪… Ⅲ. ①医案－汇编－
中国－清代 Ⅳ. ①R249.49

中国版本图书馆CIP数据核字(2018)第138583号

责任编辑　武素珍　马媛聪
封面设计　陈　文

书　　名	**清代著名十大医案方集**
作　　者	王贵民　缪　静　编著
出版发行	兰州大学出版社　（地址:兰州市天水南路222号　730000）
电　　话	0931-8912613(总编办公室)　0931-8617156(营销中心)
	0931-8914298(读者服务部)
网　　址	http://press.lzu.edu.cn
电子信箱	press@lzu.edu.cn
印　　刷	北京虎彩文化传播有限公司
开　　本	710 mm×1020 mm　1/16
印　　张	25
字　　数	523千
版　　次	2018年6月第1版
印　　次	2018年6月第1次印刷
书　　号	ISBN 978-7-311-05369-7
定　　价	68.00元

（图书若有破损、缺页、掉页可随时与本社联系）

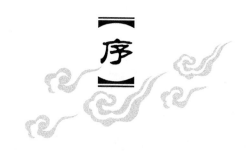

　　医案是中医临床实践的记录,它的起源可以追溯到上古时代,是中医临证辨治疾病的资料,它体现了中医理法方药的综合应用。医案里蕴含了医生治疗疾病时辨证、立法、处方用药的诊疗经验。为了能更好地汲取医案处方配伍组方用药的精华,处方中基本反映了中药炮制和道地药材的要求,便于继承,薪火相传。故而有感出书之念,时经四载,整理校订,成书取名《清代著名十大医案方集》。

　　该书是通过细心阅览《陈莲舫医案》《孤鹤医案》《何书田医案》《黄文东医案》《王羹梅医案》《吴门曹氏医案》《谢映庐医案》《余听鸿医案》《张聿青医案》《朱枕山医案》内容,搜集整理共计2900多首医案方剂,同时编写并列出了处方名、方药、治法和主治,因方药剂量过于复杂,概无列记。而编排顺序以医案书名的第一个英文字母排序为准,以便查阅应用。

　　第一至五篇王贵民编著,第六至十篇缪静编著。

　　本书处方精炼,内容翔实,简明概要,实用性强,为清代著名医案方剂的研究提供了宝贵的参考价值,也为临床处方用药积累了宝贵经验,同时是一部临床具有实用价值的工具书。

　　笔者水平有限,编撰仓促,错误之处,敬祈同行,不吝斧正。

王贵民

2017年11月11日

【目录】

第一篇　陈莲舫医案方集

处方名:**中风方**

【**方药**】独活　炒当归　海风藤　抱木神　桑寄生　炒丹参　枸杞　龙齿　桂枝　白芍　杭菊花　木瓜　丝瓜络　虎潜丸

【**治法**】活血通络祛风。

【**主治**】中风证。

处方名:**中风方**

【**方药**】独活　海风藤　生白术　炒香附　酒桑梗　五加皮　炒杜仲　炒牛膝　炒当归　木瓜　新会皮　臭梧梗　丝瓜络

【**治法**】活血祛风疏络。

【**主治**】中风证。

处方名:**中风方**

【**方药**】独活　梧桐花　炒杜仲　嫩钩藤　桑寄生　五加皮　白蒺藜　木瓜　炒当归　海风藤　杭菊花　威灵仙　丝瓜络　功劳叶

【**治法**】活血祛风疏络。

【**主治**】中风证。

处方名:**中风方**

【**方药**】独活　虎胫骨　石决明　秦艽　桑寄生　龟板　杭菊花　千年健　生白芍　钩藤　新会皮　黑料豆　丝瓜络

【**治法**】养营搜风,兼化痰湿。

【**主治**】中风证。

处方名:**中风方**

【**方药**】独活　木瓜　梧桐花　炒丹皮　黑料豆　甘草　炒荆芥　豨莶草　白鲜皮　新会皮　炒侧柏

【**治法**】活血祛风疏络。

【**主治**】中风证。

处方名:**中风方**

【**方药**】独活　鹿角霜　海风藤　炒杜仲　桑寄生　焙甘杞　千年健　炒川断　炒当归　生黄芪　五加皮　新会皮　丝瓜络

【**治法**】活血祛风疏络。

【主治】中风证。

处方名：**中风方**

【方药】独活 片姜黄 炒木瓜 炒川断 桑寄生 桂枝 生白芍 五加皮 炒当归 天仙藤 威灵仙 新会皮 丝瓜络 胡桃肉

【治法】疏通经络。

【主治】中风证。

处方名：**中风方**

【方药】杭菊花 马勃 川贝母 抱木神 冬桑叶 白僵蚕 梧桐花 远志肉 天竺黄 杏仁 白蒺藜 陈胆南星 路路通 丝瓜络 荷叶

【治法】熄风疏通经络。

【主治】中风证。

处方名：**中风方**

【方药】桂枝 炙虎胫 海风藤 晚蚕沙 羚羊角片 炙龟板 天仙藤 竹沥 炒当归 炒杜仲 梧桐花 伸筋草 酒桑梗 丝瓜络

【治法】温降熄风。

【主治】中风证。

处方名：**中风方**

【方药】桂枝 炙虎胫 秦艽 木瓜 元生地 龟板 半夏 生黄芪 炒当归 桑寄生 新会皮 炒杜仲 丝瓜络 海风藤

【治法】温养熄风,疏通经络。

【主治】中风证。

处方名：**类中方**

【方药】西洋参 抱木神 白蒺藜 杭菊花 元精石 煅龙齿 潼蒺藜 新会皮 白芍 半夏 炒丹参 炒牛膝 鲜荷叶 玫瑰露 竹茹

【治法】养血通路止痛。

【主治】类中风证。

处方名：**类中方**

【方药】西洋参 抱木神 新会皮 炒丹参 元精石 煅龙齿 潼蒺藜 炒牛膝 白芍 半夏 杭菊花 枸杞 洋青铅 炒竹茹

【治法】养血通路止痛。

【主治】类中风证。

处方名：**肝风方**

【方药】半夏 抱木神 嫩钩藤 冬桑叶 煨天麻 煅龙齿 蔓荆子 石决明 生白芍 杭

菊花 新会皮 炒丹参 荷叶 竹茹

【治法】通路止痛。

【主治】肝风证。

处方名：**肝风方**

【方药】半夏 杭菊花 白蒺藜 生白芍 煨天麻 钩藤 潼蒺藜 元精石 桑麻丸 藁本
炒淮麦 新会皮 荷叶 竹茹

【治法】镇肝养血止痛。

【主治】肝风证。

处方名：**肝风方**

【方药】半夏 杭菊花 白蒺藜 煅龙齿 煨天麻 独活 藁本 嫩钩藤 生白芍 桑寄生
抱木神 新会皮 荷叶 姜竹茹

【治法】镇肝养血止痛。

【主治】肝风证。

处方名：**肝风方**

【方药】石决明 钩藤 抱木神 蔓荆子 白僵蚕 白蒺藜 龙齿 厚朴 冬桑叶 杭菊花
半夏 焦建曲 荷叶边

【治法】通络养血止痛。

【主治】肝风证。

处方名：**肝风方**

【方药】半夏 抱木神 白蒺藜 桑寄生 煨天麻 煅龙齿 新会皮 杭菊花 生白术 钩
藤 牛膝 蔓荆子 荷叶 炒竹茹

【治法】通络止痛。

【主治】肝风证。

处方名：**肝风方**

【方药】西洋参 黑料豆 抱木神 杭菊花 桑麻丸 川贝母 煅龙齿 钩藤 东白芍 石
斛 旱莲草 新会皮 荷叶 湘莲肉

【治法】通络养血止痛。

【主治】肝风证。

处方名：**肝风方**

【方药】西洋参 女贞子 抱木神 炒僵蚕 蜜炙桑叶 黑料豆 白蒺藜 冬白芍 杭菊
花 旱莲草 藿石斛 新会皮 卷竹心 鲜荷叶

【治法】通络熄风止痛。

【主治】肝风证。

处方名:**肝风方**

【方药】西洋参 抱木神 杭菊花 石决明 霜桑叶 苍龙齿 黑料豆 钩藤 黑芝麻 元
精石 生白芍 白蒺藜 荷叶边 洋青铅

【治法】息风通络止痛。

【主治】肝风证。

处方名:**肝风方**

【方药】北沙参 黑料豆 石决明 炒僵蚕 蜜桑叶 女贞子 白蒺藜 白芍 杭菊花 石
斛 煅龙齿 新会皮 荷叶

【治法】通络养血止痛。

【主治】肝风证。

处方名:**肝风方**

【方药】冬桑叶 抱木神 杭菊花 黑料豆 黑芝麻 煅龙齿 钩藤 沙苑子 石决明 元
精石 煨天麻 白蒺藜 荷叶

【治法】通络祛风止痛。

【主治】肝风证。

处方名:**历节风方**

【方药】西洋参 杏仁 冬瓜子 炒当归 夏枯花 川贝母 桑寄生 炒杜仲 石斛 白芍
新会皮 秦艽 虎潜丸 丝瓜络

【治法】通络止痛。

【主治】历节风。

处方名:**历节风方**

【方药】独活 竹沥 五加皮 防己 桑寄生 炒当归 炒牛膝 威灵仙 梧桐花 海风藤
炒杜仲 新会皮 丝瓜络

【治法】通络祛风止痛。

【主治】历节风。

处方名:**历节风方**

【方药】独活 炒当归 防己 炒香附 酒桑梗 海风藤 牛膝 佛手 梧桐花 晚蚕沙 五
加皮 新会皮 丝瓜络

【治法】通络祛风止痛。

【主治】历节风。

处方名:**游风方**

【方药】炙桑叶 炒侧柏 防风 薏苡仁 豨莶草 白鲜皮 荆芥穗 赤茯苓皮 蝉衣 地
肤子 杭菊花 新会皮 丝瓜络

【治法】祛风止痒。

【主治】游风证。

处方名：**游风方**

【方药】冬桑叶　连翘　白鲜皮　生白芍　豨莶草　焦山栀　生甘草　苦参　梧桐花　金银花　粉萆薢　薏苡仁　丝瓜络

【治法】祛风止痒。

【主治】游风证。

处方名：**游风方**

【方药】元生地　绿豆衣　焦栀皮　薏苡仁　豨莶草　大力子　生甘草　赤茯苓　防风　滑石　荆芥穗　新会皮　忍冬藤　炒侧柏

【治法】通络祛风止痒。

【主治】游风证。

处方名：**游风方**

【方药】豨莶草　地肤子　忍冬花　天花粉　生地　生甘草　焦山栀　炒丹皮　白鲜皮　连翘　冬桑叶　白茯苓　炒侧柏

【治法】养阴祛风止痒。

【主治】游风证。

处方名：**游风方**

【方药】黄防风　焦山栀　地肤子　金银花　大黄　豨莶草　粉萆薢　新会皮　大力子　白鲜皮　苦参　生甘草　炒侧柏

【治法】清热祛风止痒。

【主治】游风证。

处方名：**冷麻风方**

【方药】炒当归　嫩鹿筋　五加皮　牛膝　桑寄生　枸杞　海风藤　梧桐花　炒杜仲　白芍　威灵仙　新会皮　丝瓜络

【治法】通络祛风。

【主治】冷麻风证。

处方名：**冷麻风方**

【方药】桂枝　生白芍　五加皮　新会皮　西羌活　粉萆薢　木瓜　防风　薏苡仁　桑寄生　梧桐花　丝瓜络

【治法】通络祛风。

【主治】冷麻风证。

处方名:**肩风方**

【方药】独活 木瓜 五加皮 威灵仙 片姜黄 秦艽 粉萆薢 半夏 虎潜丸 炒当归 炒杜仲 新会皮 酒桑梗 丝瓜络

【治法】养血通络。

【主治】肩风证。

处方名:**肩风方**

【方药】威灵仙 粉萆薢 生白芍 虎胫骨 炒当归 炒杜仲 五加皮 龟板 姜黄 木瓜 新会皮 桂枝 丝瓜络

【治法】养血通络。

【主治】肩风证。

处方名:**肩风方**

【方药】独活 竹沥 五加皮 木瓜 酒桑梗 炒当归 海风藤 炒杜仲 梧桐花 防己 晚蚕沙 新会皮 丝瓜络 虎潜丸

【治法】调气化痰,和营熄风。

【主治】肩风证。

处方名:**紫云风方**

【方药】冬桑叶 连翘 梧桐花 白茯苓 象贝母 粉蛤壳 杭菊花 侧柏叶 杏仁 新会皮 豨莶草 生白芍 荷叶边

【治法】养血通络。

【主治】紫云风证。

处方名:**紫云风方**

【方药】炒当归 白茯苓 川贝母 桑寄生 木瓜 粉蛤壳 秦艽 旋覆花 冬瓜子 生白芍 白石英 紫石英 新会皮 炒侧柏 枇杷叶

【治法】清热通络。

【主治】紫云风证。

处方名:**四弯风方**

【方药】豨莶草 元生地 白鲜皮 薏苡仁 焦苍术 焦山栀 地肤子 绿豆衣 苦参 南花粉 梧桐花 生甘草 丝瓜络

【治法】祛风通络。

【主治】四弯风证。

处方名:**四弯风方**

【方药】元生地 虎胫骨 炒杜仲 木瓜 炒当归 桂枝 龟板 牛膝 海风藤 生白芍 蕲州蛇 炒川断 生黄芪 丝瓜络

【治法】通络祛风。

【主治】四弯风证。

处方名：**四弯风方**

【方药】独活 生白术 炙虎胫 五加皮 桑寄生 炒当归 龟板 木瓜 梧桐花 牛膝 海
风藤 炒杜仲 丝瓜络

【治法】养血通络。

【主治】四弯风证。

处方名：**面游风方**

【方药】冬桑叶 金银花 绿豆衣 蝉衣 连翘 豨莶草 赤茯苓皮 荆芥 山栀皮 炒丹
皮 鸡苏散 炒侧柏 荷叶

【治法】清热祛风止痒。

【主治】面游风证。

处方名：**驴唇风方**

【方药】冬桑叶 焦山栀 银花 荆芥穗 煨石膏 南花粉 粉丹皮 生甘草 薄荷 连翘
滑石 新会皮 荷叶 白茅根

【治法】清热祛风。

【主治】驴唇风证。

处方名：**驴唇风方**

【方药】北沙参 旱莲草 夏枯花 黑料豆 冰糖 炒石膏 女贞子 新会皮 知母 石斛
川贝母 生甘草 白海粉 白茅根

【治法】清热祛风。

【主治】驴唇风证。

处方名：**漏蹄风方**

【方药】石决明 西羌活 半夏 白茯苓 豨莶草 栝楼皮 石斛 佩兰 杭菊花 薏苡仁
白蒺藜 陈皮 丝瓜络 炒竹茹

【治法】疏通经络止痛。

【主治】漏蹄风证。

处方名：**漏蹄风方**

【方药】杭菊花 虎胫骨 秦艽 炒杜仲 焙甘杞 龟板 木瓜 牛膝 白附子 炒当归 海
风藤 新会皮 丝瓜络

【治法】疏通经络止痛。

【主治】漏蹄风证。

处方名:**鹤膝风方**

【方药】炒当归 炒杜仲 新会皮 枸杞 桑寄生 狗脊 牛膝 炙虎胫 嫩鹿筋 白芍 木瓜 炙龟板 猪项骨

【治法】疏通经络止痛。

【主治】鹤膝风证。

处方名:**肝气方**

【方药】半夏 抱木神 玉蝴蝶 炒丹参 左金丸 远志肉 炒杜仲 合欢花 东白芍 佛手花 桑寄生 新会皮 丝瓜络 玫瑰露 炒竹茹

【治法】疏肝理气止痛。

【主治】肝气证。

处方名:**肝气方**

【方药】西洋参 抱木神 炒当归 炒丹参 半夏 远志肉 桑寄生 合欢花 左金丸 玉蝴蝶 炒杜仲 乌拉草 玫瑰露 炒竹茹 丝瓜络 代代花

【治法】疏肝理气止痛。

【主治】肝气证。

处方名:**肝气方**

【方药】半夏 香附 远志肉 玉蝴蝶 左金丸 抱木神 炒丹参 炒杜仲 西洋参 煅龙齿 茺蔚子 合欢皮 月季花 代代花 洋青铅

【治法】疏肝理气止痛。

【主治】肝气证。

处方名:**肝气方**

【方药】半夏 抱木神 佛手花 香附 左金丸 远志肉 玉蝴蝶 淡乌贼 白芍 桑寄生 炒杜仲 新会皮 丝瓜络

【治法】疏肝理气止痛。

【主治】肝气证。

处方名:**肝气方**

【方药】半夏 抱木神 佛手花 桑寄生 左金丸 远志肉 玉蝴蝶 合欢花 东白芍 炒杜仲 炒丹参 新会皮 玫瑰花 炒竹茹

【治法】疏肝理气止痛。

【主治】肝气证。

处方名:**肝气方**

【方药】半夏 抱木神 佛手花 炒丹参 左金丸 远志肉 玉蝴蝶 炒杜仲 白芍 新会皮 炒川楝子 香附 西砂仁 炒竹茹

【治法】疏肝理气止痛。

【主治】肝气证。

处方名：**肝气方**

【方药】半夏 抱木神 范志曲 左金丸 远志肉 炒栝楼皮 戌腹粮 生白芍 番葄荑 新会皮 炒丹参 姜竹茹

【治法】固肾养肝,柔肝保胃。

【主治】肝气证。

处方名：**肝气方**

【方药】半夏 旋覆花 抱木神 毕澄茄 左金丸 代赭石 远志肉 佛手花 东白芍 炒丹参 范志曲 新会皮 玫瑰露 炒竹茹

【治法】疏肝止痛。

【主治】肝气证。

处方名：**劳伤方**

【方药】鹿衔草 仙鹤草 炙款冬 旋覆花 炒川断 杏仁 白茯 新会皮 炙紫菀 川贝母 粉蛤壳 枇杷叶 丝瓜络

【治法】通络止痛。

【主治】劳伤证。

处方名：**劳伤方**

【方药】北沙参 桑寄生 抱木神 夜交藤 冬虫夏草 炒当归 炒丹参 白芍 鹿衔草 仙鹤草 牛膝 血燕 丝瓜络 古文钱

【治法】通络止痛。

【主治】劳伤证。

处方名：**劳伤方**

【方药】香附 焦红曲 白芍 煨木香 炒川断 焦山楂 桑寄生 炒丹参 炒杜仲 新会皮 鹿衔草 白当归 丝瓜络

【治法】通络理气止痛。

【主治】劳伤证。

处方名：**劳伤方**

【方药】旋覆花 鹿衔草 川贝母 炙款冬 新会皮 仙鹤草 炒川断 白茯苓 杏仁 三七 炙紫菀 粉蛤壳 丝瓜络 枇杷叶

【治法】通络活血止痛。

【主治】劳伤证。

处方名：**劳伤方**

【方药】旋覆花 白当归 白芍 新会皮 新绛 桑寄生 炒川楝子 九香虫 鹿衔草 炒丹参 炒川断 炒杜仲 丝瓜络

【治法】通络活血止痛。

【主治】劳伤证。

处方名：**春温方**

【方药】淡豆豉 薄荷 荆芥穗 杏仁 黑山栀 白薇 薏苡仁 炒枳壳 冬桑叶 通草 白茯苓 炒栝楼皮 荷叶 新会皮

【治法】清解祛风。

【主治】春温证。

处方名：**春温方**

【方药】淡豆豉 炒麦芽 粉前胡 杭菊花 冬桑叶 方通草 钩藤 白僵蚕 薄荷 荆芥穗 杏仁 新会皮 荷叶

【治法】祛风通络。

【主治】春温证。

处方名：**春温方**

【方药】冬桑叶 白蔻仁 佛手 嫩白薇 薏苡仁 焦建曲 新会皮 半夏 川郁金 厚朴 通草 荷叶 白茯苓

【治法】理气通络。

【主治】春温证。

处方名：**春温方**

【方药】冬桑叶 生甘草 旱莲草 新会皮 白茅根 板蓝根 绿豆衣 鲜生地 银花炭 炒荆芥 连翘壳 炒丹皮 炒藕节

【治法】理气通络。

【主治】春温证。

处方名：**春温方**

【方药】旋覆花 川贝母 方通草 杭菊花 冬桑叶 粉前胡 白茯苓 蝉衣 杏仁 新会皮 薄荷 荆芥穗 枇杷叶 丝瓜络

【治法】理气通络。

【主治】春温证。

处方名：**风温方**

【方药】冬桑叶 杭菊花 粉前胡 淡竹叶 淡豆豉 荆芥穗 杏仁 嫩白薇 薄荷 蝉衣 通草 新会皮 荷叶 红蔗皮

【治法】清热祛风。

【主治】风温证。

处方名：**风温方**

【方药】冬桑叶　鲜佛手　粉前胡　淡豆豉　干佩兰　薄荷叶　通草　焦建曲　嫩白薇　薏苡仁　蝉衣　新会皮　荷叶包　益元散

【治法】清热祛风。

【主治】风温证。

处方名：**风温方**

【方药】冬桑叶　粉前胡　冬瓜子　通草　淡豆豉　旋覆花　白茯苓　川贝母　杏仁　新绛　新会皮　鹿衔草　丝瓜络

【治法】清热祛风。

【主治】风温证。

处方名：**风温方**

【方药】冬桑叶　焦山栀　炒栝楼　粉前胡　淡豆豉　淡竹叶　炒枳壳　嫩白薇　薄荷　荆芥穗　杏仁　通草　荷叶

【治法】清热祛风。

【主治】风温证。

处方名：**风温方**

【方药】南北沙参　栝楼仁　旋覆花　白茯苓　鲜石斛　杏仁　代赭石　新会皮　蜜桑叶　川贝母　粉蛤壳　通草　莱菔子　荸荠汁　枇杷叶　竹茹

【治法】清解风温。

【主治】风温证。

处方名：**风温方**

【方药】犀角　鲜石斛　大豆卷　元明粉　羚羊角　连翘　杭菊花　炒栝楼皮　鲜生地　黑山栀　杏仁　锦纹　芦根　灯芯

【治法】清解风温。

【主治】风温证。

处方名：**湿温方**

【方药】焦茅术　粉萆薢　薏苡仁　干佩兰　乌芝麻　炒栝楼皮　范志曲　炒黄芩　厚朴花　川郁金　白茯苓　鲜佛手　姜竹茹

【治法】清解湿温。

【主治】湿温证。

处方名:**湿温方**

【方药】焦茅术 乌芝麻 半夏 焦建曲 炒黄芩 西羌活 炒栝楼皮 干佩兰 白茯苓 黄防风 薏苡仁 鲜佛手 新会皮 姜竹茹

【治法】清解湿温。

【主治】湿温证。

处方名:**湿温方**

【方药】焦茅术 半夏 白蔻仁 香青蒿 厚朴 炒栝楼皮 杏仁 炒黄芩 焦建曲 干佩兰 薏苡仁 白茯苓 炒竹茹

【治法】芳香调中,分化上下。

【主治】湿温证。

处方名:**湿温方**

【方药】西羌活 干佩兰 半夏 白茯苓 黄防风 薏苡仁 厚朴 川郁金 焦建曲 鲜佛手 新会皮 通草 鲜荷叶

【治法】芳香化湿。

【主治】湿温证。

处方名:**湿温方**

【方药】西羌活 广藿香 半夏 赤茯苓 防风 薏苡仁 厚朴 益元散 焦建曲 鲜佛手 炒枳壳 通草 鲜荷叶

【治法】芳香化湿。

【主治】湿温证。

处方名:**湿温方**

【方药】西羌活 干佩兰 赤茯苓 厚朴 防风 薏苡仁 益元散 半夏 焦建曲 鲜佛手 通草 新会皮 鲜荷叶

【治法】芳香化湿。

【主治】湿温证。

处方名:**湿温方**

【方药】大豆卷 焦建曲 薏苡仁 鲜佛手 干佩兰 薄荷 白蔻仁 通草 厚朴 防风 赤茯苓 新会皮 鲜荷叶

【治法】芳香化湿。

【主治】湿温证。

处方名:**湿温方**

【方药】大豆卷 焦建曲 薏苡仁 嫩白薇 干佩兰 鲜佛手 白蔻仁 通草 厚朴 半夏 川郁金 新会皮 西砂仁 鲜荷叶

【治法】芳香化湿。

【主治】湿温证。

处方名:**湿温方**

【方药】大豆卷　鲜佛手　嫩白薇　广藿香　半夏　通草　厚朴　薏苡仁　川郁金　焦建曲　白蔻仁　新会皮　荷叶

【治法】芳香化湿。

【主治】湿温证。

处方名:**湿温方**

【方药】大豆卷　焦建曲　益元散　冬桑叶　干佩兰　薏苡仁　川郁金　嫩白薇　厚朴　鲜佛手　薄荷　新会皮　鲜荷叶

【治法】芳香化湿。

【主治】湿温证。

处方名:**湿温方**

【方药】冬桑叶　干佩兰　钩藤　焦建曲　杭菊花　半夏　鸡苏散　白蔻仁　嫩白薇　厚朴　鲜佛手　新会皮　鲜荷叶

【治法】芳香化湿。

【主治】湿温证。

处方名:**湿温方**

【方药】冬桑叶　干佩兰　赤茯苓　鸡苏散　杭菊花　焦建曲　薏苡仁　川郁金　嫩白薇　鲜佛手　通草　新会皮　鲜荷叶

【治法】分泄芳香化湿。

【主治】湿温证。

处方名:**湿温方**

【方药】冬桑叶　杏仁　白茅花　炒荆芥　杭菊花　川贝母　鸡苏散　南沙参　嫩白薇　前胡　通草　钩藤　荷叶

【治法】芳香化湿。

【主治】湿温证。

处方名:**湿温方**

【方药】半夏　广藿香　薏苡仁　川郁金　厚朴　鲜佛手　白蔻仁　青皮　新会皮　白茯苓　野蔷薇　鲜荷叶

【治法】芳香化湿。

【主治】湿温证。

处方名:**湿温方**

【方药】半夏 广藿香 炒香附 白茯苓 厚朴 鲜佛手 淡姜渣 酒桑梗 焦建曲 白蔻仁 大腹绒 新会皮 丝瓜络 西砂仁 姜竹茹

【治法】芳香化湿。

【主治】湿温证。

处方名:**湿温方**

【方药】生白术 半夏 干佩兰 益元散 焦建曲 薏苡仁 鲜佛手 野蔷薇 厚朴 白蔻仁 新会皮 通草 西砂仁

【治法】芳香化湿。

【主治】湿温证。

处方名:**湿温方**

【方药】生白术 干佩兰 石斛 赤茯苓 厚朴花 鲜佛手 新会皮 绿豆衣 焦薏苡仁 炒栝楼皮 环粟子 益元散 青荷梗 鲜稻叶

【治法】芳香化湿。

【主治】湿温证。

处方名:**湿温方**

【方药】生白术 淡吴萸 薏苡仁 焦建曲 生白芍 大腹皮 厚朴花 炒香附 白茯苓 干佩兰 煨木香 新会皮 红枣

【治法】芳香化湿。

【主治】湿温证。

处方名:**湿温方**

【方药】大豆卷 连翘 知母 川郁金 厚朴 抱木神 干佩兰 半夏 菖蒲 益元散 全栝楼 杏仁 炒竹茹 辰灯芯 荷叶

【治法】芳香化湿。

【主治】湿温证。

处方名:**湿温方**

【方药】冬桑叶 薄荷 淡竹叶 石斛 白薇 炒荆芥 滑石 炒栝楼皮 焦山栀 杏仁 蝉衣 通草 鲜芦根

【治法】湿温郁蒸。

【主治】湿温证。

处方名:**湿温方**

【方药】冬桑叶 炒黄芩 省头草 菖蒲 嫩白薇 焦山栀 滑石 炒荆芥 杭菊花 野蔷薇 赤茯苓 通草 鲜芦根 荷叶

【治法】芳香化湿。

【主治】湿温证。

处方名：**湿疮方**

【方药】嫩白薇 炒黄芩 益元散 粉草薢 干佩兰 薏苡仁 生白芍 山楂炭 大豆卷 厚朴 新会皮 通草 鲜荷叶

【治法】祛湿止痒。

【主治】湿疮。

处方名：**湿疮方**

【方药】嫩白薇 厚朴 益元散 鲜佛手 干佩兰 焦建曲 白茯苓 通草 大豆卷 薏苡仁 川郁金 新会皮 扁豆花

【治法】祛湿止痒。

【主治】湿疮。

处方名：**湿疮方**

【方药】冬桑叶 杏仁 鲜佛手 知母 嫩白薇 益元散 炒栝楼皮 石斛 连翘 薏苡仁 茯苓 通草 荷叶 炒竹茹

【治法】祛湿止痒。

【主治】湿疮。

处方名：**湿疮方**

【方药】冬桑叶 厚朴 益元散 杏仁 嫩白薇 鲜佛手 川郁金 黄防风 大豆卷 薏苡仁 通草 新会皮 炒竹茹 佩兰

【治法】祛湿止痒。

【主治】湿疮。

处方名：**湿疮方**

【方药】冬桑叶 薄荷 鲜佛手 生谷芽 白薇 杏仁 干佩兰 新会皮 蝉衣 薏苡仁 赤茯苓 通草 鲜荷叶

【治法】祛湿止痒。

【主治】湿疮。

处方名：**湿疮方**

【方药】冬桑叶 杏仁 焦建曲 炒黄芩 嫩白薇 白蔻仁 炒麦芽 通草 厚朴花 薏苡仁 白茯苓 新会皮 青荷梗 竹茹

【治法】祛湿止痒。

【主治】湿疮。

处方名:**湿疮方**

【**方药**】冬桑叶 焦山栀 薏苡仁 环粟子 嫩白薇 绿豆衣 白茯苓 通草 杭菊花 滑
石 生甘草 新会皮 鲜荷叶

【**治法**】祛湿止痒。

【**主治**】湿疮。

处方名:**湿疮方**

【**方药**】冬桑叶 焦山栀 粉草薢 蔓荆子 白薇 滑石 炒荆芥 省头草 杭菊花 薄荷
薏苡仁 方通草 鲜荷叶

【**治法**】祛湿止痒。

【**主治**】湿疮。

处方名:**湿疮方**

【**方药**】北沙参 黑料豆 杏仁 香青蒿 川贝母 女贞子 冬瓜子 杭菊花 石斛 生白
芍 新会皮 绿豆衣 枇杷叶 鲜稻叶

【**治法**】祛湿止痒。

【**主治**】湿疮。

处方名:**湿疮方**

【**方药**】北沙参 川贝母 新会皮 粉蛤壳 石斛 青蒿 杏仁 白茯苓 杭菊花 绿豆衣
黑料豆 环粟子 鲜稻叶 枇杷叶

【**治法**】祛湿止痒。

【**主治**】湿疮。

处方名:**湿疮方**

【**方药**】香青蒿 北沙参 生谷芽 炒黄芩 黄芪皮 环粟子 柔白薇 白茯苓 防风 薏
苡仁 石斛 通草 荷叶 红枣

【**治法**】祛湿止痒。

【**主治**】湿疮。

处方名:**湿疮方**

【**方药**】香青蒿 北沙参 冬桑叶 益元散 炒黄芩 石斛 杭菊花 川贝母 白薇 环粟
子 蝉衣 新会皮 枇杷叶 鲜稻叶

【**治法**】祛湿止痒。

【**主治**】湿疮。

处方名:**湿疮方**

【**方药**】香青蒿 厚朴 旋覆花 薏苡仁 炒黄芩 干佩兰 代赭石 白茯苓 白薇 川郁
金 石斛 通草 鸡苏散 炒竹茹

【治法】祛湿止痒。

【主治】湿疮。

处方名：**湿疮方**

【方药】香青蒿　西洋参　生白芍　新会皮　炒黄芩　绿萼梅　炒川楝子　晚蚕沙　白薇　石斛　炒神曲　佛手花　荷叶　竹茹

【治法】祛湿止痒。

【主治】湿疮。

处方名：**湿疮方**

【方药】冬桑叶　炙鸡内金　赤茯苓皮　通草　莱菔子　杭菊花　熟麦芽　嫩白薇　川贝母　钩藤　益元散　蝉衣　鲜豆卷　枇杷叶

【治法】祛湿止痒。

【主治】湿疮。

处方名：**湿疮方**

【方药】西洋参　鲜菖蒲　蝉衣　连翘　石斛　益元散　广橘白　青蒿　嫩白薇　杭菊花　蜜桑叶　淡竹叶　枇杷叶　扁豆花　鲜稻叶

【治法】清营养胃。

【主治】湿疮。

处方名：**湿疮方**

【方药】西洋参　香青蒿　益元散　环粟子　石斛　嫩白薇　杭菊花　连翘　炒黄芩　川贝母　新会皮　淡竹叶　枇杷叶　洋佩兰　鲜稻叶

【治法】祛湿止痒。

【主治】湿疮。

处方名：**痱疹方**

【方药】大豆卷　蝉衣　益元散　焦建曲　冬桑叶　赤茯苓　嫩白薇　干佩兰　焦薏苡仁　薄荷　新会皮　方通草　鲜佛手　荷叶

【治法】祛湿止痒。

【主治】痱疹。

处方名：**中暑方**

【方药】犀角　鲜菖蒲　竹沥　连翘　竹芯　桑叶　杭菊花　薄荷　西瓜翠衣

【治法】清热解暑。

【主治】中暑。

处方名：**中暑方**

【方药】冬桑叶　川贝母　鲜菖蒲　嫩白薇　杭菊花　杏仁　莱菔子　益元散　粉蛤壳　茯

　　神 连翘 薄荷 竹沥 西瓜翠衣

【治法】清热解暑。

【主治】中暑。

处方名:**秋燥方**

【方药】淡豆豉 焦山栀 杏仁 石斛 冬桑叶 通草 荆芥穗 南沙参 杭菊花 粉前胡 川贝母 新会皮 红蔗皮 鲜荷叶 薄荷

【治法】清热润燥。

【主治】秋燥证。

处方名:**秋燥方**

【方药】淡豆豉 杏仁 荆芥穗 防风 粉前胡 通草 冬桑叶 炒枳壳 蝉衣 薄荷 炒栝楼皮 杭菊花 荷叶

【治法】表里分解,清热润燥。

【主治】秋燥证。

处方名:**秋燥方**

【方药】南沙参 川贝母 荆芥 蜜炙前胡 冬桑叶 杭菊花 粉蛤壳 薄荷梗 杏仁 白僵蚕 通草 石斛 荷叶

【治法】清热润燥。

【主治】秋燥证。

处方名:**秋燥方**

【方药】冬桑叶 杏仁 杭菊花 方通草 白僵蚕 象贝母 炒牛蒡 荆芥穗 马勃 薄荷 射干 新会皮 荷叶

【治法】清热润燥。

【主治】秋燥证。

处方名:**秋燥方**

【方药】南北沙参 粉蛤壳 冬瓜子 冬桑叶 川贝母 栝楼仁 蝉衣 杭菊花 杏仁 煅海石 青蒿子 马勃 鲜竹沥 枇杷叶

【治法】肺化痰,清热润燥。

【主治】秋燥证。

处方名:**秋燥方**

【方药】冬桑叶 杭菊花 炒荆芥 马勃 通草 杏仁 石斛 象贝母 薄荷 白僵蚕 甘中黄 红蔗皮

【治法】辛凉分泄,清热润燥。

【主治】秋燥证。

处方名:**冬温方**

【方药】西洋参　杏仁　淡竹叶　鲜生地　淡豆豉　羚羊角　栝楼　元明粉　黑山栀　茯苓　鲜石斛　冬桑叶　炒枳壳　芦根

【治法】清阴泄邪。

【主治】冬温证。

处方名:**冬温方**

【方药】冬桑叶　粉前胡　胖大海　白茯苓　淡豆豉　杏仁　炙款冬　通草　薄荷　冬瓜子　蝉衣　枇杷叶

【治法】清解辛凉。

【主治】冬温证。

处方名:**温毒方**

【方药】冬桑叶　薄荷　杏仁　炒荆芥　淡豆豉　马勃　象贝母　粉前胡　炒僵蚕　射干　大力子　益元散　荷叶

【治法】清散温毒。

【主治】温毒证。

处方名:**温毒方**

【方药】冬桑叶　杏仁　杭菊花　荆芥穗　淡豆豉　象贝母　马勃　粉前胡　炒僵蚕　薄荷　大力子　新会皮　益元散

【治法】清散温毒。

【主治】冬温证。

处方名:**冬温方**

【方药】冬桑叶　炒僵蚕　大力子　荆芥穗　淡豆豉　马勃　杏仁　银花　薄荷　射干　象贝母　益元散　荷叶

【治法】清散温毒。

【主治】冬温证。

处方名:**风痧方**

【方药】冬桑叶　荆芥穗　淡豆豉　杏仁　白薇　通草　蝉衣　新会皮　薄荷　粉前胡　白茯苓　杭菊花　荷叶

【治法】祛风消痧。

【主治】风痧证。

处方名:**风痧方**

【方药】冬桑叶　川贝母　石斛　马勃　南沙参　山豆根　板蓝根　杭菊花　杏仁　忍冬藤　红蔗皮

【治法】祛风消痧。

【主治】风痧证。

处方名: **风痧方**

【方药】北沙参 冬桑叶 甘中黄 鲜石斛 板蓝根 连翘 金果兰 杭菊花 山豆根 忍
冬藤 绿豆衣 红蔗皮

【治法】祛风消痧。

【主治】风痧证。

处方名: **食积方**

【方药】嫩白薇 大腹绒 五谷虫 白茯苓 薏苡仁 焦建曲 生熟谷芽 蝉衣 炙鸡内
金 通草 陈皮 鸡苏散 荷叶

【治法】消食止痛。

【主治】食积证。

处方名: **呃逆方**

【方药】半夏 焦建曲 新会皮 旋覆花 丁香 鲜佛手 薏苡仁 代赭石 厚朴 佩兰 白
蔻仁 白茯苓 干柿蒂 姜竹茹

【治法】疏通气机。

【主治】呃逆证。

处方名: **呃逆方**

【方药】老苏梗 广藿香 抱木神 黄连 新会皮 石决明 半夏 生白芍 钩藤 竹茹 鲜
佛手 洋佩兰

【治法】疏通气机止呃。

【主治】呃逆证。

处方名: **霍乱方**

【方药】黄连 姜半夏 鲜佛手 薏苡仁 厚朴 茯苓 干佩兰 益元散 焦建曲 大腹绒
木瓜 通草 扁豆花 姜竹茹

【治法】苦辛通降。

【主治】霍乱证。

处方名: **霍乱方**

【方药】黄连 鲜佛手 杭菊花 焦建曲 厚朴 川郁金 白茯苓 粉草薢 姜半夏 新会
皮 薏苡仁 通草 扁豆花 鲜荷梗

【治法】清泄通降止呕。

【主治】霍乱证。

处方名:**霍乱方**

【方药】黄连 广藿香 薏苡仁 益元散 厚朴 茯苓 白蔻仁 防风 焦建曲 大腹绒 鲜佛手 新会皮 荷梗

【治法】疏通气机,降逆止呕。

【主治】霍乱证。

处方名:**霍乱方**

【方药】半夏 干佩兰 大腹绒 薏苡仁 厚朴 鲜佛手 茯苓皮 白蔻仁 焦建曲 川郁金 晚蚕沙 新会皮 姜竹茹

【治法】疏通气机,止呕降逆。

【主治】霍乱证。

处方名:**霍乱方**

【方药】半夏 广藿香 青木香 白蔻仁 厚朴 鲜佛手 晚蚕沙 薏苡仁 焦建曲 川郁金 白茯苓 新会皮 砂仁

【治法】调理气机,止呕降逆。

【主治】霍乱证。

处方名:**肾囊风方**

【方药】茅术 连翘 黄芩 草薢 栀皮 银花 苦参 赤茯苓 豨莶草 黄连 生甘草 新会皮 扁柏叶

【治法】清解疮毒。

【主治】肾囊风证。

处方名:**肾囊风方**

【方药】茅术 连翘 草薢 白藓皮 栀皮 黄芩 赤茯苓皮 薏苡仁 豨莶草 苦参 扁柏叶 滑石 忍冬藤

【治法】清热化浊解毒。

【主治】肾囊风证。

处方名:**惊风方**

【方药】桑叶 川贝 钩藤 杏仁 胆南星 白芍 前胡 新会皮 蛤散 竹沥 濂珠粉

【治法】熄风止惊。

【主治】惊风证。

处方名:**惊风方**

【方药】沙参 石斛 银花 连翘 冬瓜子 薄荷 象贝 蛤壳 通草 茅根 枇杷叶

【治法】熄风镇惊。

【主治】惊风证。

处方名:**惊风方**

【方药】西洋参 淡竹叶 新会皮 羚羊角 生竹茹 橄榄核 石斛 连翘 蜜桑叶 灯芯

【治法】镇惊熄风。

【主治】惊风证。

处方名:**肺痈方**

【方药】沙参 杏仁 桑白皮 新会皮 冬瓜子 川贝 地骨 通草 薏苡仁 蛤壳 茯苓 生甘草 芦根

【治法】化痰清热解毒。

【主治】肺痈证。

处方名:**肺痈方**

【方药】豆豉 莱菔子 冬瓜子 杏仁 桑叶 大力子 薏苡仁 川贝 白前 马兜铃 茯苓 通草 枇杷叶

【治法】解肺热。

【主治】肺痈证。

处方名:**肺痈方**

【方药】马兜铃 地骨皮 杏仁 茜草 冬瓜子 桑白皮 川贝 茯苓 薏苡仁 蛤壳 白芍 新会皮 竹茹 枇杷叶

【治法】清解肺热。

【主治】肺痈证。

处方名:**肺痈方**

【方药】沙参 杏仁 桑白皮 白芍 冬瓜子 川贝 前胡 茯苓 薏苡仁 蛤壳 仙鹤草 新会皮 枇杷叶 竹茹

【治法】清解肺热。

【主治】肺痈证。

处方名:**肺痨方**

【方药】沙参 白芍 茜根 旱莲草 川贝 冬瓜子 三七 冬虫夏草 蛤壳 薏苡仁 紫菀 会络 藕节 枇杷叶

【治法】清热养阴。

【主治】肺痨证。

处方名:**肺痿方**

【方药】沙参 白芍 茜根 旱莲草 川贝 冬瓜子 三七 冬虫夏草 蛤壳 薏苡仁 紫菀 新会皮 藕节 枇杷叶

【治法】养阴益气。

【主治】肺痿证。

处方名：**哮嗽方**

【方药】炙麻黄　杏仁　白芍　煨石膏　川贝　紫石英　茯苓　炒牛膝　新会皮　苏子　桑白
　　　　皮　银杏　枇杷叶　沉香

【治法】止咳消痰平喘。

【主治】哮嗽证。

处方名：**哮嗽方**

【方药】苏子　桑叶　半夏　冬瓜子　杏仁　白前　新会皮　款冬花　葶苈子　通草　茯苓
　　　　川贝　红枣

【治法】降逆平喘。

【主治】哮嗽证。

处方名：**哮嗽方**

【方药】苏子　白前　冬瓜子　川贝　杏仁　桑叶　茯苓　旋覆花　葶苈子　新会皮　款冬
　　　　花　防风　红枣

【治法】降气平喘止咳。

【主治】哮嗽证。

处方名：**哮嗽方**

【方药】桑叶　苏子　川贝　防风　白前　款冬花　茯苓　新会皮　杏仁　葶苈子　莱菔子
　　　　通草　红枣

【治法】理气止咳平喘。

【主治】哮嗽证。

处方名：**哮嗽方**

【方药】葶苈子　杏仁　新会皮　白芥子　莱菔子　川贝　款冬花　冬瓜子　苏子　茯苓　桑
　　　　叶　通草　银杏　红枣

【治法】疏通气机，降逆平喘。

【主治】哮嗽证。

处方名：**哮嗽方**

【方药】白前　旋覆花　葶苈子　茯苓　苏子　紫石英　桑白皮　新会皮　杏仁　川贝　沉
　　　　香　款冬花　银杏　红枣

【治法】降逆止咳。

【主治】哮嗽证。

处方名:**哮喘方**

【方药】沙参 石斛 半夏 夜交藤 绵芪 旋覆花 秫米 茯苓 蛤蚧 紫石英 淮麦 新
　　　会皮 枇杷叶 红枣

【治法】甘缓调降,止咳平喘。

【主治】哮喘证。

处方名:**哮喘方**

【方药】沙参 燕根 杏仁 百合 绵芪 旋覆花 川贝 牛膝 蛤蚧 紫石英 冬虫夏草
　　　新会皮 枇杷叶 胡桃肉

【治法】降逆止咳平喘。

【主治】哮喘证。

处方名:**哮喘方**

【方药】沙参 蛤蚧 旋覆花 白芍 黄芪 秋石 紫石英 茯苓 防风 石斛 冬瓜子 新
　　　会皮 沉香 贝母

【治法】降逆平喘。

【主治】哮喘证。

处方名:**哮喘方**

【方药】沙参 牛膝 白芍 冬瓜子 蛤蚧 旋覆花 新会皮 茯苓 黄芪 紫石英 杏仁
　　　川贝 枇杷叶 红枣 沉香

【治法】止咳平喘。

【主治】哮喘证。

处方名:**咳嗽方**

【方药】沙参 苏子 半夏 旋覆花 黄芪 款冬花 川贝 代赭石 防风 茯苓 杏仁 新
　　　会皮 枇杷叶 竹茹

【治法】降逆消痰止咳。

【主治】咳嗽证。

处方名:**咳嗽方**

【方药】沙参 川贝 白芍 冬瓜子 黄芪 旋覆花 茯苓 新会皮 杏仁 紫石英 燕根
　　　蛤壳 枇杷叶 红枣

【治法】滋阴止咳。

【主治】咳嗽证。

处方名:**咳嗽方**

【方药】沙参 半夏 青蛤散 五味子 黄芪 川贝 当归 防风 白芍 石斛 白薇 竹茹

【治法】消痰止咳。

【主治】咳嗽证。

处方名:**咳嗽方**

【方药】沙参 冬虫夏草 白芍 石斛 黄芪 女贞子 茯苓 川贝 防风 杏仁 冬瓜子 新会皮 枇杷叶 竹茹 红枣

【治法】清热养阴止咳。

【主治】咳嗽证。

处方名:**咳嗽方**

【方药】沙参 杏仁 旋覆花 牛膝 黄芪 川贝 紫石英 茯苓 冬虫夏草 冬瓜子 白 芍 陈皮 枇杷叶

【治法】养阴止咳。

【主治】咳嗽证。

处方名:**咳嗽方**

【方药】沙参 川贝 旋覆花 冬瓜子 黄芪 杏仁 紫石英 蛤壳 血燕根 牛膝 新会 皮 冬虫夏草 丝瓜络 杜仲

【治法】养阴止咳。

【主治】咳嗽证。

处方名:**咳嗽方**

【方药】沙参 杏仁 旋覆花 白芍 阿胶 川贝 紫石英 茯苓 百合 冬虫夏草 冬瓜 子 新会皮 枇杷叶 红枣

【治法】止咳消痰。

【主治】咳嗽证。

处方名:**咳嗽方**

【方药】沙参 杏仁 白芍 蛤壳 旋覆花 川贝母 牛膝 紫石英 新绛 冬瓜子 冬虫夏 草 新会皮 丝瓜络

【治法】清肺止咳消痰。

【主治】咳嗽证。

处方名:**咳嗽方**

【方药】北沙参 血燕根 旱莲草 杏仁 旋覆花 冬虫夏草 女贞子 川贝 新绛 牛膝 蛤壳 新会皮 丝瓜络

【治法】清肺消痰止咳。

【主治】咳嗽证。

处方名:**咳嗽方**

【方药】沙参 杏仁 白芍 牛膝 旋覆花 川贝 冬虫夏草 蛤壳 新绛 冬瓜子 燕根

新会皮 枇杷叶 丝瓜络

【治法】消痰止咳。

【主治】咳嗽证。

处方名：**咳嗽方**

【方药】沙参 川贝 白芍 石斛 燕根 冬瓜子 旱莲草 紫石英 冬虫夏草 旋覆花 女贞子 蛤壳 红枣 藕节

【治法】清肺止咳。

【主治】咳嗽证。

处方名：**咳嗽方**

【方药】沙参 杏仁 旋覆花 白芍 冬虫夏草 川贝 紫石英 石斛 燕根 旱莲草 蛤壳 茜根 藕节 肺露

【治法】清肺止咳。

【主治】咳嗽证。

处方名：**咳嗽方**

【方药】沙参 石斛 白芍 蚕茧炭 冬虫夏草 旋覆花 川贝 扁豆衣 燕根 紫石英 百药煎 炙草 红枣 鲜藕肉

【治法】清肺止咳。

【主治】咳嗽证。

处方名：**咳嗽方**

【方药】沙参 杏仁 旋覆花 象牙屑 冬虫夏草 川贝 紫石英 冬瓜子 燕根 蛤壳 石斛 新会皮 枇杷叶 红枣 肺露

【治法】清养清肺止咳。

【主治】咳嗽证。

处方名：**咳嗽方**

【方药】沙参 石斛 旋覆花 白薇 冬虫夏草 川贝 紫石英 苏子 燕根 白芍 新会皮 茯苓 枇杷叶 藕节

【治法】养肺止咳。

【主治】咳嗽证。

处方名：**咳嗽方**

【方药】秋石 冬虫夏草 旋覆花 白芍 沙参 燕根 紫石英 茯苓 黄芪 盐水 炒淮小麦 川贝 蛤壳 枇杷叶 红枣 新会皮

【治法】甘平清降止咳。

【主治】咳嗽证。

处方名:呕血方

【方药】降香　桑寄生　当归　杜仲　仙鹤草　新会皮　丹参　牛膝炭　三七　白芍　川断
　　　　鹿衔　藕节　蚕茧炭

【治法】降逆止血。

【主治】呕血证。

处方名:吐血方

【方药】降香　旋覆花　白芍　膝炭　当归　新绛　旱莲草　茯苓　仙鹤草　丹参　三七　新
　　　　会皮　丝瓜络　藕节

【治法】降逆活血止血。

【主治】吐血证。

处方名:吐血方

【方药】降香　旋覆花　白芍　牛膝炭　当归　新绛　鹿衔　茯苓　仙鹤草　丹参　三七　新会
　　　　皮　藕节　丝瓜络

【治法】理气降逆止血。

【主治】吐血证。

处方名:吐血方

【方药】沙参　仙鹤草　杏仁　牛膝　三七　女贞子　川贝　蛤壳　旱莲草　茜根　冬瓜子
　　　　新会皮　藕肉

【治法】降逆止血。

【主治】吐血证。

处方名:吐血方

【方药】降香　杏仁　牛膝　旋覆花　仙鹤草　紫石英　茯苓　川贝　三七　白芍　新会皮
　　　　冬瓜子　藕节

【治法】降气止血。

【主治】吐血证。

处方名:吐血方

【方药】南沙参　旱莲草　杏仁　冬瓜子　三七　女贞子　川贝　青蒿子　仙鹤草　茜根　石
　　　　斛　蛤壳　藕节

【治法】清热止血。

【主治】吐血证。

处方名:吐血方

【方药】生地　旱莲草　白芍　茯苓　石斛　女贞子　蛤壳　人参　三七　盆秋石　仙鹤草
　　　　鲜藕汁

【治法】益气止血。

【主治】吐血证。

处方名：**吐血方**

【方药】生地 白芍 石斛 生熟谷芽 煨石膏 旱莲草 木神 牛膝 沙参 丹参 莲须 新会皮 藕节 红枣

【治法】养阴止血。

【主治】吐血证。

处方名：**口鼻出血方**

【方药】沙参 杏仁 旱莲草 白芍 茅花 川贝 茜根 冬瓜子 三七 新会皮 山茶花 蛤壳 藕节

【治法】清热降逆止血。

【主治】口鼻出血证。

处方名：**治痞方**

【方药】白术 茅花 香附 川楝子 鳖甲 大腹皮 丹参 九香虫 建曲 山楂炭 新会皮 白芍 侧柏 砂仁 红枣

【治法】理气通络消痞。

【主治】痞证。

处方名：**治痞方**

【方药】白术 大腹皮 川断 川楝子 红曲 香附 丹参 香虫 山楂炭 煨木香 新会皮 白芍 炒侧柏

【治法】通络理气消痞。

【主治】痞证。

处方名：**治痞方**

【方药】白术 大腹皮 香附 白芍 建曲 防己 川楝子 丹参 山楂炭 草薢 九香虫 葫芦巴 西砂仁

【治法】理气消痞。

【主治】痞证。

处方名：**治痞方**

【方药】吴茱萸 香附 独活 杜仲 白芍 川楝子 桑寄生 当归 建曲 九香虫 青木香 新会皮 丝瓜络

【治法】通络消痞。

【主治】痞证。

处方名:**治痞方**

【方药】吴茱萸　川楝子　佛香　香附　白芍　九香虫　茯苓　大腹皮　建曲　香橼　丹参　新会皮　砂仁

【治法】理气通络消痞。

【主治】痞证。

处方名:**治痞方**

【方药】香附　炮姜　吴茱萸　佛手　建曲　地榆　白芍　川楝子　山楂炭　大腹皮　煨木香　新会皮　砂仁

【治法】理气消痞。

【主治】痞证。

处方名:**治痞方**

【方药】香附　吴茱萸　川楝子　大腹皮　建曲　白芍　九香虫　川断　山楂炭　新会皮　桑梗　丹参　砂仁

【治法】理气散结消痞。

【主治】痞证。

处方名:**治痞方**

【方药】鳖甲　川楝子　大腹皮　鸡内金　神曲　九香虫　香橼　白芍　银柴胡　香附　新会皮　茯苓　砂仁

【治法】清阴调中,散结消痞。

【主治】痞证。

处方名:**治痞方**

【方药】吴茱萸　香附　苏子　防己　白芍　大腹皮　款冬花　萆薢　建曲　新会皮　茯苓　薏苡仁　砂仁

【治法】散结理气消痞。

【主治】痞证。

处方名:**治痞方**

【方药】白术　大腹皮　吴茱萸　川楝子　香附　茯苓　白芍　九香虫　煨木香　新会皮　建曲　车前子　砂仁

【治法】理气消痞。

【主治】痞证。

处方名:**治痞方**

【方药】半夏　茯神　川楝子　香橼　香附　远志　九香虫　白芍　煨木香　毕澄茄　苍志曲　新会皮　砂仁　姜竹茹

【治法】温通理气消痞。

【主治】痞证。

处方名：**治痞方**

【方药】香附 建曲 大腹皮 茺蔚子 川楝子 丹参 侧柏 延胡索 九香虫 白芍 新会皮 枳壳 砂仁

【治法】理气消痞散结。

【主治】痞证。

处方名：**治痞方**

【方药】香附 香橼 苏子 大腹皮 川楝子 建曲 款冬花 当归 九香虫 白芍 新会皮 新绛 砂仁 丝瓜络

【治法】理气消痞。

【主治】痞证。

处方名：**治痞方**

【方药】鹿衔 新绛 丹参 杜仲 当归 香附 白芍 香虫 桑寄生 川楝子 新会皮 苍志曲 丝瓜络 砂仁

【治法】理气散结消痞。

【主治】痞证。

处方名：**胸痹方**

【方药】栝楼仁 旋覆花 半夏 茯苓 薤白 紫石英 川贝 牛膝 苏子 款冬花 新会皮 沉香

【治法】理气止痛。

【主治】胸痹证。

处方名：**胸痹方**

【方药】栝楼仁 旋覆花 半夏 白芍 薤白 代赭石 川贝 木神 苏子 瓦楞 新会皮 佛手花 枇杷叶 竹茹 青铅

【治法】通降理气止痛。

【主治】胸痹证。

处方名：**胸痹方**

【方药】栝楼仁 旋覆花 杏仁 冬瓜子 薤白 紫石英 川贝 紫菀 降香 冬虫夏草 蛤壳 新会皮 丝瓜络 枇杷叶

【治法】疏通理气止痛。

【主治】胸痹证。

处方名：**治肺脾病方**

【方药】沙参 旋覆花 川贝 石斛 冬虫夏草 紫石英 冬瓜子 陈皮 扁豆衣 白芍 炙
甘草 炒谷芽 红枣

【治法】益肺健脾理气。

【主治】肺脾病。

处方名：**治肺脾病方**

【方药】白术 石斛 粟壳 川贝 神曲 补骨脂 扁豆衣 淮小麦 白芍 菟丝子 茯苓
新会皮 红枣

【治法】益肺理气健脾。

【主治】肺脾病。

处方名：**治肺脾病方**

【方药】党参 杜仲 苏子 茯苓 红曲 川断 款冬花 白芍 丹参 紫菀 陈皮 红枣 扁柏

【治法】健脾益肺理气。

【主治】肺脾病。

处方名：**治痢疾方**

【方药】黄连 薏苡仁 炒荆芥 石斛 白薇 白头翁 地榆 鸡内金 银花炭 侧柏 益元
散 山楂炭 粳稻叶

【治法】清热止痢。

【主治】痢疾证。

处方名：**治痢疾方**

【方药】西洋参 甘中黄 木神 赤小豆 地榆 赤白芍 丹参 绿豆衣 银花炭 藿石斛
红曲 新会皮 卷竹心 稻叶

【治法】清热理气止痢。

【主治】痢疾证。

处方名：**治痢疾方**

【方药】香连丸 红曲 姜炭 草薢 白芍 山楂炭 地榆 泽泻 香附 大腹皮 荆芥 新
会皮 扁豆花

【治法】理气清热止痢。

【主治】痢疾证。

处方名：**治痢疾方**

【方药】香连丸 大腹皮 侧柏 泽泻 红曲 木香 炒荆芥 车前子 山楂炭 香附 地
榆 新会皮 赤小豆

【治法】理气养阴止痢。

【主治】痢疾证。

处方名：**治痢疾方**

【方药】驻车丸 地榆 扁豆衣 川楝子 白芍 侧柏 通草 新会皮 山楂炭 茯苓 薏苡
仁 泽泻 红枣

【治法】清热养阴止痢。

【主治】痢疾证。

处方名：**治痢疾方**

【方药】白术 吴茱萸 川楝子 谷芽 香附 白芍 木香 车前子 建曲 大腹 佛柑 陈
皮 砂仁 大枣

【治法】理气止痢。

【主治】痢疾证。

处方名：**治痢疾方**

【方药】白术 香附 佩兰 茯苓 建曲 大腹 薏苡仁 通草 山楂炭 炒荆芥 益元散
新会皮 荷叶

【治法】理气渗湿止痢。

【主治】痢疾证。

处方名：**治痢疾方**

【方药】白术 大腹 佛手 佩兰 建曲 广木香 山楂炭 炒荆芥 香附 新会皮 益元
散 薏苡仁 白扁豆

【治法】渗湿理气止痢。

【主治】痢疾证。

处方名：**治痢疾方**

【方药】白术 石斛 木神 川断 红曲 白芍 丹参 佛柑 香附 煨木香 杜仲 新会皮
荷蒂

【治法】理气止痢。

【主治】痢疾证。

处方名：**治痢疾方**

【方药】白术 红曲 炮姜炭 杜仲 党参 艾绒炭 地榆 丹参 香附 煨木香 侧柏 白
芍 荷蒂 大枣

【治法】渗湿理气止痢。

【主治】痢疾证。

处方名：**治痢疾方**

【方药】白术 炮姜 吴茱萸 补骨脂 党参 地榆 白芍 菟丝子 香附 木香 杜仲 车

前子　荷蒂　大枣

【治法】渗湿益气止痢。

【主治】痢疾证。

处方名：**治痢疾方**

【方药】茅术　建曲　泽泻　升麻　党参　山楂炭　茯苓　白芍　黄连　薏苡仁　广木香　赤小豆　新会皮　荷蒂　大枣

【治法】升清降浊止痢。

【主治】痢疾证。

处方名：**治肠风方**

【方药】珠儿参　郁李仁　旱莲草　杏仁　乌芝麻　柏子仁　女贞子　槐花炭　石斛　地榆　莲须　西瓜翠衣　松子仁　鲜藕肉　卷竹心

【治法】清肠祛风。

【主治】肠风证。

处方名：**治肠风方**

【方药】珠儿参　地榆　料豆　生熟谷芽　乌芝麻　侧柏　女贞子　茯苓　石斛　白芍　炙草　新会皮　红枣

【治法】清肠理气祛风。

【主治】肠风证。

处方名：**治肠风方**

【方药】生地　地榆　红曲　茯苓　石斛　炒荆芥　料豆　炙草　白芍　扁柏　杜仲　新会皮　荷蒂　红枣

【治法】清肠祛风。

【主治】肠风证。

处方名：**治肠风方**

【方药】党参　红曲　扁豆衣　诃子肉　白术　地榆　炒椿皮　炒荆芥　石斛　白芍　丹参　炒扁柏　炒荷蒂　大枣

【治法】清肠活血祛风。

【主治】肠风证。

处方名：**治肠风方**

【方药】白术　丹参　茯苓　椿皮　地榆　赤白芍　扁柏　扁豆衣　石斛　新会皮　炒荆芥　红曲　荷蒂　大枣

【治法】活血清肠祛风。

【主治】肠风证。

处方名:**治痔血方**

【**方药**】珠儿参　旱莲草　生当归　地榆　火麻仁　黑料豆　白芍　栝楼仁　女贞子　丹参
　　　　新会皮　诃子肉

【**治法**】清热解毒消痔。

【**主治**】痔血证。

处方名:**治痔血方**

【**方药**】西洋参　旱莲草　石斛　丹参　乌芝麻　料豆　当归　地榆　白芍　女贞子　柏子
　　　　仁　新会皮　诃子肉　红枣

【**治法**】清热解毒止血消痔。

【**主治**】痔血证。

处方名:**治便血方**

【**方药**】珠儿参　木神　椿皮　丹参　香连丸　龙骨　红曲　白术　白芍　新会皮　地榆　香
　　　　附　侧柏　大枣

【**治法**】理气活血止血。

【**主治**】便血证。

处方名:**治便血方**

【**方药**】珠儿参　木神　半夏　白芍　石斛　丹参　新会皮　地榆　香连丸　炒槐米　菊花
　　　　姜皮　侧柏　竹茹

【**治法**】正邪兼顾,活血止血。

【**主治**】便血证。

处方名:**治便血方**

【**方药**】党参　香附　丹参　山楂炭　白术　木香　侧柏　炮姜　红曲　地榆　白芍　新会皮
　　　　荷蒂　大枣

【**治法**】理气止血。

【**主治**】便血证。

处方名:**治泄泻方**

【**方药**】羌活　鸡苏散　陈皮　川楝子　防风　佩兰　郁金　茯苓　厚朴　大腹皮　蔻仁　薏
　　　　苡仁　荷叶

【**治法**】祛风渗湿止泻。

【**主治**】泄泻证。

处方名:**治泄泻方**

【**方药**】防风　天水散　五谷虫　荆芥　麦芽　大腹皮　佩兰　鸡内金　车前子　荷叶　白扁
　　　　豆花

【治法】祛风理气,渗湿止泻。

【主治】泄泻证。

处方名:**治泄泻方**

【方药】白术　大腹　石斛　香附　建曲　佩兰　郁金　茯苓　厚朴　薏苡仁　补骨脂　陈皮　荷叶　大枣

【治法】健脾渗湿止泻。

【主治】泄泻证。

处方名:**治泄泻方**

【方药】白术　佛手　萆薢　大腹　建曲　佩兰　泽泻　薏苡仁　厚朴　茯苓　鸡内金　新会皮　扁豆花

【治法】渗湿健脾止泻。

【主治】泄泻证。

处方名:**治泄泻方**

【方药】白术　香附　佛手　生熟麦芽　建曲　大腹皮　佩兰　通草　厚朴　半夏　煨木香　新会皮　荷叶

【治法】调中化湿,理气止泻。

【主治】泄泻证。

处方名:**治泄泻方**

【方药】白术　佩兰　丹参　白芍　山楂炭　佛手　谷芽　泽泻　石斛　苡米　茯苓　新会皮　扁豆花　红枣　荷蒂

【治法】调中理气,化湿止泻。

【主治】泄泻证。

处方名:**治泄泻方**

【方药】白术　煨木香　石斛　茯苓　神曲　车前子　新会皮　薏苡仁　香附　泽泻　生谷芽　白芍　荷蒂　红枣

【治法】理气渗湿止泻。

【主治】泄泻证。

处方名:**治泄泻方**

【方药】白术　补骨脂　皮苓　粟壳　香附　郁金　大腹　炙草　建曲　石莲肉　新会皮　车前子　伏龙肝　大枣

【治法】理气健脾止泻。

【主治】泄泻证。

处方名:**治泄泻方**

【方药】香附 厚朴 白蔻仁 通草 广木香 佩兰 薏苡仁 郁金 大腹 建曲 新会皮 茯苓 荷叶

【治法】理气健脾止泻。

【主治】泄泻证。

处方名:**治泄泻方**

【方药】茅术 皮苓 大腹 车前子 防风 广藿香 萆薢 泽泻 厚朴 建曲 佛手 新会皮 扁豆花

【治法】渗湿分利止泻。

【主治】泄泻证。

处方名:**痰饮方**

【方药】白术 旋覆花 苏子 石斛 半夏 紫石英 款冬 杜仲 川贝 冬瓜子 白芍 新会皮 枇杷叶 银杏肉

【治法】理气化饮。

【主治】痰饮证。

处方名:**痰饮方**

【方药】白术 沉香 曲木神 香附 党参 毕澄茄 远志 新会皮 半夏 白芍 青皮 玫瑰露 炒竹茹

【治法】理气逐饮。

【主治】痰饮证。

处方名:**痰饮方**

【方药】白术 旋覆花 瓦楞 半夏 代赭石 夜交藤 秫米 丹参 白芍 西洋参 芝麻 新会皮 竹茹

【治法】降逆祛痰化饮。

【主治】痰饮证。

处方名:**痰饮方**

【方药】茅术皮 杏仁 苏子 茯苓 防己 川贝 桑白皮 薏苡仁 萆薢 冬瓜子 新会皮 天仙藤 姜衣 陈麦 柴七

【治法】降气祛痰化饮。

【主治】痰饮证。

处方名:**治脾胃病方**

【方药】党参 半夏 益智 杜仲 白术 左金丸 毕澄茄 九香虫 建曲 香附 白芍 新会皮 檀香 姜竹茹

【治法】理气消胀。

【主治】脾胃胀满证。

处方名:**治脾胃病方**

【方药】生白术 厚朴 旋覆花 茯苓 枳实 郁金 代赭石 白芍 半夏 瓦楞 新会皮 竹茹 白檀香

【治法】理气降逆消胀。

【主治】脾胃胀满证。

处方名:**治脾胃病方**

【方药】煨草果 青蒿 半夏 桑叶 炒知母 黄芩 川贝 白薇 厚朴 益元散 建曲 赤茯苓 荷叶 佛手

【治法】止呕消胀。

【主治】脾胃胀满证。

处方名:**治疟疾方**

【方药】苏梗 黄芩 益元散 桑叶 煨草果 青蒿 厚朴 白薇 炒知母 枳壳 薏苡仁 佩兰 荷叶 竹茹 陈皮 半夏

【治法】解毒除瘴,芳化湿浊。

【主治】疟疾证。

处方名:**治类疟方**

【方药】豆豉 厚朴 白薇 益元散 防风 薄荷 茯苓 通草 前胡 佛手 薏苡仁 新会皮 荷叶

【治法】解毒除疟,芳化湿浊。

【主治】疟疾证。

处方名:**治类疟方**

【方药】半夏 桑叶 益元散 佛手 川贝 白薇 厚朴 赤茯苓 前胡 薏苡仁 建曲 通草 枇杷叶 佩兰

【治法】祛邪截疟。

【主治】类疟证。

处方名:**治类疟方**

【方药】半夏 桑叶 茯苓 款冬 川贝 杏仁 通草 佩兰 苏子 前胡 会白 谷芽 枇杷叶

【治法】理气和解祛邪。

【主治】类疟证。

处方名:**治间日疟方**

【方药】豆卷 薏苡仁 佛手 白薇 厚朴 佩兰 蔻仁 杏仁 建曲 新会皮 通草 前胡

荷叶 竹茹

【治法】益气渗湿,扶正祛邪。

【主治】间日疟证。

处方名:**治间日疟方**

【方药】豆卷 厚朴 栝楼皮 木神 青蒿 神曲 枳壳 石斛 黄芩 佛手 佩兰 通草 荷叶

【治法】祛邪截疟,扶正祛邪。

【主治】间日疟证。

处方名:**治三疟方**

【方药】芪皮 当归 半贝丸 丹参 防风 银柴 桑梗 川断 白术 白薇 新会皮 杜仲 大枣 生姜

【治法】祛邪截疟,和解祛邪。

【主治】三疟证。

处方名:**治三疟方**

【方药】芪皮 当归 苏子 茯苓 防风 银柴 款冬 薏苡仁 杏仁 白薇 新会皮 通草 竹茹

【治法】清热解表,和解祛邪。

【主治】三疟证。

处方名:**治三疟方**

【方药】半夏 郁金 桂枝 大腹 建曲 蔻仁 白芍 茯苓 厚朴 薏苡仁 佛柑 新会皮 竹茹

【治法】理气和解祛邪。

【主治】三疟证。

处方名:**治疟母方**

【方药】焦茅术 大腹 茯苓 厚朴 薏苡仁 蔻仁 建曲 半夏 新会皮 荷梗

【治法】软坚散结,理气化痰。

【主治】疟母证。

处方名:**治疟母方**

【方药】生白术 薏苡仁 泽泻 大腹 厚朴 佩兰 赤小豆 白芍 建曲 山楂炭 佛手 新会皮 荷蒂 大枣

【治法】软坚理气,化痰祛邪。

【主治】疟母证。

处方名:**治狐疝方**

【方药】当归　鹿角霜　香附　丹参　川楝子　枸杞　茴香　荔核　香虫　杜仲　白芍　橘核　远志　丝瓜络　焦茅术

【治法】疏肝通络。

【主治】狐疝证。

处方名:**治狐疝方**

【方药】党参　香附　杜仲　当归　吴茱萸　甘杞　荔核　菟丝　白芍　桑梗　山楂炭　丝瓜络

【治法】疏肝益气通络。

【主治】狐疝证。

处方名:**治血疝方**

【方药】左金丸　枳壳　橘核　香虫　川楝子　当归　山楂核　丹参　鳖甲　银柴胡　青皮　白芍　丝瓜络

【治法】活血化瘀。

【主治】血疝证。

处方名:**治疝气方**

【方药】肉桂　木神　川楝子　香附　白芍　当归　九香虫　木香　沉香　仲荔核　新会皮　丝瓜络

【治法】理气活血化瘀。

【主治】疝气证。

处方名:**治水疝方**

【方药】白术　香附　鹿角霜　茯苓皮　半夏　吴茱萸　官桂　煨木香　建曲　白芍　枸杞　新会皮　青荷　大枣

【治法】疏肝健脾除湿。

【主治】水疝证。

处方名:**治水疝方**

【方药】茅术皮　薏苡仁　橘核　香附　枳壳　茯苓　荔核　厚朴　萆薢　川楝子　青皮　豆卷　荷叶

【治法】健脾除湿。

【主治】水疝证。

处方名:**治颓疝方**

【方药】香附　当归　荔核　枳壳　川楝子　枸杞　神曲　木香　九香虫　杜仲　新会皮　萆薢　丝瓜络

【治法】理气健脾除湿。

【主治】颓疝证。

处方名:**治颓疝方**

【方药】左金丸 杜仲 川楝子 西洋参 当归 桑寄生 山楂炭 枳壳 丹参 白芍 青皮 丝瓜络

【治法】舒肝理气止痛。

【主治】颓疝证。

处方名:**治脚气方**

【方药】党参 牛膝 菟丝子 茯苓 生白术 防己 五味子 白芍 肉桂 车前子 干姜 薏苡仁 干松节 桑梗 沉香

【治法】通阳益气,理气止痒。

【主治】脚气证。

处方名:**治脚气方**

【方药】白术 防己 五加皮 茯苓 桂枝 萆薢 海桐皮 赤小豆 槟榔 新会皮 泽泻 天仙藤

【治法】和解理气止痒。

【主治】脚气证。

处方名:**治脚气方**

【方药】桂枝 防己 厚朴 五加皮 萆薢 牛膝 天仙藤 白术 新会皮 杜仲 当归 姜衣 丝瓜络

【治法】散寒除湿,温化止痒。

【主治】脚气证。

处方名:**治脚气方**

【方药】桂枝 防己 天仙藤 五加皮 槟榔 木瓜 海风藤 厚朴 苏梗 萆薢 半夏 新会皮 杉木节 丝瓜络

【治法】散寒除湿止痒。

【主治】脚气证。

处方名:**治脚气方**

【方药】茅术 防己 薏苡仁 牛膝 桂枝 萆薢 天仙藤 五加皮 白芍 木瓜 海桐皮 新会皮 丝瓜络

【治法】散寒除湿止痒。

【主治】脚气证。

处方名:**治脚气方**

【方药】焦茅术 槟榔 川楝子 独活 防己 苏梗 海桐皮 泽泻 半夏 牛膝 五加皮

全栝楼 干姜衣

【治法】疏导散寒止痒。

【主治】脚气证。

处方名：**治脚气方**

【方药】桂枝 萆薢 茯苓 生栝楼 葶苈 防己 桑白皮 枳壳 杏仁 牛膝 新会皮 泽泻 姜衣

【治法】开降除湿，温化止痒。

【主治】脚气证。

处方名：**治脚气方**

【方药】独活 当归 牛膝 木瓜 桑寄生 槟榔 五加皮 新会皮 木香 苏梗 防己 天水散 丝瓜络 杉木节

【治法】清热利湿，止痒止痛。

【主治】脚气证。

处方名：**治脚气方**

【方药】羌活 防己 牛膝 半夏 独活 萆薢 杜仲 五加皮 桑梗 天仙藤 晚蚕沙 新会皮 丝瓜络

【治法】温阳散寒，解毒杀虫。

【主治】脚气证。

处方名：**治膨胀方**

【方药】桂枝 大腹皮 泽泻 川楝子 白芍 茯苓 防己 车前子 香橼皮 新会皮 川椒目 黑白丑 沉香

【治法】分导。

【主治】膨胀证。

处方名：**治膨胀方**

【方药】桂枝 腹皮 泽泻 香附 白芍 皮苓 防己 建曲 橼皮 新会皮 椒目 萆薢 通天草 西砂仁

【治法】通降。

【主治】膨胀证。

处方名：**治膨胀方**

【方药】肉桂 川楝子 水炒黄檗 鸡内金 白芍 牛膝 知母 丹参 建曲 茯苓 赤小豆 新会皮 陈麦柴

【治法】通关导水。

【主治】膨胀证。

处方名:**治膨胀方**

【**方药**】肉桂 川楝子 陈橼 车前子 白芍 牛膝 香附 杏仁 建曲 大腹 草薢 黑白
丑 陈麦柴

【**治法**】和降。

【**主治**】膨胀证。

处方名:**治膨胀方**

【**方药**】香附 白术 川楝子 牛膝 香橼 枳实 九香虫 白芍 建曲 皮苓 当归 新会
皮 赤小豆 陈麦柴

【**治法**】疏和。

【**主治**】膨胀证。

处方名:**治膨胀方**

【**方药**】香附 白术 大腹 半夏 香橼 厚朴 泽泻 薏苡仁 建曲 皮苓 草薢 新会皮
赤小豆 通天草

【**治法**】疏和。

【**主治**】膨胀证。

处方名:**治膨胀方**

【**方药**】香附 川楝子 大腹 赤小豆 建曲 香虫 泽泻 草薢 香橼 茯苓皮 白芍 新
会皮 陈麦柴

【**治法**】疏肝理气,止痛消胀。

【**主治**】膨胀证。

处方名:**治膨胀方**

【**方药**】白术 腹皮 泽泻 赤小豆 熟附子 防己 牛膝 白芍 香橼皮 草薢 椒目 新
会皮 檀香 陈麦柴

【**治法**】温通止痛消胀。

【**主治**】膨胀证。

处方名:**治膨胀方**

【**方药**】白术 白芥子 牛膝 葶苈 熟附子 川椒目 苏子 茯苓 半夏 防己 款冬 新
会皮 砂仁

【**治法**】温通健脾,行气利水。

【**主治**】膨胀证。

处方名:**治膨胀方**

【**方药**】白术 大腹 车前子 赤小豆 鳖甲 茯苓皮 牛膝 草薢 建曲 香橼 白芍 新
会皮 丝瓜络

【治法】行气健脾利水。

【主治】膨胀证。

处方名:**治膨胀方**

【方药】桂枝 香橼皮 泽泻 杏仁 白芍 建曲 薏苡仁 苏子 葶苈 牛膝 茯苓 新会皮 姜衣 陈麦柴

【治法】行气疏导利水。

【主治】膨胀证。

处方名:**治膨胀方**

【方药】桂枝 牛膝 厚朴 茯苓皮 白芍 泽泻 半夏 杏仁 葶苈 炒栝楼 新会皮 海桐皮 麦柴 姜衣

【治法】健脾行气利水。

【主治】膨胀证。

处方名:**治膨胀方**

【方药】茅术皮 薏苡仁 陈皮 防己 黄芩 滑石 冬瓜皮 泽泻 茯苓皮 萆薢 杏仁 车前子 荷梗

【治法】清热行气利水。

【主治】膨胀证。

处方名:**治膨胀方**

【方药】茅术皮 川楝子 车前子 厚朴 黄芩 白芍 冬瓜皮 薏苡仁 茵陈 建曲 大腹 萆薢 赤小豆 麦柴

【治法】行气利水消胀。

【主治】膨胀证。

处方名:**治膨胀方**

【方药】党参 茯苓皮 香附 泽泻 白术 大腹 木香 赤小豆 建曲 新会皮 香虫 车前子 红枣

【治法】益气健脾利水。

【主治】膨胀证。

处方名:**治噎嗝方**

【方药】高丽参 木神 丹参 栝楼仁 半夏 远志 煨益智 当归 白芍 香附 陈皮 竹茹 大枣

【治法】活血顺气开郁。

【主治】噎嗝证。

处方名:**治噎嗝方**

【**方药**】人参 关虎肚 丹参 毕澄茄 半夏 神曲 佛手花 生当归 生白芍 生谷芽 新会皮 姜竹茹

【**治法**】理气活血开郁。

【**主治**】噎嗝证。

处方名:**治噎嗝方**

【**方药**】人参 虎肚 木神 毕澄茄 半夏 戌腹粮 远志 白芍 左金丸 生当归 丹参 新会皮 姜竹茹

【**治法**】降逆行气。

【**主治**】噎嗝证。

处方名:**治噎嗝方**

【**方药**】人参 虎肚 木神 毕澄茄 半夏 戌腹粮 远志 麦冬 石斛 白芍 丹参 新会皮 竹茹 伏龙肝

【**治法**】和降调中,降逆行气。

【**主治**】噎嗝证。

处方名:**治噎嗝方**

【**方药**】人参 旋覆花 木神 姜半夏 黄连 代赭石 益智仁 参苏梗 瓦楞 神曲 新会皮 姜竹茹 伏龙肝

【**治法**】降逆行气。

【**主治**】噎嗝证。

处方名:**治噎嗝方**

【**方药**】左金丸 旋覆花 虎肚 毕澄茄 半夏 代赭石 腹粮 益智仁 当归 建曲 白芍 木神 姜竹茹 大枣

【**治法**】通降行气。

【**主治**】噎嗝证。

处方名:**治噎嗝方**

【**方药**】左金丸 木神 虎肚 瓦楞 半夏 远志 戌腹粮 神曲 生当归 丹参 白芍 新会皮 竹茹

【**治法**】宽胸散结开郁。

【**主治**】噎嗝证。

处方名:**治噎嗝方**

【**方药**】吴茱萸 生当归 戌腹粮 毕澄茄 黄连 木神 白芍 益智仁 姜夏 丹参 新会皮 建曲 姜竹茹

【治法】止呕降逆行气。

【主治】噎嗝证。

处方名：**治噎嗝方**

【方药】左金丸　木神　虎肚　沉香　当归　远志　戌腹粮　新会皮　香附　丹参　白芍　姜半夏　竹茹

【治法】破气活血开郁。

【主治】噎嗝证。

处方名：**治痢疾方**

【方药】黄芪皮　白术　地榆　豨莶草　防风　当归　炒槐米　梧桐花　桑寄生　丹参　炒椿皮　侧柏　红枣

【治法】疏和气机止痢。

【主治】痢疾证。

处方名：**芍药汤加减方**

【方药】黄芩　黄连　白头翁　槟榔　木香　当归　葛根　芍药　炙甘草

【治法】清利湿热止痢。

【主治】痢疾证。

处方名：**治囊漏方**

【方药】败酱草　生当归　薏苡仁　生甘草　川楝子　新会皮　冬瓜子　荔枝核　栝楼仁　茯苓　西洋参　白芍

【治法】分清降浊止痛。

【主治】囊漏证。

处方名：**治囊漏方**

【方药】通幽丸　败酱草　生当归　青皮　火麻仁　丹参　橘核　茯苓　西洋参　白芍　荔枝核　蚕茧灰

【治法】疏导解毒止痛。

【主治】囊漏证。

处方名：**治尿血方**

【方药】熟地　生甘草　白芍　人参　熟甘草　冬葵子　肉桂　凤凰衣　木神　真西珀　赤芍　莲须

【治法】补脾益肾摄血。

【主治】尿血证。

处方名：**治尿血方**

【方药】生黄芪　血余炭　甘草梢　白芍　凤凰衣　冬葵子　覆盆子　茯苓　小蓟炭　桑螵

蛸 石斛 丝瓜络

【治法】益气止血。

【主治】尿血证。

处方名:**治尿血方**

【方药】生黄芪 小蓟炭 甘草梢 白芍 元生地 血余炭 丹参 茯苓 凤凰衣 蒲黄炭 侧柏 新会皮 丝瓜络

【治法】清利湿热,凉血止血。

【主治】尿血证。

处方名:**治尿血方**

【方药】西洋参 木神 料豆 牡蛎 小蓟炭 龙骨 女贞子 沙苑子 白芍 石斛 旱莲草 丹参 侧柏叶

【治法】滋阴降火,凉血止血。

【主治】尿血证。

处方名:**治淋浊方**

【方药】生黄芪 炒黄檗 木神 薏苡仁 炙升麻 知母 石斛 白芍 柴胡 覆盆子 甘草梢 新会皮 灯芯 栗子衣

【治法】清解结热,疏利水道。

【主治】淋浊证。

处方名:**治淋浊方**

【方药】生黄芪 莲须 木神 丹参 炙升麻 覆盆子 牡蛎 夜交藤 柴胡 白芍 石斛 新会皮 金樱子

【治法】升补疏利水道。

【主治】淋浊证。

处方名:**治淋浊方**

【方药】生黄芪 西洋参 牡蛎 白芍 莲须 木神 料豆 沙苑子 覆盆 龙骨 女贞子 陈皮 红枣 金樱膏

【治法】益气通利止痛。

【主治】淋浊证。

处方名:**治淋浊方**

【方药】西洋参 木神 薏苡仁 料豆 莲须 牡蛎 炒知母 女贞子 白芍 石斛 丹参 鸡内金 海参 红枣

【治法】清解泻浊止淋。

【主治】淋浊证。

处方名:**治淋浊方**

【**方药**】黄芪 木神 凤凰衣 杜仲 龙骨 螵蛸 沙苑 覆盆 白芍 新会皮 牡蛎 大枣

【**治法**】补肾通利止淋。

【**主治**】淋浊证。

处方名:**治淋浊方**

【**方药**】西洋参 沙苑子 白术 莲须 黄檗 牡蛎 料豆 草梢 白芍

【**治法**】补肾清热止淋。

【**主治**】淋浊证。

处方名:**治淋浊方**

【**方药**】萹蓄 草梢 料豆 山栀 瞿麦 萆薢 丹皮 黄檗 龙胆草 滑石 茯苓 通草 生竹心

【**治法**】清降止淋。

【**主治**】淋浊证。

处方名:**治淋浊方**

【**方药**】萹蓄 萆薢 石苇 草梢 瞿麦 滑石 银花 黄檗 龙胆 山栀 茯苓 新会皮 辰砂

【**治法**】清热利湿通利。

【**主治**】淋浊证。

处方名:**治淋浊方**

【**方药**】萹蓄 石苇 海金沙 忍冬藤 瞿麦 滑石 连翘 桑叶 冬葵子 赤茯苓 山栀 薄荷 荷叶 灯芯

【**治法**】清热利湿,通利水道。

【**主治**】淋浊证。

处方名:**治淋浊方**

【**方药**】萹蓄 丹皮 萆薢 黄檗 龙胆 银花 薏苡仁 知母 凤凰衣 草梢 茯苓 通草 生竹心

【**治法**】清热利湿通利。

【**主治**】淋浊证。

处方名:**治遗泄方**

【**方药**】西洋参 木神 料豆 丹参 莲须 龙骨 女贞子 淮小麦 白芍 石斛 牡蛎 新会皮 大枣

【**治法**】补气固精。

【**主治**】遗泄证。

处方名:**治遗泄方**

【**方药**】西洋参 辰茯神 料豆 连心 麦冬 莲须 龙骨 女贞子 乌芝麻 白芍 夜交
藤 牡蛎 新会皮 大枣

【**治法**】补气养阴固精。

【**主治**】遗泄证。

处方名:**治遗泄方**

【**方药**】西洋参 木神 半夏 牡蛎 莲须 龙骨 秫米 夜交藤 白芍 石斛 女贞子 新
会皮 辰灯芯 金樱膏 红枣

【**治法**】补气养心固精。

【**主治**】遗泄证。

处方名:**治遗泄方**

【**方药**】西洋参 木神 料豆 丹参 莲须 龙骨 女贞子 沙苑子 白芍 石斛 牡蛎 新
会皮 大枣

【**治法**】补气温肾固精。

【**主治**】遗泄证。

处方名:**治遗泄方**

【**方药**】西洋参 杭菊 木神 石斛 莲须 旱莲草 丹参 料豆 白芍 女贞子 僵蚕 新
会皮 竹茹

【**治法**】清上摄下固精。

【**主治**】遗泄证。

处方名:**治遗泄方**

【**方药**】西洋参 桑螵蛸 半夏 莲须 木神 白芍 秫米 覆盆 龙骨 石斛 玳瑁 龙眼
肉 黄连

【**治法**】温肾益气固精。

【**主治**】遗泄证。

处方名:**治遗泄方**

【**方药**】生白术 莲须 木神 半夏 牡蛎 覆盆 丹参 秫米 砂仁 炙升麻 石斛 新会
皮 竹茹 金锁固精丸

【**治法**】养心益气固精。

【**主治**】遗泄证。

处方名:**治遗泄方**

【**方药**】蒸白术 莲须 龙骨 木神 牡蛎 覆盆 神曲 夜交藤 石斛 白芍 丹参 新会
皮 侧柏 大枣

【治法】补肾养心固精。

【主治】遗泄证。

处方名:**治遗溺方**

【方药】炒党参　桑螵　木神　升麻　生黄芪　菟丝　龙骨　益智仁　覆盆子　白芍　山药
　　　　鸡内金

【治法】温补脾肾,固脬缩尿。

【主治】遗溺证。

处方名:**治遗溺方**

【方药】生白术　桑螵　莲须　益智仁　牡蛎　菟丝子　乌药　神曲　龙骨　料豆　丹参　新
　　　　会皮　红枣

【治法】温补肾阳,固涩止遗。

【主治】遗溺证。

处方名:**治溲数方**

【方药】西洋参　料豆　凤凰衣　木神　血西珀　女贞子　草梢　远志　生地　石斛　银柴
　　　　胡　新会皮　青黛　灯芯

【治法】益气养阴。

【主治】溲数证。

处方名:**治溲数方**

【方药】黄芪　木神　桑螵　新会皮　柴胡　龙骨　凤凰衣　香附　当归　覆盆　杜仲　丹参
　　　　红枣

【治法】升提补气活血。

【主治】溲数证。

处方名:**治溲数方**

【方药】黄芪　川楝子　菟丝　料豆　凤凰衣　木神　益智　女贞子　生白芍　丹参　沙苑
　　　　新会皮　荷蒂　大枣　丝瓜络

【治法】益气活血。

【主治】溲数证。

处方名:**治溲数方**

【方药】黄芪　益智　沙苑　夜交藤　覆盆　木神　白芍　神曲　菟丝子　丹参　川楝子　新
　　　　会皮　大枣　荷蒂　沉香

【治法】滋肾清心。

【主治】溲数证。

处方名：**治癃闭方**

【**方药**】萹蓄 干蟋蟀 草梢 淡竹叶 瞿麦 海金沙 通草 泽泻 冬葵 赤茯苓 滑石 朱砂 车前子 荸荠 灯芯

【**治法**】清热利水。

【**主治**】癃闭证。

处方名：**治癃闭方**

【**方药**】萹蓄 香附 甘草梢 薏苡仁 冬葵 川楝子 通草 泽泻 萆薢 茯苓 新会皮 车前子 砂仁

【**治法**】调理气机，通利小便。

【**主治**】癃闭证。

处方名：**治癃闭方**

【**方药**】萹蓄 佛手 通草 牛膝 冬葵子 九香虫 茯苓 车前子 香附 草梢 泽泻 新会皮 砂仁

【**治法**】清热理气利水。

【**主治**】癃闭证。

处方名：**治阳亢方**

【**方药**】西洋参 木神 桑寄生 丹参 莲须 龙骨 料豆 白芍 覆盆 牡蛎 女贞子 淮小麦 红枣

【**治法**】益气补肾。

【**主治**】阳亢证。

处方名：**治阳亢方**

【**方药**】沙参 木神 神曲 石斛 旱莲草 莲须 薏苡仁 白芍 女贞子 覆盆 淮小麦 新会皮 竹茹 红枣

【**治法**】清热养阴。

【**主治**】阳亢证。

处方名：**治阳痿方**

【**方药**】西洋参 锁阳 桑螵蛸 覆盆子 茯神 丹参 南烛子 淫羊藿 花龙骨 牡蛎 新会皮 金樱膏 人参

【**治法**】补肾壮阳。

【**主治**】阳痿证。

处方名：**治便结方**

【**方药**】火麻仁 柏子仁 生首乌 川楝子 郁李仁 杏仁 肉苁蓉 茯苓 生当归 栝楼仁 白芍 新会皮 松子

【治法】润肠通便。

【主治】便结证。

处方名:**治便结方**

【方药】西洋参 香连丸 炒槐花 桑寄生 麻仁 当归 炒地榆 女贞子 郁李仁 栝楼皮 石斛 新会皮 松子

【治法】清降通便。

【主治】便结证。

处方名:**治便结方**

【方药】沙参 麻仁 冬瓜仁 旋覆花 川贝 郁李仁 蛤壳 紫石英 杏仁 栝楼仁 燕根 枇杷叶 肺露

【治法】养阴润肠通便。

【主治】便结证。

处方名:**治便结方**

【方药】沙参 杏仁 料豆 木神 麻仁 石斛 女贞子 丹参 柏仁 白芍 杭菊 蛤壳 松子

【治法】养阴润肠,活血通便。

【主治】便结证。

处方名:**治脬坠方**

【方药】黄芪 木神 覆盆 香附 升麻 丹参 桑寄生 炙乌鲗 神曲 杜仲 白芍 新会皮 荷蒂 大枣

【治法】补气升提。

【主治】脬坠证。

处方名:**治鱼口方**

【方药】萹蓄 银花 赤茯苓 泽泻 瞿麦 连翘 当归 桑叶 白薇 赤芍 滑石 海金沙 荷叶 辰灯芯

【治法】清热解毒。

【主治】鱼口证。

处方名:**治杨梅疮方**

【方药】西洋参 羚羊角 料豆 草决明 龟板 杭菊 女贞子 新会皮 石决明 桑麻丸 木神 生甘草 荷叶

【治法】养阴清热解毒。

【主治】杨梅疮证。

处方名:**治杨梅疮方**

【方药】煅石决明 当归 木瓜 火麻仁 龟板 白芍 防己 炒知母 羚羊角 威灵仙 秦

芜 新会皮 丝瓜络

【治法】清热活血解毒。

【主治】杨梅疮证。

处方名：**治杨梅疮方**

【方药】羚羊角 当归 萆薢 炒杜仲 桑寄生 秦芜 木瓜 石决明 龟板 威灵仙 白芍 新会皮 丝瓜络

【治法】清热利湿解毒。

【主治】杨梅疮证。

处方名：**治耳聋方**

【方药】杭菊 料豆 菖蒲 薏苡仁 桑叶 女贞子 白僵蚕 鸡苏散 青蒿子 石斛 路路通 新会皮 青葱管

【治法】理气滋阴通窍。

【主治】耳聋证。

处方名：**治耳聋方**

【方药】杭菊 路路通 元精石 白芍 桑叶 钩藤 大力子 茯苓 菖蒲 蔓荆子 陈皮 白蒺藜 荷叶 青葱管

【治法】理气通窍。

【主治】耳聋证。

处方名：**治耳聋方**

【方药】元精石 木神 甘杞 白蒺藜 白芍 龙骨 菊花 潼蒺藜 料豆 新会皮 丹参 杏仁 荷叶

【治法】开郁通窍。

【主治】耳聋证。

处方名：**治耳聋方**

【方药】元精 木神 杭菊 杜仲 白芍 龙齿 钩藤 佛柑 半夏 桑寄生 白蒺藜 新会皮 荷叶 丝瓜络 青铅

【治法】疏肝补肾通窍。

【主治】耳聋证。

处方名：**耳聤方**

【方药】西洋参 木神 潼蒺藜 白芍 杭菊 龙齿 白蒺藜 象牙屑 鱼脑石 丹参 僵蚕 料豆 荷叶

【治法】疏风泻热。

【主治】耳聤证。

处方名:**耳聤方**

【方药】西洋参　白芍　象牙屑　白蒺藜　杭菊　木神　贝母　广橘叶　鱼脑石　龙齿　金斛　合欢皮　荷叶　橄榄核

【治法】祛风清热。

【主治】耳聤证。

处方名:**治耳菌方**

【方药】石决明　桑叶　炒黄檗　赤茯苓　杭菊　连翘　炒泽泻　滑石　炒天虫　炒丹皮　炒薏苡仁　新会皮　生竹心

【治法】清化解毒消肿。

【主治】耳菌证。

处方名:**治目疾方**

【方药】石决明　谷精草　连翘心　白蒺藜　桑叶　秦艽　元精石　钩藤　青葙子　夜明砂　料豆　蕤仁霜　辰灯芯　荷叶

【治法】清热解毒明目。

【主治】目疾证。

处方名:**治目疾方**

【方药】沙参　石斛　料豆　丹参　桑叶　秦艽　女贞子　薏苡仁　草决明　新会皮　白芍　茯苓　卷竹心　荷叶

【治法】祛风清热明目。

【主治】目疾证。

处方名:**治目疾方**

【方药】石决明　木神　元精　生地　钩藤　桑叶　龙齿　草决明　料豆　胡麻　杭菊　白蒺藜　白芍　荷叶

【治法】养阴明目。

【主治】目疾证。

处方名:**治咬牙方**

【方药】豆豉　大力子　银花　桑叶　芥穗　防风　薄荷　僵蚕　生甘草　荷叶

【治法】祛风清热。

【主治】咬牙证。

处方名:**治咬牙方**

【方药】豆豉　大力子　连翘　射干　桑叶　荆芥　银花　防风　薄荷　僵蚕　象贝母　通草　荷叶

【治法】祛风解表清热。

【主治】咬牙证。

处方名：**治牙疳方**

【方药】西洋参 杭菊 茯苓 料豆 石斛 茵陈 生苡米 二至丸 肥知母 新会皮 防
己 白茅花 灯芯

【治法】清阴化湿止痛。

【主治】牙疳证。

处方名：**治舌疳方**

【方药】西洋参 黄芩 石斛 女贞子 茵陈 连翘 生甘草 料豆 薏苡仁 茯苓 通草
鲜芦根

【治法】养阴清热止痛。

【主治】舌疳证。

处方名：**治重舌方**

【方药】沙参 杏仁 桑叶 丹参 天竹黄 川贝 淡竹叶 瓦楞子 冬瓜子 白芍 茯苓
枇杷叶

【治法】活血行气止痛。

【主治】重舌证。

处方名：**治牙宣方**

【方药】西洋参 旱莲草 桑叶 白蒺藜 料豆 石斛 杭菊 茯苓 女贞子 白芍 钩藤
新会皮 竹心 荷叶

【治法】补血滋阴养龈。

【主治】牙宣证。

处方名：**治牙宣方**

【方药】西洋参 旱莲草 桑叶 绿萼梅 料豆 石斛 木神 炒栝楼皮 女贞子 白芍 龙
齿 丹参 藕节 红枣

【治法】滋阴养龈。

【主治】牙宣证。

处方名：**治牙宣方**

【方药】沙参 石斛 杭菊 佛手花 料豆 丹参 钩藤 玉蝴蝶 旱莲草 白芍 白蒺藜
藕节 白茅花

【治法】益气养阴固齿。

【主治】牙宣证。

处方名：**治鼻衄方**

【方药】沙参 菊炭 白芍 茜根 茅花 牛膝炭 新会皮 侧柏 三七 丹参炭 炒荆芥

　　　旱莲草　焦藕节

【治法】清热养阴止血。

【主治】鼻衄证。

处方名:**治鼻衄方**

【方药】沙参　菊炭　降香　白芍　茅花　牛膝炭　鹿衔　新会皮　三七　丹参炭　仙鹤草
　　　杏仁　藕节　丝瓜络

【治法】清热理气止血。

【主治】鼻衄证。

处方名:**治鼻衄方**

【方药】降香　仙鹤草　当归　桑叶　旋覆花　丹参　白芍　杏仁　新绛　牛膝炭　茯苓　新
　　　会皮　丝瓜络　藕节

【治法】行气活血止血。

【主治】鼻衄证。

处方名:**治鼻渊方**

【方药】桑叶　杏仁　杭菊　料豆　茅花　川贝　荆芥　通草　脑石　紫菀　白芍　新会皮　枇
　　　杷叶　红枣

【治法】清热解表通鼻。

【主治】鼻渊证。

处方名:**治鼻渊方**

【方药】沙参　辛夷　杏仁　茯苓　桑叶　鱼脑石　半夏　料豆　茅花　白芍　川贝　新会皮
　　　枇杷叶　竹心

【治法】养阴清热通鼻。

【主治】鼻渊证。

处方名:**治鼻渊方**

【方药】沙参　元金斛　薄荷　山栀　辛夷　炒黄檗　钩藤　生甘草　鱼脑石　茯苓　丹皮
　　　绿豆衣　枇杷叶　红枣

【治法】养阴化湿通鼻。

【主治】鼻渊证。

处方名:**治咽喉痛方**

【方药】西洋参　杏仁　石斛　橄榄核　燕根　川贝　茯苓　生甘草　冬虫夏草　蛤壳　白
　　　芍　新会皮　枇杷叶　大枣

【治法】养阴清热止痛。

【主治】咽喉疾病。

处方名:**治咽喉痛方**

【方药】沙参 柿霜 淡秋石 蜜桑叶 杏仁 蛤壳 茯苓 橄榄核 川贝 栝楼仁 白芍 冬瓜子 枇杷叶

【治法】养阴理气止痛。

【主治】咽喉疾病。

处方名:**治咽喉痛方**

【方药】沙参 柿霜 当归 茯苓 杏仁 燕根 料豆 生甘草 川贝 白芍 新会皮 鸡子清

【治法】养阴止痛。

【主治】咽喉疾病。

处方名:**治咽喉痛方**

【方药】沙参 柿霜 茯苓 桑叶 杏仁 旋覆花 通草 橄榄核 川贝 代赭石 新会皮 冬瓜子 枇杷叶

【治法】养阴理气止痛。

【主治】咽喉疾病。

处方名:**治咽喉痛方**

【方药】杏仁 大黑豆 桑叶 石斛 川贝 女贞子 杭菊 白芍 柿霜 花粉 新会皮 生甘草 枇杷叶

【治法】养阴清热止痛。

【主治】咽喉疾病。

处方名:**治咽喉痛方**

【方药】沙参 柿霜 冬虫夏草 石斛 杏仁 旋覆花 冬瓜子 川贝 紫石英 蛤壳 白芍 鸡子清 大枣

【治法】养阴清热,理气止痛。

【主治】咽喉疾病。

处方名:**治失音方**

【方药】桑叶 马勃 南沙参 蝉衣 川贝 杭菊 橄榄核 冬瓜子 蛤壳 杏仁 茯苓 枳椇子 枇杷叶 肺露 茅根

【治法】清养肝肺,清化痰热。

【主治】失音证。

处方名:**治失音方**

【方药】桑叶 杏仁 马勃 炒牛膝 川贝 冬瓜子 茯苓 南沙参 蛤壳 杭菊 橄榄核 枳椇子 荸荠

【治法】滋补肺肾,凉血除蒸。

【主治】失音证。

处方名:**治失音方**

【方药】沙参　杏仁　栝楼仁　麦冬　黄芪　川贝　薤白　百合　柿霜　茯苓　蛤壳　白及　枇
　　杷叶　竹茹

【治法】养阴补肺。

【主治】失音证。

处方名:**治癫方**

【方药】半夏　木神　路路通　杭菊　菖蒲　远志　新会皮　白芍　胆南星　丹参　炒当归
　　炒枳实　炒竹茹　龙虎丸

【治法】理气解郁开窍。

【主治】癫证。

处方名:**治癫方**

【方药】半夏　木神　礞石　路路通　胆南星　远志　天竺黄　新会皮　菖蒲　丹参　僵蚕
　　川椒　竹茹

【治法】解郁化痰开窍。

【主治】癫证。

处方名:**治癫方**

【方药】西洋参　木神　白芍　远志　胆南星　龙齿　半夏　丹参　菖蒲　元精石　秫米　新
　　会皮　丝瓜络　路路通　荷叶

【治法】理气解郁,化痰开窍。

【主治】癫证。

处方名:**治头痛方**

【方药】防风　蔓荆子　薏苡仁　佛手　细辛　佩兰　厚朴　建曲　香白芷　鸡苏散　半夏
　　新会皮　荷叶

【治法】祛风解表止痛。

【主治】头痛证。

处方名:**治黄疸方**

【方药】焦茅术　薏苡仁　炒栝楼皮　石斛　炒黄芩　佩兰　新会皮　防己　茵陈　半夏　茯
　　苓　萆薢　竹茹

【治法】清热利湿退黄。

【主治】黄疸证。

处方名:**止汗方**

【方药】黄芪　木神　秦艽　神曲　防风　龙骨　鳖甲　丹参　麻黄根　牡蛎　白芍　新会皮

淮麦枣

【治法】养阴固表止汗。

【主治】出汗证。

处方名: **治流痰方**

【方药】炙麻黄 大力子 生甘草 元生 当归 茯苓 青皮 白芥 新会皮 丝瓜络

【治法】温经通络,散寒化痰。

【主治】流痰证。

处方名: **治流痰方**

【方药】独活 蚕沙 当归 防己 桑寄生 大力子 赤芍 萆薢 竹沥 青皮 青木香

【治法】温经通络止痛。

【主治】流痰证。

处方名: **治流痰方**

【方药】独活 竹沥 当归 杜仲 桑寄生 蚕沙 赤芍 新会皮 西洋参 大力子 青皮
　　　生甘草 丝瓜络

【治法】温经通络,祛风化痰。

【主治】流痰证。

处方名: **治流痰方**

【方药】竹沥 萆薢 大力子 防己 白芥子 青木香 熟地 石斛 新会皮 黄芩 丝瓜络

【治法】温经通络化痰。

【主治】流痰证。

处方名: **治流痰方**

【方药】羌活 青皮 防己 薏苡仁 防风 牛膝 新会皮 赤茯苓 大力子 赤芍 益元
　　　散 当归 荷叶

【治法】温经活血,通络止痛。

【主治】流痰证。

处方名: **治股阴毒方**

【方药】独活 赤芍 竹沥 牛膝 桑梗 当归 防己 萆薢 蚕沙 大力子 天仙藤 新会
　　　皮 丝瓜络

【治法】活血理气消症。

【主治】股阴毒证。

处方名: **治股阴毒方**

【方药】当归 三七 杏仁 桑寄生 生牛膝 仙鹤草 赤芍 瓦楞子 防己 青皮 丹参
　　　昆布 丝瓜络 藕节

【治法】活血化瘀,理气消症。

【主治】股阴毒证。

处方名:**治膝眼痈方**

【方药】潞党参　当归　茯苓　料豆　银柴胡　生甘草　石斛　青蒿子　新会皮　丝瓜络　湘莲肉

【治法】清热解毒。

【主治】膝眼痈。

处方名:**治乳痈方**

【方药】防风　大力子　赤芍　青皮　荆芥　炙山甲　王不留行　薏苡仁　薄荷　当归　生麦芽　新会皮　藕节

【治法】清热活血,疏通乳络。

【主治】乳痈。

处方名:**治鱼肚痈方**

【方药】石决明　象贝　生甘草　地丁草　连翘　新会皮　滑石　大力子　花粉　忍冬藤　芦根

【治法】清热解毒,和营利湿。

【主治】鱼肚痈。

处方名:**治子痈方**

【方药】川楝子　青皮　橘核　木香　赤芍　延胡索　枳壳　蚕沙　大力子　当归　香附　炒桃仁　丝瓜络

【治法】疏利活血,散结消肿。

【主治】子痈。

处方名:**治脏毒方**

【方药】沙参　生甘草　龟板　郁李仁　生地　炒知母　麻仁　地榆　胡黄连　炒黄檗　栝楼仁　石斛　忍冬藤

【治法】清热解毒消肿。

【主治】脏毒证。

处方名:**治乳癖方**

【方药】半夏　毛菇　木神　佛手　左金丸　当归　远志　白芍　香附　青皮　丹参　新会皮　竹茹　丝瓜络

【治法】疏肝解郁散结。

【主治】乳癖。

处方名:**治乳癖方**

【方药】西洋参　木神　乌贼　丹参　毛菇　远志　蛤壳　佛手花　川贝　白芍　新会皮　青

皮 丝瓜络

【治法】活血化瘀,散结软坚。

【主治】乳癖。

处方名:**治乳癖方**

【方药】石决明 合欢皮 丹参 女贞子 炒当归 木神 新会皮 杏仁 桑寄生 远志 料
　　豆 川贝 丝瓜络

【治法】活血化痰,疏肝解郁。

【主治】乳癖。

处方名:**治乳癖方**

【方药】西洋参 蒲公英 木神 川贝 麻仁 绿萼梅 石斛 忍冬藤 生栝楼 银柴胡 新
　　会皮 青皮 丝瓜络

【治法】清营和络,散结软坚。

【主治】乳癖。

处方名:**治肛痈方**

【方药】珠儿参 料豆 黄芩 草薢 炒槐米 女贞子 山栀 薏苡仁 地榆 泽泻 新会
　　皮 茯苓 松子仁

【治法】清热解毒,散结消肿。

【主治】肛痈。

处方名:**治肛痈方**

【方药】珠儿参 川贝 石斛 料豆 炒槐米 杏仁 白芍 麻仁 地榆 栝楼仁 生甘草
　　新会皮 枇杷叶 藕节

【治法】清热理气,软坚散结。

【主治】肛痈。

处方名:**治腋痈方**

【方药】生黄芪 大力子 赤芍 象贝 滑石 桔梗 连翘 生草 新会皮 藕节

【治法】清热解毒消肿。

【主治】腋痈。

处方名:**治肠痈方**

【方药】败酱草 槟榔 大力子 炒桃仁 炒川楝子 建曲 赤芍 薏苡仁 炒枳壳 青皮
　　归尾 陈皮 丝瓜络

【治法】化瘀清热通腑。

【主治】肠痈。

处方名:**治肠痈方**

【方药】败酱草 槟榔 当归 香橼皮 川楝子 栝楼 薏苡仁 冬瓜子 枳壳 青皮 鸡内
　　　金 陈皮 推车虫 榧子肉

【治法】理气化瘀,清热通腑。

【主治】肠痈。

处方名:**治肠痈方**

【方药】败酱草 茺蔚 黄芩 牛膝 川楝子 桑寄生 杜仲 桃仁 当归 栝楼皮 薏苡
　　　仁 新会皮 丝瓜络

【治法】清热化瘀,理气通腑。

【主治】肠痈。

处方名:**治血风疮方**

【方药】豨莶草 连翘 滑石 大力子 萆薢 炒黄檗 山栀 防己 薏苡仁 侧柏

【治法】凉血养血,祛风通络,清热解毒。

【主治】血风疮。

处方名:**治奔豚方**

【方药】肉桂 川楝子 当归 茯苓 黄檗 九香虫 枳实 紫石英 白芍 新会皮 狗脊
　　　香附 大枣

【治法】温通理气,平肝降逆。

【主治】奔豚证。

处方名:**治健忘方**

【方药】半夏 木神 合欢皮 杜仲 龟板 远志 新会皮 川断 龙骨 丹参 白芍 补骨
　　　脂 龙眼肉

【治法】养心安神。

【主治】健忘证。

处方名:**治怔忡方**

【方药】西洋参 木神 胆南星 白蒺藜 半夏 紫贝齿 夜交藤 丹参 秫米 珠母粉 白
　　　芍 新会皮 竹茹

【治法】养血祛痰宁心。

【主治】怔忡证。

处方名:**治怔忡方**

【方药】西洋参 木神 石斛 女贞子 半夏 远志 夜交藤 丹参 秫米 龙齿 白芍 新
　　　会皮 竹茹

【治法】安神养阴。

【主治】怔忡证。

处方名：**治怔忡方**

【方药】西洋参 木神 胆南星 丹参 半夏 远志 柏子仁 白芍 秫米 龙齿 夜交藤 新会皮 龙眼肉 竹茹

【治法】清火化痰宁神。

【主治】怔忡证。

处方名：**治怔忡方**

【方药】西洋参 木神 玳瑁 白蒺藜 半夏 紫贝齿 钩藤 潼蒺藜 秫米 白芍 夜交藤 丹参 龙眼 竹茹

【治法】养阴镇心宁神。

【主治】怔忡证。

处方名：**化虫方**

【方药】西洋参 芜荑 鹤虱 山楂炭 败酱草 鸡内金 左金丸 白芍 川楝子 使君子 薏苡仁 陈皮 榧子

【治法】理气健脾，安蛔驱虫。

【主治】虫积证。

处方名：**化虫方**

【方药】珠儿参 炒黄檗 使君子 槐米 黄连 炒知母 乌梅 川楝子 炒黄芩 山栀 生草 新会皮 榧子

【治法】健脾和胃，安蛔驱虫。

【主治】虫积证。

处方名：**治崩漏方**

【方药】阿胶 香附 龙骨 沙苑子 艾叶 神曲 牡蛎 侧柏 党参 白芍 棕榈炭 新会皮 红枣

【治法】活血逐瘀，理气止血。

【主治】崩漏。

处方名：**治崩漏方**

【方药】阿胶 血余炭 木神 白芍 党参 棕榈炭 龙骨 侧柏 香附 山楂炭 丹参 新会皮 焦荷蒂 红枣

【治法】开郁止血。

【主治】崩漏。

处方名：**治崩漏方**

【方药】阿胶 血余炭 木神 杜仲 党参 棕榈炭 龙骨 白芍 香附 莲房炭 炮姜炭

　　　　新会皮　侧柏

【治法】益气止血。

【主治】崩漏。

处方名：**治崩漏方**

【方药】阿胶　血余　木神　杜仲　党参　棕榈炭　龙骨　沙苑　香附　莲房炭　白芍　新会
　　　皮　侧柏

【治法】养血益气凉血。

【主治】崩漏。

处方名：**治崩漏方**

【方药】肉桂　赤石脂　陈阿胶　蒲黄炭　血余炭　龙骨　杜仲　党参　棕榈炭　白芍　新会
　　　皮　大枣

【治法】温阳益气摄血。

【主治】崩漏。

处方名：**治闭经方**

【方药】生地　白芍　木神　杜仲　鸡血膏　香附　石斛　沙苑　炒当归　艾绒　新会皮　料
　　　豆　藕节炭　大枣

【治法】益气养阴，活血通经。

【主治】闭经证。

处方名：**治闭经方**

【方药】生地　白芍　木神　川楝子　鸡血藤　香附　沙苑　荆芥　当归　艾绒　料豆　新会
　　　皮　荷蒂　大枣

【治法】疏肝理气，活血通经。

【主治】闭经证。

第二篇　孤鹤医案方集

处方名：**中风方**

【**方药**】党参　白术　酸枣仁　当归　半夏　鹿角　枸杞子　茯神　霞天膏

【**治法**】温通经脉,补中益气。

【**主治**】右半身不遂,元气不足之中风。

处方名：**中风方**

【**方药**】砂仁　熟地　红花　当归　肉苁蓉　茯神　柏子霜　枸杞子　川断　酸枣仁　桑枝

【**治法**】滋补肝肾,育阴养营。

【**主治**】阴液亏虚,内风煽烁之中风。

处方名：**中风方**

【**方药**】党参　女贞子　枸杞子　川断　茯神　熟地　龟板　柏子霜　当归

【**治法**】养血滋阴,补益肝肾。

【**主治**】偏枯不用,腰膝酸软之中风。

处方名：**中风方**

【**方药**】白芍　熟地　枸杞子　鹿角　茯苓　杜仲　木瓜　五加皮　川断　油松节

【**治法**】辛温燥湿,补益肝肾。

【**主治**】右膝肿痛,筋拘不仁之中风。

处方名：**中风方**

【**方药**】党参　茅术　半夏　远志　苏子　郁金　白蒺藜　新会皮　当归　桑枝

【**治法**】行气解郁,理气化痰。

【**主治**】舌本不利,四肢不仁,气郁挟痰之中风。

处方名：**中风方**

【**方药**】白术　茅术　半夏　橘红　当归　生姜黄　鹿角　枸杞子　茯苓　桑枝　丝瓜络

【**治法**】燥土涤痰,舒筋活络。

【**主治**】右肢偏废,六脉模糊,体阳气虚,湿痰内滞之中风。

处方名：**中风方**

【**方药**】白芍　桂枝　半夏　橘红　天麻　当归　生姜黄　远志　茯神

【**治法**】补益阳气,理气化痰。

【**主治**】肢麻言蹇,阳气亏虚,痰滞脉络之中风。

处方名:**中风方**

【方药】首乌 枸杞子 当归 茯神 天麻 牛膝 柏子霜 川断 酸枣仁

【治法】平肝熄风,补益气血。

【主治】心悸骨痛,筋惕肉瞤,血虚风动之中风。

处方名:**中风方**

【方药】党参 枸杞子 苁蓉 天麻 茯苓 熟地 当归 柏子霜 牛膝炭

【治法】温润筋脉,平肝熄风。

【主治】躯体麻木,二便艰难,血虚风动之中风。

处方名:**中风方**

【方药】熟地 黄芪 五味子 鹿角 橘红 茯神 人参 酸枣仁 附子 牛膝 泽泻 龙
眼肉

【治法】温通经脉,补益气血。

【主治】阳气虚弱,心脾失养,艰于语言,灵机时窒之中风。

处方名:**中风方**

【方药】人参 酸枣仁 丹参 当归 半夏 橘红 茯神 白术 桂心 龙眼肉

【治法】温通经脉,补益气血。

【主治】津液亏虚,心脾失养之中风。

处方名:**中风方**

【方药】高丽参 酸枣仁 丹参 天南星 白术 茯神 黄芪 当归 橘红 半夏 远志 龙眼肉

【治法】补脾益气,豁痰化湿,开窍醒神。

【主治】心脾气液两亏,舌根蹇涩之中风。

处方名:**中风方**

【方药】高丽参 橘红 茯神 蒺藜 半夏 生姜 枳壳 远志 黄连

【治法】补脾益气,理气和中。

【主治】气液两亏,心脾失调,语音不清之中风。

处方名:**中风方**

【方药】熟地 鹿角 知母 酸枣仁 茯神 胡桃 当归 牛膝 黄芪 枸杞子 新会皮 龙
眼肉

【治法】补益肝肾,温通筋脉,补气养血。

【主治】肝肾阴亏,筋脉失养,素体虚弱,精血不足之中风。

处方名:**中风方**

【方药】生地 当归 枸杞子 牛膝 萆薢 茯神 黄芪 香附 石斛 木瓜 橘络 桑枝 忍
冬藤

【治法】养胃和肝,温通筋脉。

【主治】风寒侵袭,中伤胃气之中风。

处方名:**中风方**

【方药】黄芪 党参 牛膝 橘红 酸枣仁 生地 枸杞子 当归 茯神

【治法】平剂滋养,益气补血。

【主治】营液内亏,心肝失养,素体脾虚,浮火炎之中风。

处方名:**中风方**

【方药】羚羊角 丹皮 橘红 石斛 陈胆星 钩藤 菖蒲 生姜 竹茹

【治法】镇肝熄风,育阴潜阳。

【主治】形盛气衰,内风日炽之中风。

处方名:**中风方**

【方药】生地 黄芪 枸杞子 牛膝 秦艽 当归 木瓜 海桐皮 独活 丹皮 桑枝

【治法】清肝熄风,活血通络。

【主治】肝脾营虚,络热伤筋之中风。

处方名:**中风方**

【方药】菖蒲 熟地 白术 竹茹 新会皮 山栀子 黄连 丹参 当归 远志 茯苓 龙眼肉

【治法】滋补脾阴,舒心活络。

【主治】心脾液亏,舌强语涩之中风。

处方名:**中风方**

【方药】熟地 冬术 丹参 远志 白蒺藜 山茱萸 龙眼肉 党参 当归 茯神 橘红 香附 酸枣仁

【治法】滋补心脾,补气养血。

【主治】舌强音不清,心脾液亏之中风。

处方名:**肝风方**

【方药】党参 枸杞子 新会皮 茯神 菟丝子 白术 半夏 当归 泽泻 胡桃肉 龙眼肉

【治法】补益肝脾,健脾燥湿。

【主治】气虚挟湿,脾阳运迟之肝风证。

处方名:**肝风方**

【方药】高丽参 甘草 肉桂 新会皮 茯神 远志 酸枣仁 香附 枸杞子 当归 泽泻 沉香

【治法】温通经脉,补益心脾。

【主治】心脾气虚,肝胃不和之肝风证。

处方名:**肝风方**

【**方药**】党参 白术 当归 酸枣仁 远志 新会皮 肉桂 丹参 香附 杜仲 茯苓 龙眼肉

【**治法**】补气调营,温补气血。

【**主治**】阴盛阳衰,虚烦癫厥之肝风证。

处方名:**肝风方**

【**方药**】熟地 酸枣仁 当归 香附 龙齿 茯神 新会皮 党参 丹参 远志 川芎 龟板 龙眼肉

【**治法**】镇静安神,补气养血。

【**主治**】心烦失眠,气虚胆怯之肝风证。

处方名:**肝风方**

【**方药**】熟地 白术 生姜 肉桂 茯苓 远志 党参 酸枣仁 当归 五味子 麦冬 新会皮 龙眼肉

【**治法**】温通经脉,理气补血。

【**主治**】肝脾血虚,神魂不安之肝风证。

处方名:**肝风方**

【**方药**】茅术 枳实 桂枝 陈皮 大腹皮 薄荷 厚朴 柴胡 藿香 茯苓 当归

【**治法**】补气养血,疏肝理气。

【**主治**】肝脾不调,感染风邪,胃脘不舒之肝风证。

处方名:**肝风方**

【**方药**】砂仁 熟地 白术 新会皮 酸枣仁 远志 肉桂 山栀子 鳖甲 泽泻 胡桃

【**治法**】培土生金,滋补肝肾。

【**主治**】脾肾两虚,少阳风动之肝风证。

处方名:**肝风方**

【**方药**】砂仁 熟地 白术 新会皮 酸枣仁 远志 杜仲 山栀子 茯神 泽泻 胡桃 甘菊 熟地 牡蛎

【**治法**】培土生金,滋补肝肾。

【**主治**】脾肾两虚,少阳风动之肝风证。

处方名:**肝风方**

【**方药**】党参 黄连 白蒺藜 丹参 橘红 酸枣仁 半夏 枳壳 茯神 灯芯草

【**治法**】疏肝理气,化痰通经。

【**主治**】肝风挟痰,气滞而厥之肝风证。

处方名:**肝风方**

【**方药**】生地 山栀 甘菊 茯神 当归 天竺黄 羚羊角 橘红 白芍 石斛 蒺藜 灯草

【治法】清肝养胃,疏风清火。

【主治】肝风内动,外感风邪之肝风证。

处方名:肝风方

【方药】生地 秦艽 当归 橘络 石斛 茯苓 羌活 羚羊角 桂枝 枳壳 生姜黄 桑枝
忍冬藤

【治法】轻宣肺气,镇肝熄风。

【主治】太阳感风兼挟寒湿之肝风证。

处方名:肝风方

【方药】白术 当归 柴胡 新会皮 艾绒 香附 白芍 茯神 郁金 杜仲 玫瑰花 煨生姜

【治法】滋补肝肾,补脾益气。

【主治】肝肾亏虚,脾气虚弱之肝风证。

处方名:肝风方

【方药】当归 羌活 薄荷 橘红 蒺藜 白芍 柴胡 茯苓 阿胶 藁本 生姜

【治法】气血补,滋补肝脾。

【主治】太阳少阳兼证之肝风证。

处方名:肝风方

【方药】熟地 菊花 橘红 山栀子 泽泻 当归 山药 蒺藜 胡桃

【治法】滋补肝肾,摄气固血。

【主治】肝脾两亏,虚风入脑之肝风证。

处方名:肝风方

【方药】熟地 秦艽 木瓜 桂枝 川断 当归 杜仲 陈皮 独活 桑枝

【治法】补气养血,滋补肝肾。

【主治】虚风内动,挛急反胀之肝风证。

处方名:肝风方

【方药】生地 秦艽 木瓜 新会皮 虎骨 当归 杜仲 独活 山栀子 桑枝

【治法】凉肝熄风,增液舒筋。

【主治】营虚风动,足挛难于行走之肝风证。

处方名:肝风方

【方药】香附 橘红 蒺藜 丹皮 川芎 当归 枳壳 牛膝 旋覆花 玫瑰花

【治法】理气养血,通络止痉。

【主治】肝脾不调,脘胀气阻之肝风证。

处方名:肝风方

【方药】荆芥 秦艽 当归 生甘草 白鲜皮 苍术 赤茯苓 赤芍 川芎 新会皮 冬瓜皮

【治法】清热燥湿,疏风泄热。

【主治】湿毒兼风,多发红瘰之肝风证。

处方名:**肝风方**

【方药】生地　首乌　新会皮　荆芥　独活　秦艽　当归　阿胶　茯神　苍耳　蒺藜　升麻　猪肤

【治法】养血活血,增液舒筋。

【主治】阳明游风,归于营分之肝风证。

处方名:**肝风方**

【方药】白术　羌活　新会皮　钩藤　蔓荆子　当归　蒺藜　甘菊　牛膝　阿胶

【治法】调气补血,滋阴潜阳。

【主治】肝脾失养,虚风升之肝风证。

处方名:**肝风方**

【方药】首乌　当归　白芍　麦冬　白蒺藜　石决明　甘菊　冬桑叶　女贞子

【治法】养营熄风,镇肝潜阳。

【主治】血虚肝旺,头晕目昏之肝风证。

处方名:**肝风方**

【方药】羚羊角　郁金　新会皮　知母　石决明　半夏　甘草　茯苓　竹茹

【治法】苦降泄热,镇肝熄风。

【主治】膈胀恶呕,肝风犯胃之肝风证。

处方名:**肝风方**

【方药】黄连　首乌　郁金　茯神　麦冬　川贝　决明子　牛膝　酸枣仁　冬桑叶

【治法】苦降泄热,补心安神。

【主治】心烦不寐,四肢发麻之肝风证。

处方名:**肝风方**

【方药】熟地　当归　茯神　酸枣仁　麦冬　柏子霜　决明子　刺蒺藜　甘菊　冬桑叶

【治法】养血安神,调摄气血。

【主治】头晕心悸,虚风内动之肝风证。

处方名:**肝风方**

【方药】羚羊角　半夏　橘红　麦冬　黄连　杏仁　石决明　钩藤　牛膝炭　甘菊

【治法】柔肝熄风,理气化痰。

【主治】头晕多痰,肝风内扇之肝风证。

处方名:**肝风方**

【方药】黄连　半夏　辰砂　麦冬　郁金　茯神　龙齿　柏子霜　酸枣仁　丹皮　橘叶　竹茹

【治法】理气疏肝,养血安神。

【主治】心烦不寐,惊悸神呆之肝风证。

处方名:**肝风方**

【方药】酸枣仁 煅灵磁石 龙胆草 山栀 辰砂 麦冬 茯神 半夏 新会皮 西洋参

【治法】理气疏肝,养血安神。

【主治】心烦不寐,惊悸神呆之肝风证。

处方名:**虚劳方**

【方药】阿胶 北沙参 橘白 煅牡蛎 牛膝 酸枣仁 川贝母 茯神 女贞子 枇杷叶

【治法】益气生血,养心安神。

【主治】气血虚弱,气喘咳逆之虚劳证。

处方名:**虚劳方**

【方药】熟地 北沙参 麦冬 怀山药 橘白 黄芪 女贞子 茯神 酸枣仁 枇杷叶

【治法】滋阴补阳。

【主治】朝凉暮热,气逆咳呛之虚劳证。

处方名:**虚劳方**

【方药】黄芪 白术 茯苓 甘草 扁豆 薏苡仁 沙参 橘白 建莲肉

【治法】补血养气。

【主治】咯血久,食少便溏之虚劳证。

处方名:**虚劳方**

【方药】党参 五味子 麦冬 橘白 怀山药 白术 枸杞子 茯苓 牡蛎 紫河车

【治法】养阴润肺。

【主治】积劳内伤咯血,阴损及阳之虚劳证。

处方名:**虚劳方**

【方药】党参 白术 蛤粉 阿胶 橘白 甘草 枸杞子 沙参 怀山药 茯苓 红枣

【治法】养阴润肺,补益脾气。

【主治】咯血便溏,六脉无力之虚劳证。

处方名:**虚劳方**

【方药】党参 熟地 阿胶 沙参 牛膝 茯神 酸枣仁 麦冬 橘白 牡蛎

【治法】滋阴养心,补气养血。

【主治】劳倦内伤,咳呛失血,肢体委顿,烦闷少寐之虚劳证。

处方名:**虚劳方**

【方药】党参 菟丝子 枸杞子 茯神 冬桑叶 白术 怀山药 薏苡仁 橘红 红枣

【治法】扶阳养阴。

【主治】失血后咳呛便溏,六脉少力之虚劳证。

处方名:**虚劳方**

【方药】党参 白术 甘菊 麦冬 牡蛎 酸枣仁 阿胶 茯神 橘白 建莲肉

【治法】补气滋阴。

【主治】遗精咯血,络脉空虚,腰背作痛之虚劳证。

处方名:**虚劳方**

【方药】黄芪 熟地 山栀子 麦冬 茯神 酸枣仁 橘白 牡蛎 五味子 浮小麦

【治法】滋阴养血。

【主治】失血后,咳逆自汗,脉数无力。乃阴液内亏,阳气无依之虚劳证。

处方名:**虚劳方**

【方药】西洋参 沙参 丹皮 人中白 橘白 阿胶 麦冬 玉竹 冬桑叶 枇杷叶

【治法】养阴补益脾气。

【主治】咳呛失音,痰中带血,无梦精泄,腰背酸痛,阴痼阳浮之虚劳证。

处方名:**虚劳方**

【方药】党参 阿胶 五味子 茯神 怀山药 白术 麦冬 酸枣仁 橘红 红枣

【治法】养阴益气。

【主治】咯血气喘,寒热便溏之虚劳证。

处方名:**虚劳方**

【方药】阿胶 沙参 生蛤壳 橘白 冬桑叶 百合 薏苡仁 人中白 川贝 枇杷叶

【治法】补肺益气。

【主治】咳呛,咽痛,恶风内热之虚劳证。

处方名:**虚劳方**

【方药】黄芪 麦冬 怀山药 橘白 云苓 白术 五味子 薏苡仁 川贝 冬桑叶 酸枣仁

【治法】益气补肺。

【主治】咯血延至便溏之虚劳证。

处方名:**虚劳方**

【方药】熟地 白术 麦冬 沙参 川贝 茯神 怀山药 牡蛎 枸杞子 橘白 冬桑叶

【治法】益气补肺止咳。

【主治】失血后咳逆不休,间有寒热,诊六脉数虚之虚劳证。

处方名:**虚劳方**

【方药】茅术 黄檗 赤茯苓 荆芥 海桐皮 生地 陈皮 当归 薏苡仁 豨莶草

【治法】健脾补肺止咳。

【主治】脾虚挟湿,血热生风之虚劳证。

处方名：**虚劳方**

【**方药**】熟地 龟板 川贝 麦冬 元参 生地 石斛 丹皮 橘红 山药 淡秋石

【**治法**】健脾生津。

【**主治**】热甚伤津,脉浮数之虚劳证。

处方名：**虚劳方**

【**方药**】熟地 龟板 麦冬 生地 丹皮 五味子 橘红 生黄芪 知母 泽泻 山药 川贝
枇杷叶

【**治法**】健脾补肾。

【**主治**】肾虚热甚,按脉大之虚劳证。

处方名：**虚劳方**

【**方药**】黄芪 麦冬 杜仲 山茱萸 茯苓 新会皮 鹿角胶 砂仁 熟地 白术 附子 胡
桃肉 高丽参

【**治法**】益气补肾。

【**主治**】气虚不任补,脉虚无力之虚劳证。

处方名：**虚劳方**

【**方药**】沉香 熟地 五味子 柏子仁 附子 辰砂 茯苓 胡桃 人参 牛膝 橘红 鳖甲
紫河车

【**治法**】益阳补肾。

【**主治**】命火下衰,气不生阴,脾肾并虚之虚劳证。

处方名：**虚劳方**

【**方药**】沉香 熟地 牛膝 菟丝子 人参 生黄芪 枸杞子 附子 胡桃

【**治法**】补肾益气。

【**主治**】肾虚之虚劳证。

处方名：**虚劳方**

【**方药**】熟地 附子 炙草 泽泻 新会皮 菟丝子 白术 炮生姜 茯苓 鹿霜 枸杞子
海金沙 红枣 木通

【**治法**】补肾益阳。

【**主治**】阴不化气,命火亦衰,脾阳无所秉承,运化失常之虚劳证。

处方名：**虚劳方**

【**方药**】旋覆花 羚羊角 橘络 石斛 郁金 象贝 当归 栝楼皮 枳壳 茯苓 山栀 十
大功劳叶

【**治法**】理气祛痰。

【**主治**】两胁连及于背,咳呛则痛,痰中带红之虚劳证。

处方名:**虚劳方**

【方药】熟地 川贝 橘红 五味子 牛膝 泽泻 麦冬 杏仁 元参 龟板 枇杷叶

【治法】祛痰养阴。

【主治】劳乏伤阴,烦火内动,络热瘀积之虚劳证。

处方名:**虚劳方**

【方药】熟地 山药 车前子 苍术 杜仲 黄檗 山茱萸 泽泻 新会皮 牡蛎 茯苓 淡竹叶

【治法】补肾益气。

【主治】劳倦内伤,气陷阴中,腰膝酸楚,兼之便浊,脉来浮大之虚劳证。

处方名:**虚劳方**

【方药】党参 炙黄芪 酸枣仁 橘红 炮生姜 香附 白术 当归 附子 牛膝 茯苓 沉香

【治法】补肾健脾。

【主治】脾不统血,失血之后,神倦色黄,渐觉肌削,脉濡涩之虚劳证。

处方名:**虚劳方**

【方药】党参 当归 橘红 石英 阿胶 元参 酸枣仁 茯神 麦冬 牛膝 决明子 胡桃

【治法】补益气血。

【主治】咳呛有痰,络伤失血之虚劳证。

处方名:**虚劳方**

【方药】熟地 白术 肉桂 炮生姜 新会皮 鹿茸膏 生黄芪 枸杞子 附子 菟丝子 泽泻 茯苓 沉香

【治法】补肾理气。

【主治】日晡神倦,阳陷于阴,大便溏泄之虚劳证。

处方名:**三消方**

【方药】生石膏 知母 石斛 麦冬 生甘草 生白芍 沙参 地骨皮 丹皮 芦根

【治法】养阴增液。

【主治】阴亏阳亢,呕恶烦渴之三消证。

处方名:**三消方**

【方药】熟地 党参 生地 枸杞子 杜仲

【治法】滋养肾阴。

【主治】金不生水,津液亏损之三消证。

处方名:**咳嗽方**

【方药】冬桑叶 薄荷 橘红 天花粉 杏仁 半夏 象贝 枳壳 桔梗 冬瓜子

【治法】祛痰止咳。

【主治】风温伤肺,咳呛多痰。

处方名:**咳嗽方**

【**方药**】桑白皮 地骨皮 川贝 马兜铃 天花粉 生薏苡仁 杏仁 橘红 冬瓜子 枇杷叶

【**治法**】清热祛痰止咳。

【**主治**】风温伤肺化热,气逆咳呛,痰多色黄,脉来右寸浮大之咳嗽证。

处方名:**咳嗽方**

【**方药**】柴胡 阿胶 麦冬 川贝 生薏苡仁 人中白 橘白 沙参 生鸡子白

【**治法**】清热养阴,祛痰止咳。

【**主治**】血溢后咳呛不止,咽痛失音,诊六脉弦数之咳嗽证。

处方名:**咳嗽方**

【**方药**】生黄芪 阿胶 沙参 麦冬 川贝 怀山药 橘白 知母 冬桑叶 红枣

【**治法**】补肺养阴止咳。

【**主治**】久咳不已,畏风,脉数之咳嗽证。

处方名:**咳嗽方**

【**方药**】生黄芪 麦冬 橘红 茯神 杏仁霜 炒苏子 川贝 桑白皮 栝楼皮 防风 浮
石 沉香

【**治法**】益气养阴止咳。

【**主治**】肺阴内亏,咳痰喘急之咳嗽证。

处方名:**咳嗽方**

【**方药**】熟地 生黄芪 茯神 泽泻 牛膝 杜仲 橘红 党参 酸枣仁 麦冬 肉桂 枇
杷叶

【**治法**】益气止咳。

【**主治**】脾胃气虚,素有痰湿之咳嗽证。

处方名:**咳嗽方**

【**方药**】人参 川贝 栝楼仁 杏仁霜 橘红 薄荷叶 旋覆花 麻仁 茯苓 枳壳 麦芽 沉香

【**治法**】养阴益气止咳。

【**主治**】肺感风寒,营卫不和之咳嗽证。

处方名:**咳嗽方**

【**方药**】生黄芪 玉竹 五味子 橘红 茯苓 白术 半夏 栝楼皮 杏仁霜 生姜

【**治法**】益气养阴止咳。

【**主治**】肺虚不降,咳呛无痰,舌胖白之咳嗽证。

处方名:**咳嗽方**

【**方药**】熟地 附子 橘红 牛膝 桑白皮 生黄芪 泽泻 冬瓜皮 茯苓 桂枝

【**治法**】温阳益气止咳。

【主治】咳呛喘急,肝风大虚之咳嗽证。

处方名:**咳嗽方**

【方药】党参　白术　羌活　枳壳　防风　生黄芪　橘红　象贝　桂枝　茯苓　谷芽

【治法】益气止咳。

【主治】先患咳呛,脾阳已亏之咳嗽证。

处方名:**吐血方**

【方药】冬桑叶　地骨皮　沙参　麦冬　天花粉　茜草　川贝　郁金　知母　藕节

【治法】清热止血。

【主治】咳频震络,络伤而痰带血出,脉来弦大之吐血证。

处方名:**吐血方**

【方药】乌犀角　鲜生地　丹皮　知母　牛膝　紫丹参　茜草　麦冬　白芍　白茅根

【治法】清热止血。

【主治】脉来洪大之吐血证。

处方名:**吐血方**

【方药】党参　茯神　酸枣仁　麦冬　清胶　橘白　沙参　牛膝　枇杷叶　牡蛎

【治法】补气止血。

【主治】内伤失血,血虚则气喘,脉涩之吐血证。

处方名:**吐血方**

【方药】党参　阿胶　茯神　牛膝　橘白　麦冬　枸杞子　白芍　酸枣仁　藕节

【治法】益气养阴止血。

【主治】血症频发,心悸不宁,气不摄血,营络空虚之吐血证。

处方名:**吐血方**

【方药】西洋参　白芍　丹皮　茯苓　郁金　石决明　茜草　牛膝　生藕

【治法】益气理气止血。

【主治】肝气久郁,络伤血溢之吐血证。

处方名:**吐血方**

【方药】生黄芪　枸杞子　茯神　牛膝　橘白　熟地　沙参　麦冬　苏子

【治法】理气止血。

【主治】失血后咳逆不已,频发寒热,表里俱虚之吐血证。

处方名:**吐血方**

【方药】羚羊角　冬桑叶　丹皮　薏苡仁　川贝母　山栀　丹参　橘白　煅石决明

【治法】健脾理气止血。

【主治】咳呛血失,肝肺郁热之吐血证。

处方名:**吐血方**

【**方药**】海浮石 熟地 麦冬 生黄芪 牛膝 紫石英 五味子 橘红 西洋参 煅牡蛎 茯神 沉香

【**治法**】养阴益气止血。

【**主治**】络血狂溢,营络大空,阴火潜动,气随升之吐血证。

处方名:**吐血方**

【**方药**】生地 当归 牛膝 茯神 远志 酸枣仁 旋覆花 丹皮 元参 橘红 龙眼肉

【**治法**】养阴止血。

【**主治**】脏燥动火之吐血证。

处方名:**吐血方**

【**方药**】薄荷 青蒿 橘红 枳壳 山栀 荷叶 厚朴 杏仁 象贝 石斛 赤茯苓 枇杷叶 忍冬藤

【**治法**】养阴止血。

【**主治**】寒热往来,手足作酸,胸闷不舒,纳减便泄之吐血证。

处方名:**吐血方**

【**方药**】旋覆花 象贝 石斛 茯苓 杏仁 当归 橘红 石决明 栝楼皮 新绛

【**治法**】养阴活血止血。

【**主治**】咳呛失血,阳明络伤,脉来涩之吐血证。

处方名:**吐血方**

【**方药**】牡蛎 熟地 炙黄芪 酸枣仁 茯神 当归 紫石英 党参 牛膝 杜仲 沉香 橘红 新绛 肉桂 泽泻

【**治法**】养阴益气止血。

【**主治**】脾胃中虚,气不能摄之吐血证。

处方名:**吐血方**

【**方药**】生地 川贝 丹皮 决明 旋覆花 羚羊角 橘红 紫菀 石斛 生藕节 枇杷叶

【**治法**】养阴益气止血。

【**主治**】肝肾阴亏,肺胃郁热之吐血证。

处方名:**吐血方**

【**方药**】牡蛎 熟地 石决明 阿胶 川贝 石斛 元参 龟板 麦冬 丹皮 橘红 生藕节 枇杷叶

【**治法**】养阴益气止血。

【**主治**】阴亏火旺之吐血证。

处方名:**吐血方**

【方药】当归　白芍　牛膝　丹皮　香附　茜草　旋覆花　郁金　橘叶　炒生地

【治法】益气止血。

【主治】腹痛呕吐,血从鼻出之吐血证。

处方名:**遗精方**

【方药】生地　丹皮　金樱子　炙龟板　知母　芡实　茯神　黄檗　女贞子　白莲须

【治法】补肾固精。

【主治】素体阴虚,相火易动无,有梦遗精。

处方名:**遗精方**

【方药】熟地　枸杞子　茯神　五味子　麦冬　远志肉　芡实　酸枣仁　金樱子　桂圆　莲须

【治法】补肾滋阴固精。

【主治】肺虚无力,由阳不变阴,心悸遗精。

处方名:**遗精方**

【方药】熟地　麦冬　元参　茯神　新会皮　龟甲　泽泻　阿胶　知母　灯芯草

【治法】滋阴补肾固精。

【主治】操烦过度,君火引动相火,虚阳不潜,阴精易泄,脉弦数,右滑大。

处方名:**淋浊方**

【方药】粉草薢　猪苓　白通草　赤茯苓　淡竹叶　黄檗　甘草梢　生薏苡仁　泽泻

【治法】健脾利湿泻浊。

【主治】湿热下注便浊。

处方名:**淋浊方**

【方药】大黄　草薢　归须　赤茯苓　牛膝　海金砂　甘草梢　瞿麦　泽泻　麝香

【治法】健脾利湿泻浊。

【主治】湿热下注,伤络尿血茎痛,脉涩。

处方名:**淋浊方**

【方药】熟地　当归　杜仲　山药　牡蛎　生草梢　山茱萸　生黄芪　青皮　泽泻　琥珀

【治法】补肾健脾泻浊。

【主治】尿血阴茎结痛,脉略见虚弦之淋浊。

处方名:**淋浊方**

【方药】生地　黄檗　泽泻　丹皮　当归　阿胶　猪苓　白芍　赤茯苓　淡竹叶

【治法】补肾健脾泻浊。

【主治】肝脾阴络内伤之淋浊。

处方名：**淋浊方**

【**方药**】熟地 肉桂 香附 新会皮 泽泻 枸杞子 当归 杜仲 阿胶 胡桃 芡实

【**治法**】补肾养阴,止淋泻浊。

【**主治**】气不摄血,血无所归尿血,随时发作,脉来弦大之淋浊。

处方名：**淋浊方**

【**方药**】香附 当归 泽泻 丹皮 甘草梢 青皮 生地 延胡索 白芍 赤茯神 荆芥 阿胶

【**治法**】补肾养阴,止淋泻浊。

【**主治**】少腹结痛,小便见血,脉形濡涩之淋浊。

处方名：**淋浊方**

【**方药**】白术 香附 泽泻 羌活 木香 川楝子 苍术 黄檗 大茴香 茯苓 淡竹叶 葫芦巴

【**治法**】补肾止淋泻浊。

【**主治**】劳乏伤气,气陷下焦,少腹作痛,便浊囊胀,脉来弦濡之淋浊。

处方名：**淋浊方**

【**方药**】牡蛎 熟地 枸杞子 新会皮 泽泻 黄檗 白术 茯神 山茱萸 杜仲 小茴香 胡桃肉 象牙屑

【**治法**】健脾利湿,泻浊止淋。

【**主治**】水中火动,尿道阻塞,脉弦右涩之淋浊。

处方名：**淋浊方**

【**方药**】生地 苍术 黄檗 猪苓 川楝子 青皮 小茴香 海金砂 粉萆薢 橘核 泽泻 车前子 淡竹叶

【**治法**】清热利湿,泻浊止淋。

【**主治**】湿热下注,厥阴气陷,少腹滞痛之淋浊。

处方名：**淋浊方**

【**方药**】生地 木通 炒车前子 茯苓 滑石 象牙屑 山栀 麦冬 甘草梢 泽泻 陈皮 淡竹叶

【**治法**】清热利湿止淋。

【**主治**】湿热滞于下焦,尿道通而艰出口,脉大数之淋浊。

处方名：**淋浊方**

【**方药**】白术 泽泻 茯苓 杜仲 新会皮 山茱萸 肉桂 牡蛎 山药 淡竹叶 茴香 炒熟地

【**治法**】清热利湿止淋。

【**主治**】素体劳乏,气滞下焦,肾虚不摄,气化无权,小便淋沥,少腹胀痛,神倦色悴,脉弦而涩。

处方名:**肿胀方**

【方药】生苍术 赤茯苓 陈皮 厚朴 淡生姜 桂枝 泽泻 半夏 车前子

【治法】清热利湿消胀。

【主治】湿热鼓胀。

处方名:**肿胀方**

【方药】白术 肉桂 川附 茯苓 车前子 炒白芍 木香 菟丝子 泽泻 赤小豆

【治法】温阳利湿消胀。

【主治】腹胀食减,四肢不暖,脾肾阳微之肿胀证。

处方名:**肿胀方**

【方药】茅术 白术 炮生姜 半夏 赤茯苓 粉草薢 川椒目 泽泻 炒车前子 冬瓜子

【治法】健脾利湿消胀。

【主治】便溏尿涩,阳微挟湿之肿胀证。

处方名:**肿胀方**

【方药】熟地 白术 肉桂 香附 赤茯苓 牛膝 车前子 半夏 新会皮 沉香

【治法】健脾利湿消胀。

【主治】腹胀气喘,脉不应指,脾肾阳衰之肿胀证。

处方名:**肿胀方**

【方药】党参 苍术 肉桂 半夏 新会皮 茯苓 益智仁 白术 郁金叶 紫英石

【治法】温阳利湿消胀。

【主治】腹鸣作胀,脉来弦软,脾阳衰之肿胀证。

处方名:**肿胀方**

【方药】附子 山茱萸 泽泻 橘红 紫河车 高丽参 桂肉 牛膝 车前子 牡蛎 沉
　　　香 熟地

【治法】温阳健脾消胀。

【主治】命阳下衰,火不生土,脾阳亦弱,痰湿阻滞之肿胀证。

处方名:**肿胀方**

【方药】高丽参 白芍炭 橘白 木香 山楂炭 冬瓜皮 白术 茯苓 泽泻 木瓜 金石
　　　斛 玫瑰花

【治法】理气健脾消胀。

【主治】脾虚湿胜,脉虚弦而数之肿胀证。

处方名:**肿胀方**

【方药】熟地 茅术 牛膝 泽泻 陈皮 地肤子 川椒目 肉桂 附子 车前子 茯苓 牡

蛎 沉香 葫芦巴

【治法】健脾补肾消胀。

【主治】腹胀作肿,两足连囊,举动喘急,脉涩,略见虚弦之肿胀证。

处方名:**肿胀方**

【方药】茅术 生姜 木香 橘红 麦冬 地肤子 生黄芪 吴茱萸 泽泻 车前 佛手 冬瓜皮

【治法】健脾补肾消胀。

【主治】肝脾失调,气阻水道不畅,腹胀纳减,大便溏而小便短涩,右脉滑浮之肿胀证。

处方名:**肿胀方**

【方药】肉桂 香附 茯神 泽泻 白术 枸杞子 车前子 新会皮 九香虫 沉香 炒熟地

【治法】温阳补肾消胀。

【主治】肾阳不足,水道阻滞之肿胀证。

处方名:**肿胀方**

【方药】人参 橘白 茯神 泽泻 麦冬 白芍 郁金 肉桂 白术 薄荷露 玫瑰露

【治法】健脾利湿消胀。

【主治】舌脱液,渴不多饮,饮入即不舒,脉濡不弦之肿胀证。

处方名:**肿胀方**

【方药】人参 香附 沉香 熟地 牛膝 车前子 橘白 麦冬 肉桂 泽泻 乌梅 佛手 冬瓜皮

【治法】健脾益气消胀。

【主治】脾主肌肉,肌削色黄,腹胀而坚,胃能纳,食入即胀之肿胀证。

处方名:**肿胀方**

【方药】人参 柴胡 酸枣仁 扁豆 刀豆子 玫瑰花 山栀

【治法】理气健胃消胀。

【主治】胃气中虚,兼之木郁,时或呕逆,腹渐坚之肿胀证。

处方名:**肿胀方**

【方药】白术 生姜 香附 新会皮 茯神 泽泻 檀香 党参 肉桂 郁金 白芍 牛膝 沉香

【治法】理气消胀。

【主治】脾土中虚,肝木不达,由厥阴腹胀便泄,脉濡之肿胀证。

处方名:**肿胀方**

【方药】生黄芪 旋覆花 桑白皮 白术 生姜 泽泻 党参 香附 橘红 茯神 枸杞子 沉香

【治法】疏肝理气消胀。

【主治】水不养肝,木亢乘土,中焦焦阻之肿胀证。

处方名:**肿胀方**

【方药】生黄芪　旋覆花　茯神　柏子仁　枸杞子　党参　橘红　郁金　栝楼皮　檀香　刀豆子

【治法】疏肝降逆消胀。

【主治】脾胃气虚,升降有阻之肿胀证。

处方名:**肿胀方**

【方药】枸杞子　酸枣仁　茯神　新会皮　龙眼肉　党参　当归　远志　肉桂　香附　胡桃肉　砂仁　炒熟地

【治法】温阳降逆消胀。

【主治】操烦过度,心血先亏,肝脾不滋,木亢侮土,胀而兼痛之肿胀证。

处方名:**肿胀方**

【方药】熟地　山茱萸　泽泻　橘红　香附　山药　肉桂　麦冬　车前子　牡蛎　川椒目

【治法】温阳消胀。

【主治】肾阳下虚,火不生土,气陷于下,少腹不坚,手足俱肿,舌干红少液,真阴亦亏,脉濡而涩之肿胀证。

处方名:**肿胀方**

【方药】熟地　白术　肉桂　牛膝　车前子　新会皮　山茱萸　山药　当归　香附　泽泻　茯苓　川椒目

【治法】温阳补肾消胀。

【主治】脾肾阳衰,腹胀足肿,随退随发,肌削色黄,脉形弦之肿胀证。

处方名:**肿胀方**

【方药】熟地　香附　泽泻　茯苓　陈皮　茅术　牛膝　牡蛎　肉桂　车前子　地肤　沉香　川椒目　葫芦巴

【治法】温阳补肾,利湿消胀。

【主治】腹胀作肿,气喘,脉涩,略见虚弦之肿胀证。

处方名:**肿胀方**

【方药】高丽参　白芍　茯苓　橘白　木瓜　白术　石斛　山楂肉　木香　泽泻　玫瑰花　冬瓜皮

【治法】健脾益气消胀。

【主治】现在肿势略减,胃能纳而艰于化,脉虚弦而数之肿胀证。

处方名:**肿胀方**

【方药】白术　香附　旋覆花　当归　川郁　橘红　茯苓　枳壳　牛膝　大腹皮　木瓜　生姜　冬瓜皮　玫瑰花

【治法】健脾理气消胀。

【主治】肝脾内伤,宿痞作胀,络血外溢,色黄足肿之肿胀证。

处方名:**肿胀方**

【方药】茅术 生黄芪 炮生姜 茯苓皮 茵陈 地肤子 冬术 萆薢 木瓜 海金沙 桂枝 淡竹叶 冬瓜皮

【治法】益气温阳消胀。

【主治】土不胜湿,归于肌腠之间,蒸郁成黄,脉形浮濡之肿胀证。

处方名:**肿胀方**

【方药】苍术 生黄芪 泽泻 茯苓 黄檗 地肤子 附子 羌活 枳壳 陈皮 茵陈 冬瓜皮

【治法】益气健脾消胀。

【主治】脾湿右脉虚弦之肿胀证。

处方名:**肿胀方**

【方药】苍术 香附 生姜 茯苓 薏苡仁 佛手 党参 半夏 陈皮 枳壳 冬瓜皮

【治法】益胃健脾消胀。

【主治】脾胃中虚,土不胜湿,气阻作胀,胀不舒,脉大略滑之肿胀证。

处方名:**肿胀方**

【方药】熟地 附子 枸杞子 泽泻 茯苓 牛膝 生黄芪 肉桂 鹿角霜 新会皮 车前子 川椒目 冬瓜皮

【治法】温阳健脾消胀。

【主治】肾为水脏,真阳下虚,脉形浮濡之肿胀证。

处方名:**肿胀方**

【方药】厚朴 半夏 陈皮 山楂肉 当归 羌活 荷叶 柴胡 赤茯苓 吴茱萸 枳壳 大腹皮 苍术 冬瓜皮

【治法】理气健脾消胀。

【主治】近感暑湿,寒热类疟,胀势剧,舌白而少液,脉见涩之肿胀证。

处方名:**肿胀方**

【方药】白术 附子 炮生姜 木香 茯苓 泽泻 柿蒂 党参 当归 独活 枳壳 牛膝 升麻 冬瓜皮

【治法】理气升清消胀。

【主治】诸症见于下痢之后,虚则湿滞于络之肿胀证。

处方名:**治痞方**

【方药】炒苍术 白术 半夏 茯苓 炮生姜 大腹绒 香附 炒车前子 泽泻 陈皮 冬瓜子

【治法】理气消痞。

【主治】素患痞结,延成腹胀便溏之痞结。

处方名:**治痞方**

【方药】党参　茯苓　陈皮　木香　煨肉果　白术　半夏　白芍　菟丝子

【治法】理气健脾消痞。

【主治】腹痛,食减,便溏,脉软无力之痞结。

处方名:**治痞方**

【方药】党参　白术　肉桂　枳壳　生姜　黄连　木香　茯苓　当归　建曲　厚朴　昆布　肉
　　　　果　砂仁　陈皮

【治法】温阳健脾消痞。

【主治】脾积痞气,结于中脘之痞结。

处方名:**治痞方**

【方药】党参　柴胡　厚朴　藿香　生姜　当归　香附　新会皮　白茯苓　谷壳　刀豆子

【治法】健脾理气消痞。

【主治】宿痞作胀,甚则呕逆,肌削色黄,脉形濡之痞结。

处方名:**治痞方**

【方药】白术　桂枝　当归　柴胡　香附　酸枣仁　生黄芪　艾绒　白芍　茯神　陈皮　生地
　　　　煨生姜　玫瑰花

【治法】理气健脾消痞。

【主治】肝脾益亏,日后渐恐腹满,右脉略涩,见虚弦之痞结。

处方名:**治痞方**

【方药】肉桂　香附　泽泻　茯苓　党参　当归　远志　牛膝　新会皮　佛手　淡竹叶　砂仁
　　　　炒熟地

【治法】温阳健脾消痞。

【主治】肝邪侮土,宿痞作胀,腹大渐坚之痞结。

处方名:**治痞方**

【方药】党参　茯神　生姜　吴茱萸　郁金　肉桂　陈皮　炙甘草　木香　枸杞子　秫米

【治法】理气健脾消痞。

【主治】肝邪结痞,侮土作痛,甚则呕逆,右脉大而见濡之痞结。

处方名:**治痞方**

【方药】白术　生姜　柴胡　陈皮　茯苓　泽泻　香附　厚朴　吴茱萸　苍术　羌活　枳实　佛
　　　　手　荷蒂

【治法】理气消痞。

【主治】胃气素旺,过食易伤,夏秋不无暑湿,中脘结痞,气陷下趋,则便泄成利,胁腹掣痛,脉弦,右沉实之痞结。

处方名:**治痞方**

【方药】熟地 酸枣仁 甘菊 牛膝 蒺藜 胡桃

【治法】补肾消痞。

【主治】营液内亏,血不营筋,因风牵掣,木邪结痞,时或作胀,表虚则多汗,心跳时眩,脉弦促不伦之痞结。

处方名:**治痞方**

【方药】香附 吴茱萸 延胡索 柴胡 青皮 当归 炙甘草 茯苓 枳实 麦芽 橘叶 玫瑰花

【治法】理气消痞。

【主治】寒热之后,厥阴气滞,小腹痞痛,归于右偏,脉弦紧实之痞结。

处方名:**治痞方**

【方药】香附 山栀 枳实 女贞子 白芍 赤茯苓 山楂炭 陈皮 荷叶 佛手

【治法】健脾消痞。

【主治】病后未复,肝脾已乏,痞胀腹膨,近兼复感寒热之后,色黄而泛,脉形浮濡之痞结。

处方名:**治痞方**

【方药】党参 肉桂 当归 香附 延胡索 白芍 柴胡 新会皮 泽泻 枳壳 佛手

【治法】温阳疏肝,健脾消痞。

【主治】肝邪结痞,侮土作痛,脉弦而促之痞结。

处方名:**呕吐方**

【方药】半夏 生姜 吴茱萸 茯苓 白芍 益智仁 陈皮 香附 炙甘草

【治法】健脾止呕。

【主治】呃逆膈痛,肝胃不和之呕吐。

处方名:**呕吐方**

【方药】旋覆花 半夏 陈皮 藿香 乌梅 代赭石 生姜 茯苓 白芍

【治法】降逆止呕。

【主治】纳食呕吐,土衰木乘之呕吐。

处方名:**呕吐方**

【方药】党参 白芍 半夏 山栀子 橘白 茯苓 代赭石 石斛 藿香梗 焦谷芽

【治法】补气清肝止呕。

【主治】纳食即呕,气虚之呕吐。

处方名:**呕吐方**

【方药】半夏 茯苓 郁金 枳实 川楝子 新会皮 白芍 山栀子 决明子 生姜 竹茹

【治法】理气止呕。

【主治】哕恶胀痛,肝火挟痰之呕吐。

处方名:呕吐方

【方药】党参　肉桂　新会皮　茯苓　薏苡仁　白术　香附　生姜　枸杞子　益智仁　桂圆

【治法】益气止呕。

【主治】胃阳中虚,土不培木,肝邪必亢,时或作胀,甚则呕逆,味酸而苦,右脉浮濡,
　　　　促数略弦之呕吐。

处方名:呕吐方

【方药】人参　橘白　川贝　柏子仁　白芍　郁金　茯神　郁李仁　白檀香

【治法】益气止呕。

【主治】气郁伤中,脉形濡弱之呕吐。

处方名:呕吐方

【方药】党参　半夏　栝楼皮　枳壳　茯苓　旋覆花　橘红　代赭石　枸杞子　白檀香

【治法】益气降逆止呕。

【主治】痰喘兼呃逆,胃气大虚,纳食减少,脉涩之呕吐。

处方名:呕吐方

【方药】党参　当归　茯神　橘红　百合　石斛　五味子　生黄芪　枸杞子　胡桃

【治法】益气止呕。

【主治】纳减呃逆,胃气中虚,土不生津兼呛咳,脉濡弱之呕吐。

处方名:呕吐方

【方药】熟地　枸杞子　新会皮　茯神　栝楼皮　肉桂　香附　乌梅　枳壳　刀豆子　玫瑰花

【治法】益气降逆止呕。

【主治】胃气中虚,土不生津兼呛咳,脉濡弱之呕吐。

处方名:噫嗳方

【方药】黄连　半夏　白芍　代赭石　生姜　陈皮　茯苓　藿香梗　炙甘草

【治法】降逆止呃。

【主治】吞酸嗳气,木邪侮土噫嗳证。

处方名:噫嗳方

【方药】白术　半夏　生姜　益智仁　白芍　陈皮　茯苓　代赭石

【治法】降逆祛痰止呃。

【主治】噫气吞酸,中虚浊逆噫嗳证。

处方名:噫嗳方

【方药】黄连　半夏　生白芍　郁金　吴茱萸　陈皮　川楝子　茯苓　决明子

【治法】降逆理气止呃。

【主治】肝胆郁热,嗳气吞酸噫嗳证。

处方名:**胸痛方**

【方药】生茅术 新会皮 栝楼皮 苏子 半夏 厚朴 生姜 赤茯苓 苦杏仁

【治法】理气宽胸止痛。

【主治】湿痰所阻,清阳不运胸痛证。

处方名:**胸痛方**

【方药】全栝楼 薤白 厚朴 桂枝 新会皮 枳实 半夏 生姜

【治法】理气通畅止痛。

【主治】清阳失展,气机不利胸痛证。

处方名:**胸痛方**

【方药】当归 炒桃仁 栝楼皮 郁金 炒苏子 延胡索 新会皮 川楝子 瓦楞子 新绛
青葱管

【治法】活血理气止痛。

【主治】胸次作痛,痛久入络,瘀滞胸痛证。

处方名:**杂病方**

【方药】旋覆花 当归 薄荷 紫菀 栝楼皮 沉香 杏仁 炒枳壳 橘红 鲜生地 川贝

【治法】宣通肺气。

【主治】冬温身热无汗,咳呛痰多证。

处方名:**杂病方**

【方药】炒白术 当归 羌活 炙艾绒 生地 佛手 焦白芍 枳壳 荆芥 山楂 川芎

【治法】升提补气。

【主治】产后气陷,产后失调,气陷下焦证。

处方名:**杂病方**

【方药】党参 炒白术 香附 生姜 新会皮 炙甘草 枸杞子 吴茱萸 茯苓 饴糖

【治法】培中补虚止痛。

【主治】中虚多寒脘痛证。

处方名:**杂病方**

【方药】怀熟地 生黄芪 炒五味子 炒牛膝 百合 沉香 鹿角霜 炒麦冬 菟丝子 杏
仁霜 橘红

【治法】滋补肺肾阴虚。

【主治】肺肾两亏咳嗽证。

处方名:**杂病方**

【方药】旋覆花 生地 象贝母 当归 橘红 郁金 牡丹皮 生牛膝 煅石决明 通草
藕节

【治法】宣理肺气止血。

【主治】络伤失血证。

处方名:**杂病方**

【方药】党参 白当归 炒栝楼仁 酸枣仁 橘红 白檀香 生黄芪 柏子仁 炒牛膝 泽
泻 茯苓

【治法】培中为补肺健脾。

【主治】中气大亏,肠胃津液亦耗,大便久闭证。

处方名:**杂病方**

【方药】薄荷 荆芥 赤芍 蔓荆子 山栀 赤茯苓 桔梗 橘红 甘菊花 象贝 蝉蜕

【治法】辛凉解表止咳。

【主治】风邪郁热咳嗽证。

处方名:**杂病方**

【方药】怀熟地 党参 陈皮 当归 枸杞子 新会皮 泽泻 白术 炒菟丝子 炒杜仲 茯
神 炒酸枣仁

【治法】培补脾阳,温肾安神。

【主治】脾肾阳虚,夜不安寐证。

处方名:**杂病方**

【方药】麦冬 薄荷叶 桑白皮 石斛 天花粉 茯苓 象贝母 杏仁霜 金佛草 地骨皮
橘红 枇杷叶

【治法】清热润肺止咳。

【主治】肺阴已亏,焦郁热咳嗽证。

处方名:**杂病方**

【方药】炒白术 焦白芍 半夏 山栀 鳖血 柴胡 炒枳壳 香附 白茯苓 炒薏苡仁 生
姜 新会皮 大枣

【治法】补气疏通气机。

【主治】肝脾亏损证。

处方名:**杂病方**

【方药】炒白术 炒茅术 淡生姜 炒枳壳 陈皮 焦谷芽 生黄芪 半夏 附子 炒薏苡
仁 茯苓 冬瓜皮

【治法】通阳理气渗湿。

【主治】积湿阻中,纳减无味,胃脘不舒证。

处方名:**杂病方**

【方药】洋参 牡丹皮 杏仁霜 生蛤粉 白茯苓 川贝母 石斛 炒熟地 炒牛膝 橘红 沉香

【治法】健脾补肝养血。

【主治】咳痰失血,阳明络伤,肝脾不足证。

处方名:**杂病方**

【方药】洋参 麦冬 百合 白及 橘红 生黄芪 杏仁霜 马兜铃 茯苓 糯米

【治法】清肺润燥。

【主治】焦郁热温燥证。

处方名:**杂病方**

【方药】砂仁 炒熟地 生黄芪 杏仁霜 百合 沉香 炒牛膝 麦冬 炒山药 炙五味子 橘红

【治法】滋补肺阴肾阴。

【主治】肺肾亏虚证。

处方名:**杂病方**

【方药】白术炭 半夏 陈皮 淡吴萸 山楂炭 焦建曲 炒枳实 淡生姜 羌活 大腹皮 紫苏 茯苓

【治法】疏通气机,祛痰降逆。

【主治】痰湿交阻脘胀证。

处方名:**杂病方**

【方药】生黄芪 当归 防风 陈皮 茯苓 桂枝 炒枳壳 羌活 秦艽 红枣 生姜

【治法】祛风养血。

【主治】卫分不固,畏风发热证。

处方名:**杂病方**

【方药】炒白术 当归 炒枳壳 秦艽 茯苓 桂枝 桑白皮 杏仁 羌活 防风 生姜

【治法】健脾疏肝,祛风散寒。

【主治】虚人外感,肝郁脾虚证。

处方名:**杂病方**

【方药】白术 吴茱萸 桂枝 山楂炭 川芎 泽泻 枳实炭 炒柴胡 炒车前子 香附 羌活 陈皮 佛手

【治法】温补脾胃消食。

【主治】疟后脾虚,腹胀足肿,纳食不安证。

处方名:**杂病方**

【方药】高丽参　炙鳖甲　当归　焦白芍　茯苓　香附　炒柴胡　青皮　炒枳壳　红枣

【治法】补而兼疏,理气截疟。

【主治】阴疟之后,肝脾两亏,邪亢结痞,时胀而痛,素体营虚证。

处方名:**杂病方**

【方药】旋覆花　煅赭石　炒栝楼皮　川贝母　薄荷　橘红　炒枳壳　杏仁霜　防风

【治法】祛风降逆。

【主治】肺感外风气逆证。

处方名:**杂病方**

【方药】炒熟地　川贝母　杏仁霜　金佛草　炒栝楼皮　橘红　炒牛膝　麦冬　玉竹　羚羊角　桑枝　胡桃

【治法】清养肺阴。

【主治】肺阴亏损咳嗽证。

处方名:**杂病方**

【方药】西洋参　郁金　川贝母　佛手　橘红　桑白皮　天花粉　杏仁霜　羚羊角　薄荷　枇杷叶

【治法】清金养阴止咳。

【主治】肺燥咳呛证。

处方名:**杂病方**

【方药】香附　当归　淡吴萸　陈皮　炒枳壳　肉桂　淡生姜　煨木香　荜茇　槟榔　佛手

【治法】温通肝气。

【主治】肝邪偏亢,胀而兼痛证。

处方名:**杂病方**

【方药】党参　当归　茯苓　煨木香　炒杜仲　泽泻　炒冬术　香附　陈皮　淡生姜　鹿角霜　胡桃

【治法】健脾除湿。

【主治】腹胀积湿伤脾,中阳不充证。

处方名:**杂病方**

【方药】高丽参　砂仁　炒熟地　肉桂　煨木香　炮生姜　罂粟壳　炒冬术　炒补骨脂　淮山药　香附　茯苓

【治法】健脾补肾,滋阴养血。

【主治】脾肾两虚,伤及阴络血痢证。

处方名:**杂病方**

【方药】党参 煅赭石 新会皮 炒枳壳 白檀香 炒栝楼皮 旋覆花 炒白术 半夏 当
　　　　归 茯苓

【治法】理气降逆。

【主治】嗳气证。

处方名:**杂病方**

【方药】白术 炒酸枣仁 新会皮 枸杞子 炒远志 党参 当归 炒杜仲 麦冬 茯神 桂
　　　　圆 木香

【治法】补气养心。

【主治】脾虚心气不足证。

处方名:**杂病方**

【方药】炒生地 炒当归 茯苓 牡蛎 炒阿胶 丹皮 炒薏苡仁 冬瓜皮 白术 焦白芍
　　　　陈皮 秦艽 豨莶草 荆芥炭 干荷蒂

【治法】健脾利湿。

【主治】脾虚积湿便溏证。

处方名:**杂病方**

【方药】象贝母 薄荷 桑白皮 海浮石 炒苏子 杏仁霜 防风 炒栝楼仁 炒枳壳
　　　　橘红

【治法】祛痰降逆止咳。

【主治】气虚痰喘,风寒易感,咳呛气促证。

处方名:**杂病方**

【方药】炒苍术 当归 炒酸枣仁 砂仁 炒熟地 炒柴胡 茯神 生黄芪 蛤粉 阿胶 焦
　　　　白芍 桂枝 新会皮 羌活

【治法】益气和营,调和营卫。

【主治】肝郁侮土,中阳不达,营络不和证。

处方名:**杂病方**

【方药】升麻 防风 葛根 旱莲草 当归 佛手 山栀 橘红 赤芍 生甘草 炒枳壳 茯苓

【治法】祛风解表。

【主治】外感风寒头痛证。

处方名:**杂病方**

【方药】香附 生姜 炒生地 炙艾绒 郁金 煨木香 陈皮 佛手 炒当归 炒延胡索 炒
　　　　杜仲 淡吴萸 川芎 茯神

【治法】理气通滞止痛。

【主治】腰酸腹痛带为病,腰节酸楚,气滞腹痛证。

处方名:**杂病方**

【方药】熟地　百合　白及　麦冬肉　玉竹　杏仁霜　党参　生蛤粉　橘红　北沙参　茯神
　　　　白糯米

【治法】滋养肺肾。

【主治】肺肾两虚,金不生水咳嗽证。

处方名:**杂病方**

【方药】炒白术　肉桂　茯苓　生姜　香附　佛手　炒党参　煨木香　川芎　当归　泽泻

【治法】疏肝健脾,理气除胀。

【主治】脾虚木旺,邪亢作胀证。

处方名:**杂病方**

【方药】炒白术　山楂炭　炒扁豆　炒薏苡仁　陈皮　血余炭　焦白芍　荆芥炭　煨木香
　　　　炮生姜　茯苓

【治法】调养肝脾。

【主治】肝脾不调证。

处方名:**杂病方**

【方药】生黄芪　百合　炒牛膝　石斛　橘红　党参　麦冬　杏仁霜　茯神　胡桃肉

【治法】培土生金。

【主治】虚劳素体劳乏,肺脾两虚证。

处方名:**杂病方**

【方药】炒白术　香附　焦白芍　淡生姜　当归　党参　新会皮　枸杞子　半夏　茯苓

【治法】活血理气止痛。

【主治】气滞血瘀胃脘胀痛证。

处方名:**杂病方**

【方药】高丽参　麦冬　橘红　炙五味子　栝楼皮　川贝母　旋覆花　茯苓　炒牛膝　沉香

【治法】滋补肺阴,降逆止咳。

【主治】身热不凉,咳呛有痰,气升呕逆,肺虚不降咳嗽证。

处方名:**杂病方**

【方药】党参　当归　川贝母　炒薏苡仁　炮生姜　新会皮　半夏　陈皮　酸枣仁　炒远志
　　　　炒白术　茯神　桂圆

【治法】健脾补胃,化痰除湿。

【主治】脾胃气虚痰湿证。

处方名:**杂病方**

【方药】羚羊角 川贝母 元参 丹皮 柴胡 生地 山栀子 冬桑叶 橘红 茯苓

【治法】滋补营液,补肝理气。

【主治】营液内亏,肝失所养证。

处方名:**杂病方**

【方药】炒生地 当归 牡蛎 炒阿胶 生黄芪 茯神 炒杜仲 党参 焦白芍 炙艾绒 枳壳 川芎 炙香附

【治法】滋阴养血理气。

【主治】血不养肝,木亢乘土证。

处方名:**杂病方**

【方药】炒白术 淡吴萸 炒车前子 山楂炭 陈皮 佛手 香附 肉桂 炒麦芽 茯苓 枳实 泽泻

【治法】理气渗湿。

【主治】腹胀不减,中寒木郁,兼挟湿邪证。

处方名:**杂病方**

【方药】炒苏子 象贝母 橘红 炒栝楼仁 生黄芪 沉香 麦冬 杏仁霜 防风 桑白皮 炒枳壳

【治法】宣降肺气平喘。

【主治】感风发作,气升不降痰喘证。

处方名:**杂病方**

【方药】西洋参 麦冬 白及 杏仁霜 马兜铃 白茅根 生黄芪 玉竹 橘红 天花粉 紫菀

【治法】化湿除热,培土生金。

【主治】土不生金,积湿蒸热咳痰证。

处方名:**杂病方**

【方药】炒白术 炒荆芥 桔梗 苏梗 茯苓 生草 煨生姜 煨葛根 焦建曲 羌活 橘红 山楂炭 桑白皮

【治法】化湿温脾健脾。

【主治】寒湿侵脾,腹痛下痢证。

处方名:**杂病方**

【方药】旋覆花 桑白皮 橘红 川贝母 当归 生萝卜 杏仁霜 炒栝楼仁 防风 郁金 玉竹

【治法】疏风解表,化痰止咳。

【主治】外感咳痰,风邪外感,咳痰胁痛证。

处方名:**杂病方**

【方药】炒白术　淡吴萸　淡生姜　枳实炭　川芎　白茯苓　煨木香　焦党参　山楂炭　香附　炒柴胡　青皮　当归　佛手

【治法】疏通气机,消积除胀。

【主治】脾阳中虚,木郁不达,宿痞作胀,脘腹不舒证。

处方名:**杂病方**

【方药】炒白术　炒党参　淡生姜　羌活　炒枳壳　当归　佛手　炒柴胡　香附　桂枝　赤茯苓　煨木香　焦谷芽

【治法】补气解郁除胀。

【主治】宿痞时胀,肝木侮土证。

处方名:**杂病方**

【方药】香附　炒杜仲　淡吴萸　炒延胡索　川芎　川椒目　焦白芍　炙艾绒　炒枳壳　陈皮　当归

【治法】调养肝脾,活血化瘀。

【主治】产后瘀阻腹痛证。

处方名:**杂病方**

【方药】炒白术　当归　白茯苓　川芎　陈皮　焦白芍　党参　炒杜仲　秦艽　红枣

【治法】补虚健脾。

【主治】脾虚未复,体软色黄证。

处方名:**杂病方**

【方药】炒白术　桂枝　桑白皮　淡吴萸　羌活　香附　赤茯苓　炒车前子　泽泻　陈皮　炒枳壳　川椒目

【治法】理气除湿。

【主治】肿胀湿从下受,两足肿胀证。

处方名:**杂病方**

【方药】炒熟地　蛤粉　阿胶　炒酸枣仁　炒杜仲　香附　新会皮　当归　焦白芍　朱茯神　桂圆肉

【治法】补气养心。

【主治】心气失养不寐证。

处方名:**杂病方**

【方药】炒苏子　桑白皮　杏仁霜　半夏　橘红　炒枳壳　炒栝楼皮　贝母　海浮石

【治法】理气降逆止咳。

【主治】咳痰喘急证。

处方名:**杂病方**

【方药】生黄芪 当归 焦白芍 川断 川芎 丹皮 炒杜仲 生地炭 山栀 茯神 柴胡 生姜 红枣

【治法】活血调肝健脾。

【主治】疟止潮热,时觉畏风,肢节酸楚,营虚失养证。

处方名:**杂病方**

【方药】西洋参 川贝母 杏仁霜 天花粉 橘红 紫菀 生地 羚羊角 石斛 冬桑叶 丹皮 枇杷叶

【治法】润肺止咳。

【主治】肺络损伤咯血证。

处方名:**杂病方**

【方药】党参 焦白芍 半夏 茯神 旋覆花 焦谷芽 煅赭石 山栀 炒生地 橘红 炒牛膝 佛手

【治法】理肝健脾。

【主治】肝脾不和,气不调畅呃逆证。

处方名:**杂病方**

【方药】炒白术 煨木香 白芍炭 新会皮 炒薏苡仁 炙升麻 炮生姜 山楂炭 荆芥炭 羌活 白茯苓 焦谷芽

【治法】补气健脾利湿。

【主治】腹痛连胁,痢久不止证。

处方名:**杂病方**

【方药】生黄芪 桑白皮 橘红 炒薏苡仁 炮生姜 款冬花 炒白术 炒枳壳 茯苓 半夏 羌活 焦谷芽

【治法】补气止咳。

【主治】外感已解,气虚未复,气虚咳呛证。

处方名:**杂病方**

【方药】炒熟地 川贝母 炙龟板 知母 丹皮 枇杷叶 麦冬 杏仁霜 北沙参 石斛 橘红

【治法】滋阴降火,滋补肝肾。

【主治】肝肾两亏,水不济火,射肺作呛证。

处方名:**杂病方**

【方药】炒白术 当归 橘红 川贝母 山栀 甘蔗 焦白芍 桑白皮 防风 炒枳壳 茯苓

【治法】益气和营。

【主治】肝脾不调,气不调畅,外感咳呛证。

处方名:**杂病方**

【方药】生黄芪 麦冬 橘红 炒牛膝 石斛 生地 炙鳖甲 丹皮 杏仁霜 胡桃肉

【治法】培补养阴。

【主治】畏寒潮热,咳呛有痰证。

处方名:**杂病方**

【方药】砂仁 炒熟地 当归 党参 新会皮 酸枣仁 桂圆 蛤粉 阿胶 炒牛膝 香附 炒远志 茯神

【治法】健脾养肝,滋养肝脾。

【主治】肝脾营虚,木亢乘土,内失滋养咳喘证。

处方名:**杂病方**

【方药】生黄芪 炒白术 当归 肉桂 川芎 沉香 炒牛膝 香附 炙艾绒 山楂炭 丹皮 陈皮

【治法】温阳通滞止痛。

【主治】产后胞衣不下,腹中奇痛证。

处方名:**杂病方**

【方药】熟地炭 党参 炮生姜 木香 炙升麻 炙五味子 炒白术 当归 川芎 香附 炒扁豆 白茯苓

【治法】健脾补血,滋补肝阴。

【主治】便血不止,肝脾阴络内伤证。

处方名:**杂病方**

【方药】麦冬 炒苏子 象贝母 杏仁霜 玉竹 橘红 桑白皮 炒栝楼皮 炒枳壳 款冬花 茯苓 薄荷

【治法】滋阴清肺除燥。

【主治】肺阴亏虚咳呛证。

处方名:**杂病方**

【方药】生地 麦冬 陈皮 酸枣仁 天花粉 丹皮 旋覆花 炒牛膝 川贝母 石斛 紫菀 橘红 甘蔗

【治法】清养宣络。

【主治】肺气自虚咳喘证。

处方名：**杂病方**

【**方药**】生地 川贝母 麦冬 知母 煅石决明 橘红 杏仁霜 天花粉 丹皮 百合 海浮石 石斛

【**治法**】滋养补肺。

【**主治**】金水两亏咳喘证。

处方名：**杂病方**

【**方药**】炒白术 生地炭 焦白芍 炮生姜 淡吴萸 血余炭 山楂炭 炒扁豆 当归 茯苓 煨木香 陈皮

【**治法**】通络理气。

【**主治**】肝脾内伤胀满证。

处方名：**杂病方**

【**方药**】西洋参 麦冬 橘红 枸杞子 陈皮 当归 白果 党参 川贝母 茯苓 煅石决明 炒丹皮 冬瓜子

【**治法**】滋肺养阴。

【**主治**】时邪发热,愈后未清咳喘证。

处方名：**杂病方**

【**方药**】高丽参 白术 炒酸枣仁 生黄芪 柴胡 茯神 炒杜仲 麦冬 当归 香附 新会皮 煨生姜

【**治法**】滋补理肝健脾。

【**主治**】肝脾不调胀满证。

处方名：**杂病方**

【**方药**】怀熟地 人参 生黄芪 炒酸枣仁 橘红 桂圆肉 炙龟板 茯神 麦冬 炙五味子 胡桃

【**治法**】补气滋养。

【**主治**】心脾两虚不寐证。

处方名：**杂病方**

【**方药**】人参 肉桂 当归 炒牛膝 川郁金 沉香 橘红 煅牡蛎 川贝母 炒栝楼皮 旋覆花 泽泻

【**治法**】温阳降逆。

【**主治**】肾阳亏损腹胀足肿证。

处方名：**杂病方**

【**方药**】人参 川贝母 甘菊 茯神 钩藤 半夏 炒枳壳 橘红 沉香

【**治法**】补气平肝祛痰。

【主治】素体气虚,内风妄动顽痰证。

处方名:**杂病方**

【方药】苍术　陈皮　当归　秦艽　茯苓　木瓜　陈皮　生地　枸杞子　荆芥　独活　海桐皮　阿胶

【治法】养营滋阴。

【主治】营虚则燥不寐证。

处方名:**杂病方**

【方药】生黄芪　荆芥炭　杏仁霜　炒苏子　炙艾绒　甘蔗　川贝母　羌活　枳壳　炒当归　款冬花　橘红

【治法】益气为主,参以疏降。

【主治】产后感寒,腹痛便泄证。

处方名:**杂病方**

【方药】怀熟地　党参　煅牡蛎　炒牛膝　泽泻　生黄芪　附子　炙五味子　橘红　沉香

【治法】温阳益气。

【主治】阴阳两亏虚脱证。

处方名:**杂病方**

【方药】生黄芪　桂枝　鹿角霜　防风　橘红　山楂炭　煨葛根　陈皮　当归　赤茯苓　红枣

【治法】温阳补气解表。

【主治】外邪侵袭疼痛证。

处方名:**杂病方**

【方药】炒白术　桂枝　陈皮　防风　郁金　当归　桑枝　生黄芪　山栀　羌活　秦艽　山楂炭　旋覆花

【治法】益气为主,参以疏泄。

【主治】劳倦伤营,畏寒时热头痛证。

处方名:**杂病方**

【方药】高丽参　生黄芪　川贝　牡丹皮　石决明　阿胶　半夏　冬术　白芍　茯苓　橘红　胡桃　红枣

【治法】滋补肺气,疏风散寒。

【主治】肺气两虚,外感风寒头痛证。

处方名:**杂病方**

【方药】西洋参　金佛草　煨石膏　炒丹皮　橘红　炒牛膝　桑白皮　川贝母　天花粉　紫菀　甘蔗

【治法】清降肺热,化痰止咳。

【主治】肺热蒸痰,咳呛时发,痰中带红,两胁掣痛证。

处方名:**杂病方**

【方药】生黄芪 麦冬 白及 百合 栝楼皮 皂荚仁 生熟地 石膏 橘红 生甘草 杏仁霜

【治法】滋补肺阴益胃。

【主治】肺胃两虚,土不生金,咳痰带腻秽,肺虚成痈证。

处方名:**杂病方**

【方药】怀熟地 枸杞子 炒当归 煅石决明 橘红 茯神 炒酸枣仁 甘菊花 山栀 女贞子 料豆 胡桃

【治法】滋养肝肾。

【主治】肝肾阴亏不寐证。

处方名:**杂病方**

【方药】生黄芪 酸枣仁 黄檗 山栀 元参 煅牡蛎 防风 白术 知母 茯苓 陈皮 红枣

【治法】益气养心止汗。

【主治】阳明多汗证。

处方名:**杂病方**

【方药】党参 陈皮 酸枣仁 元参 炒远志 茯神 炒当归 山栀 桂圆

【治法】养营益气。

【主治】心脾液亏,内失滋养不寐证。

处方名:**杂病方**

【方药】炒白术 当归 香附 新会皮 肉桂 炒酸枣仁 炒杜仲 川芎 茯神 佛手

【治法】理肝解郁,行气止痛。

【主治】气郁胀痛证。

处方名:**杂病方**

【方药】炒白术 焦白芍 香附 淡吴萸 川芎 胡桃 炒杜仲 炒柴胡 陈皮 当归 桂枝 川断

【治法】疏肝健脾,除痞除胀。

【主治】脾虚木亢,宿痞作胀证。

处方名:**杂病方**

【方药】白术 党参 当归 煨木香 旋覆花 桂圆 熟地炭 白芍炭 炒牛膝 新会皮 茯神

【治法】散寒止痛,理肝健脾。

【主治】肝脾内伤胀腹痛证。

处方名：**杂病方**

【方药】熟地炭 当归 牛膝炭 橘红 郁金 蛤粉 阿胶 党参 杏仁霜 炒白术 紫菀 旋覆花 甘蔗

【治法】化痰止咳,滋补肝肺。

【主治】咳呛多痰,肝肺络伤证。

处方名：**杂病方**

【方药】党参 川贝母 炙五味子 杏仁 橘红 甘蔗 熟地 麦冬 百合 白及

【治法】和胃为主,化痰止呕。

【主治】咳呛音哑呕逆证。

处方名：**杂病方**

【方药】炒白术 生黄芪 当归 砂仁 炒熟地 炒酸枣仁 羌活 焦白芍 炒柴胡 桂枝 新会皮 蛤粉 阿胶 茯神

【治法】益气和营止咳。

【主治】营卫不和,肝郁侮土咳喘证。

处方名：**杂病方**

【方药】炒党参 半夏 炙鳖甲 炒枳壳 茯苓 大枣 炒厚朴 黄芩 白芍 新会皮 柴胡 生姜

【治法】调和益气,兼泄少阳。

【主治】脾虚腹胀证。

处方名：**杂病方**

【方药】党参 旋覆花 炒栝楼皮 半夏 炒枳壳 茯苓 炒白术 煅赭石 当归 新会皮 白檀香

【治法】温补中气。

【主治】胃气中虚腹胀证。

处方名：**杂病方**

【方药】怀熟地 洋参 川贝母 海浮石 百合 枇杷叶 杏仁霜 桑白皮 生蛤粉 麦冬 冬瓜子

【治法】滋阴化痰止咳。

【主治】肺阴内亏,兼挟郁火咳喘证。

处方名：**杂病方**

【方药】炒生地 陈皮 当归 豨莶草 蛤粉 阿胶 冬瓜子 炒苍术 荆芥 牡丹皮 炒黄连 赤茯苓 独活

【治法】清热凉血,养营祛风。

【主治】血热伤营,肤燥发痒证。

处方名:**杂病方**

【方药】怀熟地 麦冬 川贝母 杏仁霜 牛膝 橘红 百合 煅牡蛎 茯神 胡桃肉

【治法】滋补肺肾。

【主治】肺肾两虚喘证。

处方名:**杂病方**

【方药】炒白术 生黄芪 杏仁霜 炒酸枣仁 桑白皮 茯神 焦白芍 川贝母 炒杜仲 当归 橘红 胡桃肉

【治法】益气补肺止咳。

【主治】气阴两亏,肝脾失养喘证。

处方名:**杂病方**

【方药】薄荷叶 川贝母 羚羊角 杏仁霜 冬桑叶 天花粉 石斛 煨石膏 橘红

【治法】疏风散寒,滋阴润肺。

【主治】风寒入肺,兼挟燥火喘证。

处方名:**杂病方**

【方药】白术 麦冬 川贝母 枸杞子 朱茯神 党参 炒酸枣仁 炒怀山药 橘红 胡桃肉

【治法】益气为主,兼和营络。

【主治】脾胃中虚,肺虚喘证。

处方名:**杂病方**

【方药】炒毛术 党参 炒枳壳 山栀 陈皮 半夏 当归 柴胡 桂枝 茯苓 大枣 生姜

【治法】补气和营,兼泻少阳。

【主治】风寒挟湿,肝脾不调腹胀证。

处方名:**杂病方**

【方药】生黄芪 怀熟地 麦冬 橘红 牛膝 胡桃肉 川贝母 香附 杏仁霜 防风 蛤粉 阿胶 白果肉

【治法】祛风散寒,温阳固表。

【主治】表阳先亏,卫外不固,风寒入肺喘证。

处方名:**杂病方**

【方药】生地 炒苍术 当归 白薇 赤茯苓 独活 首乌 豨莶草 海桐皮 丹皮 荆芥 阿胶

【治法】养营润燥。

【主治】血虚则燥,燥生风,兼外感风湿证。

处方名:**杂病方**

【**方药**】大茴香 炒熟地 炒牛膝 附子 桑白皮 泽泻 葫芦巴 炒车前子 炒苍术 肉桂 赤茯苓 橘红 冬瓜子

【**治法**】温补肾阳,化湿消肿。

【**主治**】命门火衰,积湿不化遗尿证。

处方名:**杂病方**

【**方药**】怀熟地 人参 麦冬 肉桂 橘红 炒酸枣仁 炒远志 茯苓 炒杜仲 鳖甲 泽泻 胡桃肉

【**治法**】滋阴温阳补气。

【**主治**】阴阳两虚遗尿证。

处方名:**杂病方**

【**方药**】砂仁 炒熟地 煅牡蛎 炒远志 炒杜仲 茯苓 怀山药 党参 黄檗 炒酸枣仁 金樱子 泽泻 胡桃 芡实

【**治法**】健脾补肾,益气滋阴。

【**主治**】脾肾阳虚,气不摄阴,离不交坎遗精证。

处方名:**杂病方**

【**方药**】砂仁 炒熟地 高丽参 白术 附子 炮生姜 沉香 鹿角霜 怀山药 煨木香 朱茯神 泽泻

【**治法**】滋肺化痰,除湿散寒。

【**主治**】肺虚痰喘,外感寒湿,大便溏泄证。

处方名:**杂病方**

【**方药**】砂仁 炒熟地 高丽参 酸枣仁 当归 橘红 胡桃肉 石决明 阿胶 生黄芪 川贝母 炒牛膝 茯神 红枣

【**治法**】化痰止咳,滋阴益气。

【**主治**】木火烁金,咳呛有痰,络伤失血,时或便溏证。

处方名:**杂病方**

【**方药**】砂仁 炒熟地 生黄芪 黄檗 炒苍术 甘草梢 羌活 炒车前子 肉桂 炒升麻 知母 赤茯苓 泽泻 竹叶

【**治法**】益气化湿,滋阴补肾。

【**主治**】素日劳倦,兼挟积湿,气陷下焦证。

处方名:**杂病方**

【**方药**】白术 当归 炒酸枣仁 山栀 川芎 生姜 新会皮 炒柴胡 川贝母 焦白芍 茯神 红枣

【治法】益气活血安神。

【主治】不寐证。

处方名:**杂病方**

【方药】炒苍术 焦白芍 炙艾绒 煨木香 炒延胡索 佛手 香附 淡吴萸 炒杜仲 炒菟丝子 川芎 煨生姜

【治法】温补肝脾,疏气止痛。

【主治】产后营虚,肝脾失养,气滞不达,腹痛便溏证。

处方名:**杂病方**

【方药】怀熟地 天花粉 煨石膏 百合 杏仁霜 茯苓 洋参 麦冬 北沙参 川贝母 橘红 白及

【治法】甘凉润肺止咳。

【主治】肺气亏损咳喘证。

处方名:**杂病方**

【方药】生地 川贝母 炙鳖甲 天花粉 郁金 麦冬 炒丹皮 旋覆花 石斛 橘红

【治法】滋阴润肺。

【主治】肺阴虚咳喘证。

处方名:**杂病方**

【方药】生黄芪 炒白术 焦白芍 当归 炙鳖甲 地骨皮 生酸枣仁 杏仁霜 石斛 红枣

【治法】补虚固表止汗。

【主治】表虚多汗证。

处方名:**杂病方**

【方药】砂仁 炒生地 炒白术 炒柴胡 当归 青皮 煨草果 首乌 炒枳壳 焦白芍 茯神 生姜 大枣

【治法】和营益气补虚。

【主治】疟久伤营,木火内动,肝脾失养证。

处方名:**杂病方**

【方药】炒白术 煨木香 川芎 荆芥 枳壳 山楂炭 干荷叶 炒厚朴 炙艾绒 炮生姜 独活 苏梗 白茯苓

【治法】温理驱寒。

【主治】外感寒邪,腹痛便溏证。

处方名:**杂病方**

【方药】高丽参 白术 生黄芪 麦冬 炮生姜 桂枝 焦白芍 新会皮 怀山药 茯苓

　　　　红枣

【治法】补中益气,兼和营卫。

【主治】脾阳虚便溏证。

处方名:**杂病方**

【方药】高丽参 生黄芪 橘红 白术 炒苏子 炒牛膝 川贝母 玉竹 茯苓 半夏 杏仁
　　　　霜 胡桃肉

【治法】补中益气,化湿祛痰。

【主治】脾胃气虚,湿痰咳喘证。

处方名:**杂病方**

【方药】党参 旋覆花 决明子 阿胶 杏仁 桑白皮 川贝母 郁金 当归 牡丹皮 橘
　　　　红 枇杷叶

【治法】疏肝和胃,参以理肺。

【主治】络伤失血,连次作呛,胁痛证。

处方名:**杂病方**

【方药】炒柴胡 杏仁 淡黄芩 全栝楼 橘红 煨葛根 枳实 炒厚朴 山栀 薄荷 赤
　　　　茯苓

【治法】疏风散寒,理气通滞。

【主治】风寒外感,中焦阻滞,表邪亦未解证。

处方名:**杂病方**

【方药】党参 半夏 新会皮 炒枳壳 茯神 炒白术 淡生姜 高良姜 旋覆花 白檀香

【治法】补中益气,降逆止呕。

【主治】脾胃中虚,气阻呕逆证。

处方名:**杂病方**

【方药】生黄芪 炒生地 炒酸枣仁 桑白皮 郁金 沉香 杏仁 地骨皮 川贝母 炒栝
　　　　楼皮 橘红

【治法】疏肝理气,祛风止咳。

【主治】肝郁气滞,兼感外风,肺虚咳呛证。

处方名:**杂病方**

【方药】生黄芪 麦冬 象贝母 炒白术 炒枳壳 橘红 炒苏子 玉竹 杏仁 半夏 桑白
　　　　皮 白果

【治法】化痰平喘,肃肺降气。

【主治】肺气本虚,肃令不降痰喘证。

处方名:**杂病方**

【**方药**】炒党参 焦白术 炒柴胡 新会皮 茯神 佛手 香附 川郁金 炒杜仲 陈皮 酸枣仁 生姜 炒山栀 焦谷芽

【**治法**】疏肝理气解郁。

【**主治**】气郁伤肝,侮土作胀证。

处方名:**杂病方**

【**方药**】炒白术 羌活 川芎 枳壳 炙艾绒 苏梗 焦白芍 荆芥 炮生姜 山楂炭 香附 茯苓 红枣

【**治法**】补脾理气。

【**主治**】产后失调,脾虚木亢,腹痛便溏证。

处方名:**杂病方**

【**方药**】生黄芪 当归 炒延胡索 川断 陈皮 煨木香 炒杜仲 香附 大茴香 川芎 羌活 佛手

【**治法**】温通脉络,疏散痞结。

【**主治**】痛自腰连脊,脉络不舒,腹痛痞证。

处方名:**杂病方**

【**方药**】生黄芪 生地 炒柴胡 丹皮 杏仁 干荷叶 当归 炙鳖甲 桑白皮 橘红 牛膝 羌活

【**治法**】调理肝脾,益气止咳。

【**主治**】畏寒微汗,咳痰带红咳喘证。

处方名:**杂病方**

【**方药**】生地 牡丹皮 麦冬 杏仁 炒牛膝 枇杷叶 川贝母 石斛 炒酸枣仁 茯神 蛤粉 阿胶 橘红

【**治法**】滋阴润肺安神。

【**主治**】真阴下亏,火旺烁金,阴虚咳呛证。

处方名:**杂病方**

【**方药**】党参 炒丹皮 陈皮 当归 炒杜仲 焦白芍 阿胶 酸枣仁 新会皮 炒远志 山栀 茯神

【**治法**】益气养阴安神。

【**主治**】气阴两虚不寐证。

处方名:**杂病方**

【**方药**】生地 当归 象贝母 紫菀 橘红 郁金 旋覆花 牛膝 杏仁 茜草 丹皮 新绛

【治法】清热降逆止血。

【主治】阳明络伤,血从外溢证。

处方名:**杂病方**

【方药】炒苏子 防风 杏仁 桑白皮 海浮石 萝卜 象贝母 橘红 炒枳壳 炒栝楼皮 粉前胡

【治法】疏风散寒,化痰止咳。

【主治】肺感风寒,咳痰喘急证。

处方名:**杂病方**

【方药】炒白术 煨木香 山楂炭 炮生姜 羌活 当归 党参 淡吴萸 炒杜仲 陈皮 茯苓 莲肉

【治法】化湿健脾。

【主治】寒邪外感,脾运不健便溏证。

处方名:**女科方**

【方药】当归 茺蔚子 川楝子 紫石英 青皮 红花 香附 延胡索 牛膝

【治法】疏肝解郁止痛。

【主治】肝气郁结,血不流行经阻腹痛证。

处方名:**女科方**

【方药】阿胶 生白芍 麦冬 酸枣仁 橘红 沙参 煅牡蛎 川贝 茯神

【治法】滋阴养肝。

【主治】身心过劳,血不荣肝,内风煽烁经行腹痛证。

处方名:**女科方**

【方药】西洋参 生白芍 丹参 阿胶 茯神 生地 乌贼骨 丹皮 麦冬

【治法】滋阴养心除烦。

【主治】经下颇多,心烦口渴,阴亏阳亢证。

处方名:**女科方**

【方药】白术 香附 陈皮 官桂 茯苓 绵蕲艾 当归 乌贼 白芍

【治法】化湿涤浊,扶正祛邪。

【主治】虚挟湿,清不胜浊证。

处方名:**女科方**

【方药】白术 茺蔚子 红花 茯苓 苏梗 当归 香附 赤芍 艾绒

【治法】调气和血。

【主治】肝强脾弱,胸腹作胀,癸水不行证。

处方名：**女科方**

【方药】当归 紫石英 茺蔚子 丹参 泽兰 红花 老苏梗 延胡索 青皮

【治法】化瘀通络，通经止痛。

【主治】败瘀阻络，经闭腹痛证。

处方名：**女科方**

【方药】肉桂 当归 茺蔚子 广木香 五灵脂 延胡索 青皮 艾叶 炒小茴香

【治法】温阳疏通理气。

【主治】产后结瘕，少腹胀痛证。

处方名：**女科方**

【方药】炒熟地 白术 当归 乌贼骨 茯神 沙蒺藜 杜仲 白芍 香附 莲肉

【治法】固肾止带。

【主治】月事大下，淋带不止证。

处方名：**女科方**

【方药】生黄芪 沙参 紫菀 麦冬 茯神 阿胶 丹皮 鳖甲 橘白 枇杷叶

【治法】滋养除疟。

【主治】类疟久延，咳逆咽干，延至经停，失血后病势转甚。

处方名：**女科方**

【方药】炒柴胡 焦白芍 焦当归 紫石英 茯神 香附 川郁金 新会皮

【治法】疏肝解郁，消食导滞。

【主治】中虚肝郁，腹胀食减证。

处方名：**女科方**

【方药】白术 当归 生姜 吴茱萸 柴胡 延胡索 玫瑰花 香附 茯苓 陈皮 半夏 郁金 川芎 佛手

【治法】调补气血。

【主治】脾胃中虚，血多气少，肝邪郁滞，少腹结瘕证。

处方名：**女科方**

【方药】檀香 炒党参 厚朴 羌活 川芎 黄芩 焦白芍 艾绒 枳壳 香附 荷叶 橘叶

【治法】滋养肝血。

【主治】血不养肝，木亢侮土，外感寒湿，胎前下痢证。

处方名：**女科方**

【方药】熟地 白术 杜仲 新会皮 白术 胡桃 人参 当归 茯神 酸枣仁 川芎 龙眼肉

【治法】清泄虚火，滋补津液。

【主治】中虚有火，津液不承脏燥证。

处方名：**女科方**

【方药】党参　半夏　生姜　山栀　大腹皮　薏苡仁　茯苓　茅术　新会皮　枳壳　建曲　藿香　秫米　佛手

【治法】疏通气机。

【主治】脾胃不和，积湿蒸热，中气不达证。

处方名：**女科方**

【方药】沉香　炒熟地　当归　香附　阿胶　新会皮　桑螵蛸　人参　菟丝子　枸杞子　龟板　茯神　杜仲　胡桃

【治法】健脾补胃，益气滋阴。

【主治】脾胃虚弱，气虚阴亏产后腹痛证。

处方名：**女科方**

【方药】沉香　炒熟地　酸枣仁　当归　杜仲　蒺藜　石英　玫瑰花　决明粉　阿胶　茯神　白芍　香附　艾绒　新会皮

【治法】疏肝健脾。

【主治】肝脾内失调产后腹痛证。

处方名：**女科方**

【方药】熟地　酸枣仁　当归　阿胶　牛膝　生黄芪　茯神　杜仲　鹿角　新会皮　胡桃

【治法】健脾滋肝，滋补阴血。

【主治】肝脾失调产后证。

处方名：**女科方**

【方药】砂仁　炒熟地　白术　枸杞子　阿胶　香附　新会皮　冬瓜皮　生黄芪　肉桂　当归　牛膝　炮生姜　泽泻

【治法】扶肾阳，补脾气。

【主治】脾肾阳虚产后泄泻证。

处方名：**女科方**

【方药】丹皮　石斛　茯神　橘白　荷叶　女贞子　百合　酸枣仁　白芍　枇杷叶

【治法】滋阴疏肝。

【主治】热久不止，肝阴大亏，郁火内炽脏燥证。

处方名：**女科方**

【方药】生黄芪　当归　木瓜　川芎　川断　新会皮　肉桂　香附　牛膝　独活　枸杞子　桑枝　艾叶

【治法】益气活血。

【主治】气滞产后血虚证。

处方名:**女科方**

【**方药**】生黄芪 当归 橘红 牛膝 香附 泽泻 艾叶 白术 桑白皮 桂枝 防己 车前
子 冬瓜皮

【**治法**】清肺补脾。

【**主治**】土不生金,产后腹痛证。

处方名:**女科方**

【**方药**】熟地 附子 生黄芪 当归 车前子 陈皮 肉桂 川芎 牛膝 香附 茯苓 椒目

【**治法**】健脾温肾。

【**主治**】脾胃虚弱,真阳下衰腹痛证。

处方名:**女科方**

【**方药**】生地 当归 枳壳 木通 甘草 阿胶 黄檗 赤茯苓 羌活 泽泻 赤小豆 萹蓄

【**治法**】清热利湿。

【**主治**】湿热下注,带下证。

处方名:**时症方**

【**方药**】荆芥 防风 桔梗 连翘 新会皮 杏仁 前胡 牛蒡子 枳壳

【**治法**】祛风解表。

【**主治**】风热头痛证。

处方名:**时症方**

【**方药**】羌活 苏梗 厚朴 陈皮 防风 桔梗 半夏 杏仁 生姜 葱白

【**治法**】辛温解表。

【**主治**】恶寒发热,头痛身疼,脘闷无汗,风邪外袭证。

处方名:**时症方**

【**方药**】羌活 苏叶 厚朴 陈皮 淡豆豉 防风 桔梗 半夏 枳壳 生姜

【**治法**】温经表散。

【**主治**】风寒伤卫证。

处方名:**时症方**

【**方药**】羌活 苏梗 厚朴 陈皮 茅术 防风 桔梗 半夏 杏仁 生姜

【**治法**】驱寒发汗。

【**主治**】邪伤阳经,形寒身热,头疼证。

处方名:**时症方**

【**方药**】柴胡 淡豆豉 牛蒡子 桔梗 葛根 栝楼皮 炒枳壳 杏仁

【**治法**】清热除闷。

【**主治**】素体发热,头胀胸闷证。

处方名:**时症方**

【方药】犀角 鲜生地 丹皮 郁金 元参 茅根 天花粉 鲜石斛 连翘 知母 竹茹

【治法】清热解毒。

【主治】舌红生刺津液损伤证。

处方名:**时症方**

【方药】生地 丹皮 生芍 知母 连翘 生石膏 天花粉 麦冬 甘草 芦根

【治法】滋阴清热除湿。

【主治】湿热伤阴证。

处方名:**时症方**

【方药】鲜石斛 炙鳖甲 生白芍 知母 陈皮 冬桑叶 稽豆衣 生薏苡仁 牡丹皮 天
　　　 花粉 竹茹

【治法】滋补阴液除湿。

【主治】湿邪留恋,汗出不解,阴亏液伤证。

处方名:**陶氏黄龙汤**

【方药】厚朴 川军 元明粉 枳壳 甘草 参须 当归 全栝楼 桔梗

【治法】清热除湿。

【主治】湿邪内陷,四肢厥逆证。

处方名:**时症方**

【方药】荆芥 淡豆豉 连翘 陈皮 枳壳 葛根 牛蒡子 桔梗 杏仁 生姜

【治法】辛散解表。

【主治】邪郁卫分证。

处方名:**藿香正气散加减方**

【方药】藿香 半夏 栝楼皮 赤茯苓 厚朴 陈皮 白蔻仁 六一散 佩兰

【治法】祛暑除湿。

【主治】暑湿伤其气分,脘闷腹痛证。

处方名:**藿香正气散加减方**

【方药】香薷 白蔻 六一散 赤茯苓 连翘 藿香 大豆卷 金银花 杏仁 佩兰 荷叶

【治法】祛暑清热滋阴。

【主治】身热头胀,脘闷烦渴,暑邪伤气证。

处方名:**时症方**

【方药】香薷 桔梗 枳壳 藿香 半夏 荆芥 陈皮 杏仁 荷叶

【治法】滋肺祛暑,发汗清热。

【主治】暑风伤肺,发热汗少证。

处方名:**时症方**

【**方药**】香薷 薄荷 杏仁 连翘 六一散 桑白皮 桔梗 藿香 橘红 丝瓜叶

【**治法**】辛凉解散。

【**主治**】暑风外袭,身热头疼咳呛证。

处方名:**时症方**

【**方药**】青蒿 桑叶 丹皮 知母 绿豆皮 鳖甲 陈皮 石斛 天花粉 佛手

【**治法**】清解少阳。

【**主治**】暮热朝凉,汗解渴饮证。

处方名:**时症方**

【**方药**】半夏 厚朴 知母 草果 黄芩 乌梅 天花粉 生姜

【**治法**】调和阴阳。

【**主治**】脘膈痞结证。

处方名:**时症方**

【**方药**】人参 石膏 陈皮 羚羊角 全栝楼 荷叶 茅术 厚朴 升麻 枳实 六一散 大
　　　　麦仁

【**治法**】清凉通窍止痉。

【**主治**】身热不退,神昏谵语痉证。

处方名:**时症方**

【**方药**】人参 茯神 山栀 枳壳 石斛 麦冬 酸枣仁 栝楼 新会皮 薄荷 荷叶 灯草

【**治法**】养心滋营,祛邪扶正。

【**主治**】素日劳倦,心营本亏,邪轻而正不能复证。

处方名:**时症方**

【**方药**】生黄芪 桂枝 当归 陈皮 生术 防风 白芍 茯苓

【**治法**】散寒温里。

【**主治**】营卫大亏证。

处方名:**时症方**

【**方药**】薄荷 防风 象贝 天花粉 生甘草 山栀 橘红 石膏 杏仁 冬桑叶

【**治法**】祛风清热。

【**主治**】风邪化热,郁于太阳,阳明身热证。

处方名:**时症方**

【**方药**】人参 枳壳 厚朴 茯苓 当归 柴胡 白术 茅术 山栀 陈皮 葛根 泽泻 荷叶

【**治法**】益气为主,参以疏化。

【**主治**】暑湿侵脾,蒸郁成热,中阳不运,气不达邪证。

处方名:**时症方**

【方药】人参　生姜　茯神　当归　新会皮　灯芯草　白术　肉桂　酸枣仁　麦冬　泽泻　沉香

【治法】急宜益气,佐以辛温。

【主治】暑伤气,湿伤脾,蒸郁日久,中阳被遏证。

处方名:**时症方**

【方药】薄荷　生地　山栀　青蒿　滑石　黄芩　连翘　石膏　栝楼皮　陈皮　赤茯苓　象贝　豆卷　荷叶

【治法】解肌清泄。

【主治】暑湿蒸热,郁邪未清证。

处方名:**时症方**

【方药】人参　山栀　麦冬　赤茯苓　橘红　益元散　柴胡　石膏　枳实　建曲　川贝　荷叶　芦根

【治法】拟用养阴,参以疏化。

【主治】暑湿之邪,郁蒸积热证。

处方名:**时症方**

【方药】羚羊角　山栀　川贝　赤茯苓　丹皮　石斛　橘白　元参　甘中黄　芦根　菖蒲

【治法】清泄热火,化湿除温。

【主治】病属湿温,郁火蒸热证。

处方名:**时症方**

【方药】牛蒡子　马兜铃　杏仁　炒知母　新会皮　象贝母　炒紫菀　桔梗　苏梗　木通

【治法】祛邪清金。

【主治】风温受邪,肺气不宣证。

处方名:**杂病方**

【方药】黄连　青黛　石决明　山栀　菖蒲　半夏　栝楼皮　炒远志　郁金

【治法】养肝苦泄清心。

【主治】肝胆郁热,扰乱神明证。

处方名:**杂病方**

【方药】熟地　枸杞子　炙龟板　紫河车　白术　鹿角霜　川断　金狗脊

【治法】养筋活血。

【主治】筋痿足废证。

处方名:**杂病方**

【方药】首乌　炙龟板　沙参　陈皮　茯苓　地骨皮　石斛　山药　半夏

【治法】补血清热。

【主治】先后天俱亏,内热证。

处方名:**杂病方**

【方药】生地 生当归 知母 秦艽 冬桑叶 生甘草 生赤芍 丹皮 薏苡仁

【治法】滋补阴液清热。

【主治】肌肤燥裂,血热外溢证。

处方名:**杂病方**

【方药】人参 五味子 生地 茯神 橘红 灯芯草 麦冬 生黄芪 丹皮 酸枣仁 荷叶

【治法】益气滋阴。

【主治】气阴两伤证。

处方名:**杂病方**

【方药】人参 麦冬 酸枣仁 葛根 新会皮 灯芯草 生黄芪 五味子 柏子仁 滑石 荷叶

【治法】滋阴益气。

【主治】气阴亏虚,久患溺血证。

处方名:**杂病方**

【方药】炒熟地 枸杞子 知母 菟丝子 木瓜 党参 炒当归 杜仲 新会皮 胡桃肉

【治法】滋补肝肾。

【主治】肝肾阴亏,失于滋养证。

处方名:**杂病方**

【方药】生地 山栀 柴胡 新会皮 栝楼皮 当归 丹皮 白芍 枳壳 荷叶

【治法】滋补肝阴,化火解郁。

【主治】肝阴内亏,少阳火郁证。

处方名:**杂病方**

【方药】生地 独活 秦艽 赤茯苓 橘红 苍耳子 首乌 当归 黄檗 丹皮 豨莶草 海桐皮

【治法】滋养阴血祛风。

【主治】血虚生热生风证。

处方名:**杂病方**

【方药】盐炒熟地 枸杞子 生黄芪 知母 泽泻 麦冬 龟板 黄檗 橘红 柿蒂

【治法】清热解郁。

【主治】真阴内亏,郁热内蒸证。

处方名:**杂病方**

【方药】香附 橘红 栝楼仁 枳壳 山栀 川贝 浮石

【治法】舒气理肝,化痰消症。

【主治】木郁气阻,虚痰症瘕证。

处方名:**杂病方**

【**方药**】炒生地 蛤粉 阿胶 麦冬 茯神 桑葚子 远志 首乌 橘红 元参 酸枣仁 夏枯草 荷叶

【**治法**】滋阴养营。

【**主治**】营阴素亏,虚痰症瘕证。

处方名:**杂病方**

【**方药**】白术 延胡索 羌活 当归 艾绒 生黄芪 白芍 橘红 枳壳 佛手

【**治法**】气血补。

【**主治**】气血两虚证。

处方名:**杂病方**

【**方药**】熟地 茯神 肉桂 当归 新会皮 五味子 杜仲 黄芪 酸枣仁 麦冬 丹皮 龟板 泽泻 菟丝子 党参 远志 黄檗

【**治法**】养血滋营。

【**主治**】营火内耗,君火引动相火证。

处方名:**杂病方**

【**方药**】沉香 炒熟地 远志 菟丝子 枸杞子 延胡索 肉桂 牛膝 川楝 泽泻 胡桃肉

【**治法**】益气滋阴。

【**主治**】气泛少腹,真阴素亏,舌红脱液证。

处方名:**杂病方**

【**方药**】熟地 酸枣仁 柏子仁 杜仲 新会皮 毛角 荔枝核 人参 牛膝 香附 牡蛎 泽泻 龙眼肉

【**治法**】补肾益气。

【**主治**】肾虚水不生木,肝木不荣证。

处方名:**杂病方**

【**方药**】生地 当归 阿胶 前胡 赤茯苓 生黄芪 白芍 秦艽 独活 新会皮 冬瓜皮

【**治法**】祛风除湿,滋补营卫。

【**主治**】营分风湿,发于皮肉证。

处方名:**杂病方**

【**方药**】熟地 首乌 泽泻 象贝 炙芪 女贞子 橘红 茯神 桑葚子 地栗 海藻 海蜇

【**治法**】滋补肝肾,清火化痰。

【**主治**】肝肾阴亏,虚火蒸痰瘰疬证。

处方名:**杂病方**

【**方药**】白术 附子 桂枝 泽泻 木瓜 枳壳 茯苓 毛术 桑白皮 新会皮 厚朴 生姜

猪苓 淡竹叶

【治法】健脾祛湿除黄。

【主治】脾虚挟湿之阴黄证。

处方名:**杂病方**

【方药】苍术 独活 猪苓 枳壳 茵陈 陈皮 黄檗 木瓜 赤茯苓 牛膝 葛根 冬瓜皮

【治法】清热化湿。

【主治】积湿蒸热,下注于足证。

处方名:**杂病方**

【方药】苍术 当归 黄檗 新会皮 猪苓 赤茯苓 生地 白鲜皮 五加皮 枳壳 独活 青麟丸

【治法】凉血祛湿,养血通络。

【主治】血不胜湿,流及脉络湿疮证。

处方名:**杂病方**

【方药】桂枝 羌活 生姜 木瓜 红花 秦艽 当归 陈皮 川断 鲜冬藤

【治法】温阳散寒,活络止痛。

【主治】手腕酸楚,寒邪入络证。

处方名:**杂病方**

【方药】苍术 羌活 黄檗 茯苓 厚朴 海桐皮 忍冬藤 生地 陈皮 秦艽 当归 泽泻
　　　大腹皮

【治法】祛湿通络。

【主治】湿邪入络证。

处方名:**杂病方**

【方药】生地 白芍 车前子 青皮 茯苓 山栀 阿胶 草梢 淡竹叶

【治法】养阴通利。

【主治】厥阴气滞,下焦火郁证。

处方名:**杂病方**

【方药】苍术 黄檗 木瓜 猪苓 当归 独活 冬瓜皮 生黄芪 防己 牛膝 茯苓 陈皮
　　　泽泻

【治法】益气祛湿。

【主治】积湿下注,足胫发瘰证。

处方名:**杂病方**

【方药】苍术 秦艽 羌活 茯苓皮 白鲜皮 冬瓜皮 黄檗 厚朴 泽泻 猪苓 陈皮

【治法】健脾祛湿理气。

【主治】湿邪溃散,肢节发瘰证。

处方名:**杂病方**

【方药】苍术　白术　当归　牛膝　独活　木瓜　忍冬藤　生黄芪　黄檗　茯苓　泽泻　薏苡仁　淡竹叶　新会皮

【治法】健脾祛湿。

【主治】湿邪未清,脾虚湿胜证。

处方名:**杂病方**

【方药】大豆卷　连翘壳　牡丹皮　大贝母　神曲　清宁丸　青蒿　白薇　赤芍　赤茯苓　通草　白茅根

【治法】清热除湿。

【主治】伏暑挟湿挟滞,身热咽痛证。

处方名:**时症方**

【方药】当归　熟附子　生地　丹皮　杏仁　炒川芎　生姜炭　焦白芍　木通　紫菀

【治法】滋阴潜阳,兼理清化。

【主治】暑温挟湿证。

处方名:**噎膈反胃方**

【方药】黄连　生姜　半夏　茯苓　杏仁　赭石　白芍　橘红　郁金

【治法】苦泄辛降。

【主治】木郁侮土,气滞痰凝噎膈反胃证。

处方名:**噎膈反胃方**

【方药】党参　白术　茯苓　半夏　赭石　肉桂　益智　白芍　新会皮　炒黄米

【治法】温补肾阳健脾。

【主治】脾肾阳衰,纳谷不运噎膈反胃证。

处方名:**噎膈反胃方**

【方药】党参　肉桂　半夏　新会皮　益智　当归　白芍　苁蓉　杏仁

【治法】温阳补气。

【主治】积劳内伤噎膈反胃证。

处方名:**噎膈反胃方**

【方药】旋覆花　半夏　新会皮　益智　郁金　赭石　白芍　茯苓　苏子

【治法】疏通气血,益气止痛。

【主治】胸膈作痛,纳食塞逆,气郁伤络噎膈反胃证。

处方名:**噎膈反胃方**

【方药】檀香　炒党参　枸杞子　当归　牛膝　陈皮　茯神　肉桂　柏子仁　栝楼皮　藿香　沉香　生姜

【治法】温阳理气。

【主治】胃中阳虚,纳食难化噎嗝反胃证。

处方名:**便血方**

【方药】生地炭 炒丹皮 炒白芍 炙甘草 柿蒂炭 炒槐花 陈皮 地榆皮 血余炭 茯苓

【治法】滋阴泄热。

【主治】阴虚内热,灼伤经脉便血证。

处方名:**便血方**

【方药】熟地炭 山茱萸 炒白芍 炙甘草 茯苓 焦白术 山药 炒地榆 陈皮 荷蒂

【治法】滋阴养血。

【主治】阴络伤便后下血证。

处方名:**便血方**

【方药】党参 煨木香 炮生姜 白芍 茯苓 白术 五味子 陈皮 炙甘草 红枣

【治法】温补肾阳,健脾除湿。

【主治】脾肾两伤,便溏下血证。

处方名:**便血方**

【方药】白术 煨木香 石斛 酸枣仁 焦谷芽 焦当归 菟丝子 远志 茯神 泽泻

【治法】健脾助运,补益气血。

【主治】脾失健运,便血过多证。

处方名:**便血方**

【方药】生黄芪 升麻 当归 半夏 茯苓 党参 柴胡 白芍 陈皮 荷叶

【治法】补中益气。

【主治】脾胃气陷便血证。

处方名:**便血方**

【方药】熟地 麦冬 牡蛎 泽泻 枸杞子 茯苓 天冬 炙黄芪 五味子 黄檗 柿蒂 荷
蒂 石榴皮

【治法】滋补肝肾,固摄下元。

【主治】肝肾阴亏,不能摄血证。

处方名:**便血方**

【方药】牡蛎 炒熟地 山药 杜仲 新会皮 泽泻 山茱萸 炒黄檗 枸杞子 茯苓 胡桃

【治法】滋补肾阴,升举中气。

【主治】肾阴先虚,气陷下焦便血证。

处方名:**便血方**

【方药】熟地 当归 杜仲 菟丝子 枸杞子 阿胶 党参 炙黄芪 白术 茯神 黄檗 木

香 山药 五味子

【治法】补肾益气。

【主治】肾虚气亏便血证。

处方名:**痿症方**

【方药】熟地 枸杞子 当归 龟板 新会皮 知母 川断 杜仲 虎杖 黄檗

【治法】滋阴清热。

【主治】阴虚内热,两足酸软痿证。

处方名:**痿症方**

【方药】羚羊角 鲜生地 秦芄 木瓜 石斛 薏苡仁 当归

【治法】清营疏筋。

【主治】厥阴郁热,阻络经脉痿证。

处方名:**痿症方**

【方药】生白术 鹿角霜 川断 杜仲 茯苓 薏苡仁 防己 当归 木瓜 桑枝

【治法】益气除湿,疏通经络。

【主治】气虚挟湿,足肢痿证。

处方名:**痿症方**

【方药】熟地 龟板 虎胫骨 川断 杜仲 枸杞子 淡苁蓉 狗脊 当归

【治法】滋补肝肾,补血通络。

【主治】步履维艰,肝肾内损,足痿不用证。

处方名:**痿症方**

【方药】白术 附子 熟地 枸杞子 川断 鹿角霜 虎胫骨 当归 杜仲

【治法】温补脾胃,疏通经络。

【主治】脾肾虚寒痿证。

处方名:**痿症方**

【方药】白术 党参 熟地 甘菊 枸杞子 新会皮 枳壳 茅术 当归 牛膝 酸枣仁 独活 半夏 泽泻

【治法】益气除湿,祛风通络。

【主治】痰湿日积,风痰入络痿证。

处方名:**痿症方**

【方药】生地 玉竹 石斛 女贞子 当归 熟地 枸杞子 酸枣仁 橘红 桑枝

【治法】养胃滋肝,滋补津血。

【主治】津血亏虚,肝脉失养痿证。

处方名:**痿症方**

【方药】熟地 酸枣仁 朱茯神 当归 桑枝 鳖甲 龙齿 辰砂 麦冬 石决明 莲肉

【治法】壮肾固精,温补肾阳。

【主治】精关不固,髓亏风动,腰膝无力,阳不交阴痿证。

处方名:**痿症方**

【方药】熟地 当归 虎骨 枸杞子 新会皮 茯苓 生黄芪 杜仲 川断 牛膝 木瓜
泽泻

【治法】滋补肝肾,营养经脉。

【主治】肝肾阴亏,筋脉失养痿证。

处方名:**痹症方**

【方药】茅术 防风 当归 生姜黄 桂枝 羌活 秦艽 赤茯苓

【治法】祛风除湿,疏通经络。

【主治】四肢酸痛,风湿袭入痹证。

处方名:**痹症方**

【方药】茅术 防风 薏苡仁 当归 木瓜 防己 赤茯苓 五加皮 川断 桑枝

【治法】祛风除湿,疏通经络。

【主治】风湿入络,四肢浮肿痹证。

处方名:**痹症方**

【方药】首乌 白术 赤茯苓 黄檗 秦艽 防己 薏苡仁 草薢 木瓜

【治法】化湿滋阴,消肿止痛。

【主治】阴虚挟湿,两足肿痛痹证。

处方名:**痹症方**

【方药】羚羊角 防风 秦艽 木瓜 白蒺藜 当归 桂枝 桑白皮

【治法】祛风通络,活血止痛。

【主治】风邪入络,四肢作痛痹证。

处方名:**痹症方**

【方药】熟地 鹿角霜 杜仲 牛膝炭 枸杞子 当归

【治法】温补肾阳,活络止痛。

【主治】水中无火,下肢痹证。

处方名:**痹症方**

【方药】桂枝 石膏 防风 羌活 生姜黄 当归 秦艽 白蒺藜

【治法】祛风除湿,清热通络。

【主治】风湿化热,灼及经络痹证。

处方名:**痹症方**

【**方药**】党参　半夏　酸枣仁　生姜　薤白　香附　白檀香　白术　当归　茯苓　旋覆花　新会皮　栝楼皮

【**治法**】温补膻中,益气通滞。

【**主治**】膻中无阳,气阻中焦痹证。

处方名:**痹症方**

【**方药**】党参　肉桂　茯苓　当归　生姜　旋覆花　白术　新会皮　半夏　枳壳　全栝楼　檀香

【**治法**】温阳通络。

【**主治**】膻中无阳,三焦不运痹证。

处方名:**痹症方**

【**方药**】熟地　川贝　玉竹　橘红　茯苓　甘中黄　洋参　羚羊角　石斛　元参　丹皮　桑叶　枇杷叶

【**治法**】补益肝肾。

【**主治**】肝肾阴亏痹证。

处方名:**痹症方**

【**方药**】苍术　枳壳　黄檗　羌活　威灵仙　忍冬藤　桑枝　当归　木瓜　茯苓　草薢　陈皮　川牛膝

【**治法**】健脾益气,化痰除湿。

【**主治**】脾胃气虚,痰湿素积痹证。

处方名:**痹症方**

【**方药**】白术　桂枝　羌活　威灵仙　川膝　茯苓　忍冬藤　苍术　木瓜　当归　秦艽　半夏　陈皮　桑枝

【**治法**】除湿益气,温通经络。

【**主治**】湿邪入络,寒湿化热痹证。

处方名:三消方

【**方药**】生石膏　炒知母　石斛　麦冬　甘草　生白芍　沙参　地骨皮　丹皮　芦根

【**治法**】滋阴潜阳,滋补阴液。

【**主治**】阴亏阳亢,呕呃烦渴证。

处方名:三消方

【**方药**】熟地　党参　麦冬　玉竹　生地　橘红　五味子　知母　生草　糯米

【**治法**】补益肝肾,滋补阴液。

【**主治**】金不生水,津液两亏三消证。

处方名:**三消方**

【方药】生黄芪 党参 枸杞子 鹿霜 附子 茯苓 苍术 杜仲 橘红 木香 泽泻 红枣

【治法】滋阴益气。

【主治】气阴两虚三消证。

处方名:**三消方**

【方药】熟地 甘草 山药 知母 百合 生地 山茱萸 牡蛎 麦冬

【治法】益气养阴,滋补肺肾。

【主治】气不化津,气阴不生三消证。

处方名:**三消方**

【方药】熟地 酸枣仁 龙齿 远志 牡蛎粉 鹿角霜 人参 茯苓 橘红 枸杞子 山药 莲肉 胡桃

【治法】补益脾肾,清泄内火。

【主治】脾虚失运,五志之火内动三消证。

处方名:**不寐方**

【方药】黄连 茯神 石决明 麦冬 半夏 酸枣仁 新会皮 远志 生甘草 竹茹

【治法】滋阴养心安神。

【主治】阳下交阴,寤不成寐证。

处方名:**不寐方**

【方药】黄连 茯神 石决明 麦冬 柏子霜 半夏 酸枣仁 橘红 郁金

【治法】疏通气血,固阴潜阳。

【主治】邪气郁结,阴不恋阳不寐证。

处方名:**不寐方**

【方药】黄连 茯神 石决明 白芍 龙胆草 竹茹 半夏 酸枣仁 山栀 郁金 青橘叶

【治法】清泄内热,宁心安神。

【主治】心烦头晕,寤不成寐,五火内炽不寐证。

处方名:**不寐方**

【方药】牡蛎 熟地 茯神 元参 麦冬 川贝 枇杷叶 洋参 酸枣仁 丹皮 橘白 金斛 桑叶

【治法】滋肝阴,养肝血。

【主治】营液内亏,血不养肝,阴虚火旺不寐证。

处方名:**不寐方**

【方药】熟地 茯神 龟板 丹参 橘红 鹿角霜 山茱萸 酸枣仁 桂心 远志 知母 龙眼肉

【治法】滋阴养心。

【主治】阴阳不交不寐证。

处方名:**胃脘痛方**

【方药】当归　香附　艾绒　山楂炭　藿香　玫瑰花　白芍　柴胡　陈皮　赤茯苓　荷叶

【治法】温中行气。

【主治】脾阳中虚,兼受木克胃脘痛证。

处方名:**胃脘痛方**

【方药】茅术　葛根　山栀　赤茯苓　陈皮　藿香　厚朴　半夏　香薷　神曲　腹皮　荷叶

【治法】消暑利湿,行气除胀。

【主治】暑邪挟湿胃脘痛证。

处方名:**胃脘痛方**

【方药】茅术　当归　生姜　茯苓　桂枝　佛手　香附　半夏　枳壳　泽泻　陈皮

【治法】培土益木,利湿止痛。

【主治】素体多湿,肝郁侮土胃脘痛证。

处方名:**胃脘痛方**

【方药】沉香　炒熟地　枸杞子　山药　大茴香　茯神　九香虫　肉桂　白芍　菟丝子　炙
　　　草　郁金　酸枣仁

【治法】益气养阴。

【主治】气阴两亏胃脘痛证。

处方名:**胃脘痛方**

【方药】檀香　熟地　当归　茯神　新会皮　郁金　杜仲　枸杞子　生姜　酸枣仁　香附　牛
　　　膝　桂圆

【治法】培补温润,佐以辛甘。

【主治】脘满作痛,食入即呕,呕多痰稠,大便坚结胃脘痛证。

处方名:**胃脘痛方**

【方药】党参　吴茱萸　生姜　柴胡　木香　佛手　香附　桂枝　当归　陈皮　茯苓　谷芽

【治法】疏肝理气,活络止痛。

【主治】木郁气滞,脘腹作痛,连及胁背者。

处方名:**胃脘痛方**

【方药】檀香　党参　当归　茯神　新会皮　半夏　秫米　枸杞子　生姜　白术　甘草　谷芽

【治法】温中止呕,散寒止痛。

【主治】胃阳中虚,虚则多寒,脘痛呕酸证。

处方名:**胃脘痛方**

【方药】半夏 生姜 栝楼皮 茯苓 延胡索 陈皮 炒白芍 郁金

【治法】温中止呕,理气止痛。

【主治】肝邪犯胃胃脘痛证。

处方名:**胃脘痛方**

【方药】黄连 川楝子 石决明 半夏 郁金 山栀 延胡索 生白芍 陈皮 橘叶

【治法】辛通苦泄。

【主治】肝郁化火犯胃,脘痛内热证。

处方名:**胃脘痛方**

【方药】当归 石决明 瓦楞子 苏子 新绛 延胡索 川楝子 郁金 橘红 桃仁

【治法】活血化瘀,益气补血。

【主治】胃脘作痛,痛久入络证。

处方名:**胃脘痛方**

【方药】半夏 吴茱萸 良姜 益智仁 陈皮 桂枝 茯苓 白蔻仁

【治法】辛温通阳降浊。

【主治】脘痛频发,呕吐涎沫,阳微浊逆证。

处方名:**胃脘痛方**

【方药】白术 半夏 当归 生姜 炒白术 陈皮 茯苓 益智仁 香附 炒砂仁

【治法】温补中阳,活血通络。

【主治】胃痛食减,中阳失运胃脘痛证。

处方名:**胃脘痛方**

【方药】党参 茯苓 肉桂 郁金 益智仁 白术 生姜 白芍 甘草

【治法】温补胃阳,益气活血。

【主治】胃脘久痛,饮食减少,阳气失运胃脘痛证。

处方名:**胃脘痛方**

【方药】栝楼皮 半夏 郁金 延胡索 瓦楞子 苏子 白芍 橘红

【治法】化痰祛瘀,活血通络。

【主治】中脘胀痛频发,痰瘀阻滞胃络证。

处方名:**胃脘痛方**

【方药】川楝子 延胡索 半夏 栝楼皮 山栀 石决明 白芍 陈皮 郁金 橘叶

【治法】理气通络,活血止痛。

【主治】肝阳逆犯胃络,中脘作痛证。

处方名:**腹痛方**

【**方药**】厚朴　生姜　半夏　栝楼皮　木香　吴茱萸　陈皮　白蔻仁

【**治法**】辛通理气。

【**主治**】客寒犯胃,腹痛不止证。

处方名:**腹痛方**

【**方药**】白术　益智仁　半夏　炮生姜　肉桂　木香　陈皮　炙草

【**治法**】温肾助阳止痛。

【**主治**】腹痛脉微,阳气衰证。

处方名:**腹痛方**

【**方药**】茅术　附子　大腹绒　赤茯苓　白术　炮生姜　广木香　陈皮　砂仁

【**治法**】消食导滞,温中止痛。

【**主治**】腹痛作泻,饮食难运证。

处方名:**腹痛方**

【**方药**】当归　瓦楞子　桂枝　郁金　新绛　桃仁　栝楼皮　陈皮　枳壳　延胡索

【**治法**】活血止痛。

【**主治**】络瘀所阻,胸腹作痛证。

处方名:**腹痛方**

【**方药**】苍术　陈皮　熟附子　半夏　厚朴　桂枝　炮生姜　赤茯苓

【**治法**】温阳止痛。

【**主治**】腹痛畏寒,阳微湿困腹痛证。

处方名:**腹痛方**

【**方药**】沉香　炒熟地　白术　熟附子　炮生姜　半夏　紫石英　陈皮　白芍　郁金

【**治法**】温阳培土。

【**主治**】绕脐嗳气腹痛证。

处方名:**腹痛方**

【**方药**】白术　半夏　藿梗　栝楼皮　苏子　厚朴　陈皮　石斛　赤茯苓

【**治法**】补中益气,化痰除湿。

【**主治**】中虚挟湿,多痰腹痛证。

处方名:**腹痛方**

【**方药**】党参　吴茱萸　生姜　柴胡　木香　香附　白芍　延胡索　茯苓　橘红　玫瑰

【**治法**】疏肝理气,养血止痛。

【**主治**】厥阴气滞,绕脐腹痛证。

处方名:**腹痛方**

【方药】党参 木香 吴茱萸 黄连 当归 炒延胡索 柴胡 香附 茯苓 泽泻 山楂炭 新会皮 玫瑰

【治法】利水渗湿,疏肝理气。

【主治】厥阴气滞,绕脐腹痛证。

处方名:**腹痛方**

【方药】熟地 山茱萸 杜仲 香附 当归 胡桃肉 肉桂 枸杞子 牡蛎 新会皮 泽泻

【治法】滋补肝肾,理气止痛。

【主治】肝肾阴亏,肝木失养,厥阴气滞所致腹痛证。

处方名:**腹痛方**

【方药】熟地 酸枣仁 香附 吴茱萸 牛膝 胡桃肉 党参 当归 延胡索 泽泻 木香 新会皮

【治法】温阳健脾理气。

【主治】络瘀下焦气滞腹痛证。

处方名:**腹痛方**

【方药】白术 吴茱萸 延胡索 青皮 山楂 香附 木香 炮生姜 白芍 泽泻 玫瑰花 橘叶

【治法】温寒利湿,行气止痛。

【主治】寒湿滞气,木郁不达,绕脐腹痛证。

处方名:**腹痛方**

【方药】人参 炙黄芪 茯苓 新会皮 木香 荷蒂 白术 附子 羌活 柴胡 枸杞子 椒目

【治法】补火生土,升清降浊。

【主治】脾阳先亏,气从下陷,腹痛便溏证。

处方名:**腰痛方**

【方药】首乌 银柴胡 怀山药 丹皮 川断 炙鳖甲 秦艽 狗脊 当归

【治法】补虚泄热止痛。

【主治】虚热腰痛证。

处方名:**腰痛方**

【方药】熟地 杜仲 当归 鹿角霜 胡桃肉 川断 枸杞子 蒺藜 狗脊

【治法】温肾助阳,补血止痛。

【主治】肾阳不足,腰痛脉虚证。

处方名:**腰痛方**

【方药】熟地 枸杞子 当归 紫石英 小茴香 白术 熟附 苁蓉 狗脊

【治法】温补通络。

【主治】少腹结瘕,下焦阳气不运腰背作痛证。

处方名:**腰痛方**

【方药】首乌　丹皮　石决明　稽豆衣　冬桑叶　枸杞子　蒺藜　女贞子　龟板

【治法】滋阴养血柔肝。

【主治】肝肾两亏,腰痛目昏证。

处方名:**头痛方**

【方药】生黄芪　枸杞子　女贞子　甘菊　稽豆衣　首乌　白芍　煅牡蛎　茯神

【治法】滋阴补气。

【主治】头汗畏风,不时作痛证。

处方名:**头痛方**

【方药】生地　阿胶　白芍　女贞子　茯神　熟地　当归　甘菊　煅牡蛎

【治法】补益气血。

【主治】气血俱虚,畏风头汗头痛证。

处方名:**头痛方**

【方药】首乌　当归　白芍　甘菊　生鳖甲　丹皮　柏子霜　牡蛎　冬桑叶

【治法】柔肝潜阳。

【主治】阳亢头痛证。

处方名:**头痛方**

【方药】薄荷　青蒿　橘红　赤芍　桑叶　白蒺藜　羚羊角　山栀　生甘草　钩藤　荷叶

【治法】疏风清热。

【主治】暑风蒸热,阳明少阳头痛证。

处方名:**头痛方**

【方药】薄荷　川芎　橘红　生甘草　防风　当归　生姜　羌活　柴胡　桂枝　枳壳　麦芽　白
　　　蒺藜　葱头

【治法】滋阴潜阳,疏风清热。

【主治】头风时发,太阳外风头痛证。

处方名:**头痛方**

【方药】羌活　薄荷　羚羊角　枳壳　川芎　茯苓　忍冬藤　当归　荆芥　橘红　蒺藜　秦艽
　　　桂枝　生姜

【治法】滋水涵木,祛风止痛。

【主治】肾虚肝木失养风火妄动头痛证。

处方名:**头痛方**

【方药】人参　茯神　白芍　沉香　炒生地　甘菊　当归　酸枣仁　杜仲　郁金　龙眼肉　玫瑰

【治法】养血柔肝,祛风止痛。

【主治】血不养肝,风动头痛证。

处方名:**眩晕方**

【方药】羚羊角　天麻　钩藤　川贝　石决明　橘红　杏仁　麦冬

【治法】疏肝理脾,祛风化痰。

【主治】头晕内风挟痰眩晕证。

处方名:**眩晕方**

【方药】半夏　陈皮　白蒺藜　山栀　石决明　白芍　石斛　白茯苓

【治法】疏肝理脾。

【主治】肝风犯胃,呕恶头晕证。

处方名:**眩晕方**

【方药】首乌　半夏　白蒺藜　山栀　石决明　橘红　甘菊　茯苓　冬桑叶

【治法】疏肝理脾,化痰除湿。

【主治】头晕耳鸣,肝火挟湿眩晕证。

处方名:**眩晕方**

【方药】生地　丹皮　甘菊花　钩藤　桑叶　石决明　白芍　稽豆　茯神

【治法】滋阴潜阳祛风。

【主治】阴亏阳亢,头晕耳鸣证。

处方名:**眩晕方**

【方药】羚羊角　陈皮　白蒺藜　山栀　牛膝炭　石决明　半夏　明天麻　茯苓

【治法】疏泄肝火,祛风化痰。

【主治】肝火挟痰,头晕呕恶眩晕证。

处方名:**眩晕方**

【方药】怀熟地　枸杞子　茯神　陈皮　牡蛎　白术　天麻　酸枣仁　五味子

【治法】滋阴祛风止痛。

【主治】头晕自汗,六脉弦,阳不恋阴眩晕证。

处方名:**眩晕方**

【方药】怀熟地　当归　甘菊花　龟板　橘白　桑叶　枸杞子　白芍　煅牡蛎　牛膝　茯神

【治法】益阴潜阳祛风。

【主治】烦劳头晕,水不涵木眩晕证。

处方名:**眩晕方**

【方药】怀熟地　杜仲　茯神　丹参　当归　远志　白术　桂心　香附　橘白　龙眼肉

【治法】养血养肝。

【主治】肝血失养眩晕证。

处方名:**眩晕方**

【方药】人参 附子 枸杞子 甘菊 茯神 白术 白芍 橘红 炙甘草 莲子肉

【治法】温阳补气。

【主治】阳气虚衰眩晕证。

处方名:**眩晕方**

【方药】生地 菊花 羌活 茯苓 阿胶 当归 酸枣仁 蒺藜 新会皮 胡桃肉

【治法】补气养阴。

【主治】肝阴内亏,气虚风扰眩晕证。

处方名:**眩晕方**

【方药】党参 半夏 蒺藜 枳壳 天麻 白芍 新会皮 羌活 山栀 当归 生姜

【治法】培土为主,参用开泄。

【主治】肝脾气虚,虚风妄动眩晕证。

处方名:**眩晕方**

【方药】人参 枸杞子 甘菊 当归 茯神 石决明 牛膝 熟地 香附 远志 橘红 酸枣
　　　 仁 阿胶 胡桃肉

【治法】滋补肝肾。

【主治】土不培木,肝风易动,气滞则厥眩晕证。

处方名:**耳目疾病方**

【方药】羚羊角 白蒺藜 甘菊花 连翘 冬桑叶 山栀 石决明 薄荷 枯草梗

【治法】辛凉通窍。

【主治】郁火蒙清窍,耳鸣目昏证。

处方名:**耳目疾病方**

【方药】羚羊角 白蒺藜 牛膝 连翘 龙胆草 山栀 石决明 生甘草 夏枯草 鲜荷梗

【治法】和解少阳。

【主治】少阳郁火炎,头鸣不息,耳窍出水证。

处方名:**耳目疾病方**

【方药】白术 酸枣仁 蒺藜 牛膝 苍耳子 半夏 茯神 甘菊 枸杞子 羌活

【治法】益气祛风。

【主治】脾胃气虚,痰湿中积,虚风易动,时觉耳鸣,脉来浮大,寸略弦证。

处方名:**耳目疾病方**

【方药】羚羊角 白蒺藜 半夏 茯苓 山栀 炒茅术 橘红 苍耳子 青葱管

【治法】补气化痰,清热除湿。

【主治】气虚多痰,兼湿火升,耳时鸣证。

处方名:**耳目疾病方**

【方药】石决明 炒熟地 白蒺藜 半夏 当归 茯神 牛膝 泽泻 白术 菊花 橘红 枸杞子 秦艽 枳壳 胡桃

【治法】培土益木,祛风化痰。

【主治】脾虚多湿,木旺动风,风扰湿则升,耳时鸣证。

处方名:**耳目疾病方**

【方药】生地 山栀 茯苓 新会皮 荆芥 甘菊 阿胶 当归 秦艽 酸枣仁 独活 丹皮 枳壳

【治法】带不调,肝脾兼治。

【主治】阴虚生热,兼挟外风,耳鸣时眩证。

处方名:**耳目疾病方**

【方药】浮石 炒熟地 首乌 石决明 橘红 山栀 泽泻 夏枯草 龟板 知母 丹皮 麦冬 女贞子 枸杞子 冬瓜子

【治法】滋补肝肾,清热化痰。

【主治】肝肾阴亏,络热蒸痰,结核溃脓,头额多汗证。

处方名:**鼻病方**

【方药】苍耳子 薄荷 牛蒡子 连翘 辛夷 白芷 蔓荆子 黄丁茶 荷叶

【治法】辛散清热通窍。

【主治】鼻窍不通鼻渊证。

处方名:**鼻病方**

【方药】青蒿 桑叶 山栀 紫丁茶 石决明 鳖甲 丹皮 生甘草 夏枯草

【治法】清窍泄热。

【主治】胆热积脑鼻渊证。

处方名:**鼻病方**

【方药】首乌 鳖甲 白芍 地骨皮 夏枯草 牛膝炭 元参 丹皮 煅牡蛎 白茅根

【治法】育阴潜阳。

【主治】头晕鼻衄,脉来弦数证。

处方名:**鼻病方**

【方药】冬桑叶 丹皮 地骨皮 麦冬 橘红 北沙参 杏仁 石决明 知母

【治法】清热解郁,滋阴理气。

【主治】咳呛鼻衄证。

处方名:**鼻病方**

【方药】生地　元参　女贞子　黄檗　陈皮　侧柏叶　丹皮　龟板　牛膝炭　知母　茯神

【治法】清热凉血。

【主治】阴亏阳亢鼻衄证。

处方名:**鼻病方**

【方药】羚羊角　丹皮　石决明　龙胆草　辛夷　青蒿　苦丁茶　甘菊花　荷叶

【治法】凉血清热止血。

【主治】胆热积脑,鼻流秽涕,脉弦数证。

处方名:**鼻病方**

【方药】生地炭　炙鳖甲　薏苡仁　茯苓　血余炭　炒丹皮　炒白芍　陈皮　泽泻

【治法】滋阴清热,凉血止血。

【主治】阴虚内热,鼻衄证。

处方名:**鼻病方**

【方药】旋覆花　生地　象贝　天花粉　薄荷　羚羊角　石膏　杏仁霜　桑叶

【治法】清热泻火,止咳化痰。

【主治】风燥化热,咳呛有痰,时或带血证。

处方名:**鼻病方**

【方药】生地　麦冬　赤芍　荆芥　石斛　冬瓜子　天冬　山栀　橘红　茯苓　丹皮　白茅根

【治法】清热生津。

【主治】火蒸热入肺鼻衄证。

处方名:**鼻病方**

【方药】熟地　麦冬　黄檗　丹皮　甘菊　辛夷　生地　知母　首乌　蒺藜　泽泻　白芷

【治法】滋补肝肾。

【主治】肝肾阴亏,脑热鼻渊证。

处方名:**鼻病方**

【方药】熟地　洋参　玉竹　新会皮　胡桃肉　山茱萸　麦冬　丹皮　知母　泽泻

【治法】养阴培补。

【主治】火旺则烁金,肺热鼻塞证。

处方名:**鼻病方**

【方药】白茅根　白芍　橘红　茯苓　木香　山栀　女贞子　丹皮　石斛　红枣

【治法】养营为主,兼清脾肺。

【主治】痰热湿火鼻渊证。

处方名:**鼻病方**

【方药】熟地　白芍　橘红　茯神　木香　当归　女贞子　丹皮　石斛　红枣

【治法】滋阴止血。

【主治】肝阴内亏,鼻衄时发,脉濡证。

处方名:**鼻病方**

【方药】熟地　麦冬　天冬　石斛　胡桃肉　西洋参　石膏　决明子　茯神　丹皮

【治法】清热解郁。

【主治】木火射肺,郁热鼻衄多涕证。

处方名:**咽喉疾病方**

【方药】黄连　麦冬　川贝　炒橘红　枇杷叶　阿胶　沙参　杏仁　鸡子黄　人中白

【治法】疏肝解热。

【主治】咽痛失音,咳痰不爽,脉弦紧,木火刑金证。

处方名:**咽喉疾病方**

【方药】阿胶　麦冬　百合　北沙参　鸡子白　桑叶　杏仁　橘白　人中白　枇杷叶

【治法】滋阴降火,解热镇痛。

【主治】气分燥咽干失音证。

处方名:**咽喉疾病方**

【方药】金沸草　苏子　杏仁　橘红　天竹黄　石决明　桔梗　麦冬　生甘草

【治法】疏肝豁痰,清热泻火。

【主治】肝火挟痰,咽关哽塞证。

处方名:**咽喉疾病方**

【方药】黄连　沙参　丹皮　人中白　青黛　麦冬　元参　甘草　龙胆草　桑叶

【治法】清泻肝火,益气滋阴。

【主治】咽干微痛,蒂丁下坠证。

处方名:**咽喉疾病方**

【方药】羚羊角　丹皮　麦冬　元参　桑叶　青黛　桔梗　知母　甘草

【治法】疏肝泄热,滋阴补肾。

【主治】肾阴亏虚,咽生干蛾证。

处方名:**咽喉疾病方**

【方药】生地　阿胶　女贞子　麦冬　沙参　人中白　生甘草　元参　丹参　生鸡子黄

【治法】滋阴降火。

【主治】水不胜火,咽喉痛痹证。

处方名:**咽喉疾病方**

【方药】黄连　元参　煅牡蛎　阿胶　甘草　牛膝炭　稆豆衣　人中白

【治法】清热祛风,滋阴补肾。

【主治】肾阴亏虚,肝阳化风喉癣证。

处方名:**咽喉疾病方**

【方药】熟地　玉竹　橘红　百合　人中黄　麦冬　元参　茯苓　象贝　冬瓜子　枇杷叶

【治法】清热除湿,滋阴止痛。

【主治】暑湿蒸热,咽喉微痛喉痹证。

处方名:**玉女煎加减方**

【方药】生地　丹皮　知母　生甘草　芦根　生石膏　山栀　白芍　黄芩

【治法】清热止痛。

【主治】阳明郁热牙痛证。

处方名:**牙病方**

【方药】党参　沙参　麦冬　稆豆衣　阿胶　丹皮　茯神　生地

【治法】滋阴降火。

【主治】水亏火动,口干牙痛证。

处方名:**牙病方**

【方药】生地　丹皮　茯神　生草　女贞子　煨石膏　石斛　橘白　桑叶　旱莲草

【治法】清热养阴。

【主治】齿龈出血证。

处方名:**牙病方**

【方药】薄荷　石斛　茯神　新会皮　生草　石膏　山栀　防风　当归　桑叶　料豆衣　灯芯草

【治法】清热泻火。

【主治】营液素亏,内失滋养,阳明发热,齿龈出血证。

处方名:**牙病方**

【方药】薄荷　升麻　山栀　橘红　生甘草　生姜　石膏　象贝　荆芥　元参　蔓荆子

【治法】祛风除热,去腐生肌。

【主治】阳明风热,连及少阳,齿龈肿腐,耳作痛证。

处方名:**牙病方**

【方药】山栀　升麻　象贝　茯苓　石膏　防风　橘红　石斛　甘草　芦根

【治法】祛风除湿,解热去腐。

【主治】风湿化热,齿龈肿痛证。

处方名:**牙病方**

【方药】熟地 茯神 当归 艾绒 党参 酸枣仁 白芍 香附 川芎

【治法】疏肝理脾止痛。

【主治】木郁侮土,齿痛咽塞证。

处方名:**便秘方**

【方药】大黄 黄连 炒牛膝 川楝子 大茴香 车前子 全栝楼 通草

【治法】泻热导滞,苦降除满。

【主治】少腹胀痛,肝胃郁热,大便不通证。

处方名:**便秘方**

【方药】熟地 枸杞子 生当归 紫石英 陈皮 香附 苁蓉 郁李仁 炒牛膝 松子肉

【治法】泻热导滞,润肠通便。

【主治】下焦阳气失运化,大便闭结证。

处方名:**便秘方**

【方药】生地 郁李仁 苁蓉 柏子仁 红花 芝麻 炙升麻 生当归 紫石英

【治法】滋阴增液,润肠通便。

【主治】脏液干枯,大便燥结证。

处方名:**便秘方**

【方药】牡蛎 炒熟地 枸杞子 茯神 杜仲 黄檗 象牙屑 白术 山茱萸 新会皮 泽泻 小茴香 胡桃肉

【治法】温补肾阳,润肠通便。

【主治】水中火动大便燥结证。

处方名:**便秘方**

【方药】熟地 麦冬 泽泻 茯神 新会皮 胡桃肉 苁蓉 鹿胶 高丽参 枸杞子 杜仲

【治法】补肾通便。

【主治】肾虚大便燥结证。

处方名:**便秘方**

【方药】生黄芪 党参 泽泻 羌活 木香 象牙屑 生地 车前子 陈皮 山栀 大茴香 甘草梢

【治法】补脾益肺,润肠通便。

【主治】素体劳倦,气虚便秘。

处方名:**疝气方**

【方药】炒茅术 桂枝 赤芍 川楝子 炒橘核 炒小茴香 草薢 青皮 广木香

【治法】理气止痛。

【主治】少腹作痛,阴囊胀坠疝气证。

处方名:**疝气方**

【方药】熟地 山茱萸 肉桂 新会皮 泽泻 白术 小茴香 川楝 白芍 胡桃 荔枝核

【治法】温寒补虚理气。

【主治】下焦虚寒,厥阴气滞疝气证。

处方名:**疝气方**

【方药】炒白术 生黄芪 淡吴萸 炒小茴香 青皮 荔枝核 焦白芍 附子 香附 炒川
 楝 泽泻

【治法】温补肝肾,行气止痛。

【主治】肝肾本虚,寒滞下焦疝气证。

处方名:**汗症方**

【方药】生黄芪 炒白术 茯神 炙草 青防风 白芍 酸枣仁 五味子

【治法】益气固表。

【主治】自汗表证。

处方名:**汗症方**

【方药】葛根 黄皮叶 猪苓 全栝楼 羚羊角 赤茯苓 陈皮 半夏 生姜 枳实 鲜荷叶
 人参

【治法】清热固表,益气升阳。

【主治】风热自汗证。

处方名:**汗症方**

【方药】炙黄芪 白术 新会皮 茯苓 官桂 生酸枣仁 当归 白芍 牡蛎 防风 红枣

【治法】益气固表。

【主治】脾气中虚,自汗证。

第三篇　何书田医案方集

处方名:**小半夏加茯苓合涤痰汤加减**

【方药】黄连 半夏 橘红 枳壳 茯神 石决明 酸枣仁 麦冬 郁金 石菖蒲

【治法】清热疏郁,佐用涤痰。

【主治】痰火内扰,心神不宁之痰证。

处方名:**天麻钩藤饮加减**

【方药】羚角 半夏 橘红 归身 生白芍 杏仁 石决明 蒺藜 牛膝炭 竹茹 白术 茯
　　　苓 明天麻 麦冬 郁金 山栀

【治法】平肝潜阳,清火息风。

【主治】肝火挟痰,肢麻头晕之痰证。

处方名:**平胃散合二陈汤加减**

【方药】生茅术 厚朴 半夏 橘红 干姜 广藿香 莱菔子 赤茯苓 杏仁

【治法】除湿化痰,理气和中。

【主治】痰湿中阻,胸胀呕逆之痰证。

处方名:**苓姜术桂汤加减**

【方药】茅术 桂枝 干姜 赤茯苓 厚朴 半夏 陈皮 枳壳

【治法】宣通阳气,祛湿散寒。

【主治】寒湿伤脾胃两阳之痰证。

处方名:**柴枳半夏汤加减**

【方药】金沸草 半夏 橘红 杏仁 川贝 栝楼仁 生蛤壳 炒苏子 冬瓜子 桑叶

【治法】和解宣利,理气止呕。

【主治】风湿伤肺,肺气不通之痰证。

处方名:**温胆汤加减**

【方药】羚羊角 制首乌 半夏 橘红 麦冬 茯神 枣仁 郁金 白蒺藜 石决明

【治法】平肝潜阳,佐以涤痰。

【主治】肝火挟痰,头晕不寐之痰证。

处方名:**苓桂术甘汤加减**

【方药】茅术 桂枝 干姜 赤茯苓 厚朴 半夏 广陈皮 炙甘草 泽泻

【治法】温脾化饮,温阳健脾。

【主治】脾阳虚弱,清阳不升,水饮停胃之痰饮证。

处方名:**藿香正气散加减**

【方药】生茅术 桂枝 干姜 半夏 广陈皮 赤茯苓 栝楼皮 郁金 广藿香

【治法】燥土温通,化饮止呕。

【主治】脾阳失运,腹痛膈胀之痰饮证。

处方名:**龙胆泻肝汤合苏子降气汤加减**

【方药】制半夏 橘红 茯苓 郁金 苏子 栝楼皮 黑山栀 制蒺藜 薏苡仁

【治法】滋阴清热,兼以祛痰。

【主治】痰饮挟气火上逆之痰饮证。

处方名:**苓桂术甘汤加减**

【方药】姜半夏 茅术 干姜 茯苓 橘红 苏子 益智仁 代赭石 肉桂

【治法】通阳涤饮,健脾温阳。

【主治】中下焦阳微,停饮上泛之痰饮证。

处方名:**参苓白术散加减**

【方药】党参 制白术 北沙参 麦冬 半夏曲 茯苓 薏苡仁 川贝母

【治法】温中健脾,宣肺化饮。

【主治】久咳中虚,饮内聚之痰饮证。

处方名:**青蒿鳖甲汤合驻车丸加减**

【方药】青蒿 藿梗 生山栀 栝楼皮 郁金 白芍 陈皮 冬瓜子 白通草 赤茯苓

【治法】养阴和营,清肠止痢。

【主治】疟久伤阴,膈胀烦渴之疟疾。

处方名:**牡蛎散合理中丸加减**

【方药】生黄芪 茯苓 煅牡蛎 煨姜 红枣

【治法】固本培元。

【主治】恶寒内热,不时自汗之疟疾。

处方名:**补中益气汤加减**

【方药】生黄芪 制首乌 北沙参 麦冬 川贝母 枣仁 橘红 茯神 牡蛎 桑叶 红枣

【治法】补中益气,健脾升阳。

【主治】就虐不已,咳逆盗汗之疟疾。

处方名:**牡蛎散加减**

【方药】藿梗 厚朴 苏梗 半夏 炒白芍 广陈皮 赤茯苓 泽泻 佩兰 炙甘草

【治法】芳香化湿。

【主治】暑湿秽浊,内伤气分之泄泻。

处方名:**藿香正气散加减**

【方药】藿香 厚朴 赤茯苓 半夏 广陈皮 薏苡仁 栝楼皮 泽泻 大豆卷 滑石 甘草

【治法】清热利湿。

【主治】暑湿伤气,寒热腹痛之泄泻。

处方名:**四神丸加减**

【方药】制白术 制厚朴 炮姜炭 煨肉果 补骨脂 半夏曲 茯苓 焦白术 煨木香 广陈皮

【治法】温肾健脾,涩肠止泻。

【主治】脾肾阳虚之泄泻。

处方名:**参苓白术散加减**

【方药】党参 制白术 茯神 炙甘草 生姜炭 广陈皮 菟丝子 炒白芍 煨木香 干荷叶蒂

【治法】健脾益气,渗湿止泻。

【主治】脾肾阳虚,清气不升之泄泻。

处方名:**保和丸加减**

【方药】党参 白术 云苓 菟丝子 木香 陈皮 淮山药 白扁豆 白芍 煨姜 红枣

【治法】消食导滞。

【主治】宿食阻滞肠道,脾胃运化失司之泄泻。

处方名:**芍药汤加减**

【方药】生白术 赤茯苓 广藿梗 生白芍 广木香 银花 泽泻 半夏曲 广陈皮 鲜佛手

【治法】清热化湿解毒,调气行血导滞。

【主治】暑湿内伤气分之湿热痢。

处方名:**香连丸加减**

【方药】广木香 黄连 厚朴 赤茯苓 藿梗 广陈皮 白芍 银花 滑石 甘草 佩兰

【治法】清热利湿。

【主治】湿热内蒸,腹痛下痢。

处方名:**补中益气汤加减**

【方药】党参 制白术 附子 炮姜 补骨脂 茯苓 白芍 广陈皮 泽泻 车前子

【治法】补中益气,阴阳双补。

【主治】阴阳两伤之久痢。

处方名:**苓桂术甘汤加减**

【方药】党参 制白术 茯苓 生姜炭 补骨脂 白芍 五味子 淮山药 广陈皮

【治法】温肾健脾,涩肠止泻。

【主治】久痢脉微,命阳衰微之痢疾。

处方名:**连理汤加减**

【方药】制白术　枸杞　补骨脂　茯苓　白芍　木香　熟地炭　肉豆蔻　鹿角霜

【治法】温中清肠,调气化滞。

【主治】阴阳二气交伤之痢疾。

处方名:**六味地黄丸合四神丸加减**

【方药】熟地炭　制白术　枸杞子　山药　五味子　白芍　赤石脂　禹余粮　炙升麻　阿胶

【治法】固摄下焦。

【主治】久痢伤肾阴。

处方名:**理中丸合四神丸加减**

【方药】制白术　党参　茯苓　肉豆蔻　补骨脂　白芍　炮姜炭　益智仁　炙甘草

【治法】温补肾阳。

【主治】命火虚衰之痢疾。

处方名:**芍药汤加减**

【方药】生茅术　黄连　厚朴　广陈皮　赤茯苓　广霍梗　生白芍　泽泻

【治法】清热化湿止痢。

【主治】湿热内侵之痢疾。

处方名:**归脾汤加减**

【方药】生地炭　丹皮　白芍　地榆　槐米　云茯苓　血余炭　陈皮　炙甘草　柿饼炭

【治法】养阴清热,益气摄血。

【主治】阴虚内热之便血。

处方名:**地榆散合槐角丸加减**

【方药】熟地炭　焦白术　茯苓　淮山药　白芍　山萸肉　地榆　广陈皮　炙甘草　荷叶蒂

【治法】清化湿热,凉血止血。

【主治】伤阴便后下血。

处方名:**理中丸合归脾汤加减**

【方药】党参　焦白术　炮姜　木香　广陈皮　白芍　炙甘草　五味子　茯苓　红枣

【治法】温补脾肾。

【主治】脾肾两伤,便溏下血。

处方名:**归脾汤加减**

【方药】制白术　归身　茯神　枣仁　远志　木香　菟丝子　石斛　泽兰　焦谷芽

【治法】益气摄血。

【主治】气虚不摄,中气亏虚之便血。

处方名:**虎潜丸加减**

【方药】炒熟地 枸杞子 归身 黄檗 知母 杜仲 炙龟板 虎胫骨 川断 新会皮

【治法】补益肝肾,滋阴清热。

【主治】阴虚内热,两足酸软之骨痿。

处方名:**薏苡仁汤加减加羚羊角细生地**

【方药】羚羊角 生地 石斛 钩藤 木瓜 秦艽 归身 薏苡仁

【治法】清营舒筋。

【主治】厥阴郁热所致的筋痿。

处方名:**防己黄芪汤加减**

【方药】生白术 茯苓 归身 川断 木瓜 薏苡仁 杜仲 鹿角霜 防己 桑枝

【治法】补肾利湿通络。

【主治】水亏挟湿,足肢痿痹。

处方名:**右归丸加减**

【方药】大熟地 枸杞子 归身 川断 龟板 杜仲 虎胫骨 淡苁蓉 狗脊

【治法】补肾阳,通经脉。

【主治】步履维艰,足痿不用。

处方名:**虎潜丸加减**

【方药】制白术 熟地 归身 杜仲 枸杞子 川断 制附子 虎胫骨 鹿角霜

【治法】补虚散寒。

【主治】四肢不用,脾肾虚寒痿症。

处方名:**三妙散加减**

【方药】炒苍术 归身 杞子 茯苓 木瓜 薏苡仁 鹿角霜 牛膝炭

【治法】利湿通经,补益肝肾。

【主治】肝肾虚而挟湿,足膝痿软。

处方名:**防风汤加减**

【方药】生茅术 桂枝 防风 羌活 归身 秦艽 片姜黄 赤茯苓

【治法】祛风通络。

【主治】风温入经,四肢酸痛之痹症。

处方名:**防风汤合薏苡仁汤加减**

【方药】生茅术 防风 赤茯苓 归身 川断 防己 木瓜 薏苡仁 五加皮 细桑枝

【治法】除湿通络,利水消肿。

【主治】风温入络,四肢浮肿之痹症。

处方名:**乌头汤合防风汤加减**

【方药】熟首乌　制白术　粉萆薢　木瓜　防己　赤茯苓　黄檗　薏苡仁　秦艽

【治法】滋阴通络除湿。

【主治】阴虚挟湿,两膝肿痛之痹症。

处方名:**防风汤加减**

【方药】羚羊角　防风　归身　秦艽　桂枝　木瓜　片姜黄　白蒺藜

【治法】宣通理气。

【主治】风邪入络,四肢作痛之痹症。

处方名:**阳和汤加减**

【方药】熟地　枸杞子　归身　杜仲　川断　鹿角霜　牛膝炭　狗脊

【治法】温补肾阳。

【主治】水中无火,下体痹痛。

处方名:**白虎加桂枝汤加减**

【方药】桂枝　生石膏　防风　羌活　归身　蒺藜　片姜黄　威灵仙

【治法】清热通络,祛风除湿。

【主治】风湿化热,灼及经络,游走胀楚之行痹。

处方名:**防风汤加减**

【方药】桂枝　防风　羌活　归身　秦艽　半夏　片姜黄　白蒺藜

【治法】疏解止痛。

【主治】风入脉络,四肢酸痛之痹症。

处方名:**黄连温胆汤加减**

【方药】半夏　黄连　茯神　枣仁　麦冬　广皮　石决明　甘草　鲜竹茹

【治法】交通阴阳,和胃降气。

【主治】阳不交阴,寤不成寐。

处方名:**黄连温胆汤合归脾汤加减**

【方药】黄连　麦冬　茯神　枣仁　石决明　郁金　柏子霜　半夏　橘红

【治法】苦泻佐以安神。

【主治】时或惊悸,深思郁结,阳不恋阴,夜不成寐。

处方名:**龙胆泻肝汤加减**

【方药】黄连　半夏　茯神　枣仁　郁金　白芍　胆草　石决明　山栀　橘红　竹茹

【治法】苦泄安神。

【主治】五火内炽,心烦头晕,卧不成寐。

处方名:**白虎汤合犀角地黄汤加减**

【方药】生石膏 知母 麦冬 丹皮 白芍 甘草 地骨皮 北沙参 石斛 芦根

【治法】清热养阴。

【主治】阴亏阳亢,呕恶烦渴,上中消之候。

处方名:**龙胆泻肝汤合涤痰汤加减**

【方药】羚羊角 半夏 麦冬 茯神 枣仁 郁金 石决明 白蒺藜 细菖蒲

【治法】先清后补。

【主治】肝郁气乱之癫痫。

处方名:**龙胆泻肝汤加减**

【方药】黄连 半夏 石决明 山栀 钩藤 陈皮 茯神 郁金 白蒺藜

【治法】清热泻火,化痰开窍。

【主治】肝胆郁热之癫痫。

处方名:**半夏厚朴汤加减**

【方药】半夏 干姜 茯苓 广陈皮 郁金 栝楼皮 延胡索 白芍

【治法】辛通止呕。

【主治】肝邪犯胃,脘痛彻背,甚则呕水之胃脘痛。

处方名:**柴胡疏肝散加减**

【方药】黄连 川楝子 延胡索 白芍 半夏 广陈皮 山栀 郁金 石决明 橘叶

【治法】苦泄辛辛通。

【主治】肝郁化火犯胃之脘痛。

处方名:**一贯煎合苏子降气汤加减**

【方药】归须 桃仁 瓦楞子 苏子 郁金 橘红 石决明 川楝子 延胡索 新绛

【治法】行气止痛,降气止咳。

【主治】胃脘作痛,久入络,近兼呛咳。

处方名:**吴茱萸汤加减**

【方药】姜半夏 吴茱萸 良姜 茯苓 桂枝 广陈皮 益智仁 白蔻仁

【治法】辛通止痛。

【主治】阳微浊逆,呕吐涎沫,频发胃痛。

处方名:**香砂六君子汤加减**

【方药】制白术 半夏曲 茯苓 干姜 益智仁 归身 焦白芍 广陈皮 制香附 砂仁

【治法】温通止痛。

【主治】脘痛食减,脉来细软,中阳失运之胃脘痛。

处方名:**四君子汤合理中丸加减**

【方药】制白术 党参 茯苓 干姜 肉桂 益智仁 白芍 炙甘草 郁金

【治法】温补止痛。

【主治】阳气失运,形衰脉弱,饮食减少,胃脘久痛。

处方名:**半夏厚朴汤加减**

【方药】栝楼 半夏 陈皮 苏子 郁金 延胡索 瓦楞子 白芍

【治法】用辛疏通。

【主治】痰瘀阻滞胃脘,频发中脘胀痛。

处方名:**龙胆泻肝汤加减**

【方药】川楝子 延胡索 半夏 广陈皮 白芍 栝楼皮 石决明 郁金 黑山栀 青橘叶

【治法】苦辛泄降。

【主治】肝阳逆犯胃络,中脘作痛。

处方名:**吴茱萸汤加减**

【方药】厚朴 干姜 吴茱萸 半夏 广陈皮 广木香 白蔻仁 栝楼皮

【治法】散寒温里,理气止痛。

【主治】客寒犯胃,腹痛不止。

处方名:**附子理中丸加减**

【方药】制白术 肉桂 炮姜 益智仁 半夏 陈皮 广木香 炙甘草

【治法】温里散寒。

【主治】腹痛脉微,阳气积衰之腹痛。

处方名:**枳实导滞丸加减**

【方药】制白术 制附子 大腹绒 炮姜炭 焦白芍 赤茯苓 新会皮 木香 砂仁

【治法】温通散寒。

【主治】宿痞侮中,腹痛作泻之腹痛。

处方名:**少腹逐瘀汤加减**

【方药】归身 桃仁 瓦楞子 郁金 延胡索 枳壳 栝楼皮 广陈皮 桂枝 新绛

【治法】辛通散寒。

【主治】胸腹作痛,络瘀所阻之腹痛。

处方名:**平胃理中汤加减**

【方药】生茅术 厚朴 桂枝 广陈皮 制半夏 赤茯苓 制川附 炮姜

【治法】温中理气散寒。

【主治】腹痛畏寒,阳微湿困之腹痛。

处方名:**柴胡疏肝散加减**

【方药】制白术 熟地 附子 炮姜 广陈皮 半夏 紫石英 郁金 炒白芍

【治法】疏肝理气止痛。

【主治】上逆嗳气,木强侮土,绕脐腹痛。

处方名:**温脾汤加减**

【方药】生白术 制厚朴 橘红 半夏 赤茯苓 石斛 栝楼皮 广藿梗 炒苏子

【治法】温中补虚,祛湿化痰。

【主治】中虚积湿,多痰腹痛。

处方名:**秦艽鳖甲汤加减**

【方药】制首乌 炙鳖甲 银柴胡 丹皮 狗脊 淮山药 秦艽 归身 川断

【治法】清虚热止痛。

【主治】虚损内热腰痛。

处方名:**右归丸加减**

【方药】熟地 枸杞子 归身 川断 杜仲 沙蒺藜 狗脊 鹿角霜 胡桃肉

【治法】温补止痛。

【主治】腰痛脉虚,肾阳不足。

处方名:**肾气丸加减**

【方药】制白术 熟地 枸杞子 归身 小茴香 附子 淡苁蓉 狗脊 紫石英

【治法】温补止痛。

【主治】下焦阳气不运,腰背作痛,少腹结瘕。

处方名:**归丸加减**

【方药】制首乌 丹皮 枸杞子 沙苑子 龟板 冬桑叶 女贞子 石决明 穞豆衣

【治法】养阴止痛。

【主治】肝肾并亏,腰痛目昏。

处方名:**牡蛎散加减**

【方药】生黄芪 熟首乌 女贞子 茯神 穞豆衣 生白芍 牡蛎 黄菊 枸杞子

【治法】表里兼顾。

【主治】卫阳虚而营阴损,头汗畏风,不时作痛。

处方名:**八珍汤加减**

【方药】生黄芪 熟地 阿胶 归身 白芍 茯神 女贞子 杭菊 牡蛎

【治法】补益气血,祛风止痛。

【主治】气血俱虚,畏风头痛。

处方名:**羚角钩藤汤加减**

【**方药**】熟首乌 生鳖甲 丹皮 归身 柏子仁霜 牡蛎 白芍 甘菊 桑叶

【**治法**】祛风理气止痛。

【**主治**】肝肠化风,上冒头巅作痛。

处方名:**柴胡疏肝散加减**

【**方药**】柴胡 黑山栀 连翘 郁金 栝楼皮 石决明 赤芍 广陈皮 木通

【**治法**】清疏止痛。

【**主治**】少阳郁热,头痛膈胀。

处方名:**天麻钩藤饮加减**

【**方药**】羚羊角 半夏 橘红 杏仁 川贝 麦冬 石决明 天麻 钩藤

【**治法**】平肝潜阳,清火息风。

【**主治**】头晕脉滑,内风挟痰之眩晕。

处方名:**半夏白术天麻汤加减**

【**方药**】半夏 陈皮 茯苓 白芍 石决明 石斛 黑山栀 白蒺藜

【**治法**】化痰祛湿,健脾和胃。

【**主治**】肝风犯胃,头晕呕恶之眩晕。

处方名:**羚角钩藤汤加减**

【**方药**】制首乌 半夏 橘红 黑山栀 甘菊 茯神 白蒺藜 石决明 冬桑叶

【**治法**】先清后补。

【**主治**】肝风挟痰,头晕耳鸣之眩晕。

处方名:**羚角钩藤汤加减**

【**方药**】生地 丹皮 白芍 钩藤 甘菊 茯神 石决明 稽豆衣 冬桑叶

【**治法**】调理阴阳,清热化风。

【**主治**】阴亏阳亢,头晕耳鸣之眩晕。

处方名:**天麻钩藤饮加减**

【**方药**】羚羊角 半夏 广陈皮 茯苓 石决明 山栀 白蒺藜 天麻 牛膝

【**治法**】平肝潜阳,清火息风。

【**主治**】上盛下虚,肝火挟痰,头晕呕恶之眩晕。

处方名:**牡蛎散加减**

【**方药**】制白术 熟地 枸杞子 茯神 陈皮 枣仁 煨天麻 五味子 牡蛎

【**治法**】息风潜阳。

【**主治**】头晕自汗,阳不恋阴之眩晕。

处方名:**羚角钩藤汤加减**

【方药】熟地 枸杞子 归身 白芍 茯神 牛膝炭 橘白 牡蛎 炙龟板 冬桑叶 甘菊花

【治法】滋补肝肾。

【主治】烦劳头晕,水不函木,厥阴化风之眩晕。

处方名:**羚角钩藤汤加减**

【方药】羚羊角 连翘 石决明 夏枯草 薄荷 黑山栀 白蒺藜 甘菊 冬桑叶

【治法】辛凉清窍。

【主治】郁火上蒙清窍,耳鸣目昏。

处方名:**龙胆泻肝汤加减**

【方药】羚羊角 黑栀 龙胆草 连翘 蒺藜 甘草 石决明 牛膝 夏枯草 鲜荷叶

【治法】潜阳息风。

【主治】阳郁火上炎所致,头鸣不息,耳窍出水。

处方名:**银翘散加减**

【方药】苍耳子 薄荷 牛蒡子 白芷 连翘 地丁茶 辛夷 蔓荆子 荷叶

【治法】辛散通窍。

【主治】风热烁脑而液下渗之鼻窍不通,并多浊涕。

处方名:**青蒿鳖甲汤加减**

【方药】青蒿 青鳖甲 桑叶 黑栀 丹皮 地丁茶 石决明 夏枯草 生甘草

【治法】息风通窍。

【主治】胆热移脑之鼻窍不通。

处方名:**六味地黄丸加减**

【方药】制首乌 炙鳖甲 牛膝炭 地骨皮 白芍 夏枯草 牡蛎 丹皮 元参 茅根肉

【治法】育阴潜阳。

【主治】水亏火动,头晕鼻衄。

处方名:**桑杏汤加减**

【方药】桑叶 丹皮 麦冬 地骨皮 橘红 知母 北沙参 石决明 杏仁

【治法】清解止血。

【主治】肝肺郁热,鼻衄咳呛。

处方名:**知柏地黄丸加减**

【方药】大生地 丹皮 元参 黄檗 茯神 知母 牛膝 龟板 女贞子 侧柏叶炭

【治法】滋阴清热。

【主治】阴亏阳亢之鼻衄。

处方名:**龙胆泻肝汤加减**

【**方药**】羚羊角 杭甘菊 香青蒿 辛夷 山栀 龙胆草 石决明 粉丹皮 苦丁茶 荷边

【**治法**】辛凉清热。

【**主治**】胆热移脑,鼻流秽涕。

处方名:**六味地黄丸加减**

【**方药**】生地炭 丹皮 白芍 茯苓 泽泻 薏苡仁 炙鳖甲 广陈皮 血余炭

【**治法**】滋阴清热,凉血止血。

【**主治**】阴虚内热之鼻衄。

处方名:**清燥救肺汤加减**

【**方药**】黄连 阿胶 鸡子黄 麦冬 橘红 川贝 北沙参 人中白 杏仁 枇杷叶

【**治法**】清热生津。

【**主治**】木火刑金,咽痛失音,咳呛不爽。

处方名:**桑杏汤加减**

【**方药**】冬桑叶 阿胶 杏仁 麦冬 枇杷叶 人中白 橘红 沙参 百合 生鸡子黄

【**治法**】清热润燥。

【**主治**】气分燥,津液亏,咽干失音。

处方名:**二陈汤合麦冬汤加减**

【**方药**】金沸草 苏子 杏仁 石决明 橘红 天竺黄 桔梗 麦冬 生甘草

【**治法**】清火祛痰。

【**主治**】肝火挟痰,咽关哽塞。

处方名:**龙胆泻肝汤加减**

【**方药**】黄连 龙胆草 飞青黛 人中白 北沙参 丹皮 麦冬 元参 甘草 桑叶

【**治法**】清热泻肝。

【**主治**】肝火上炎,咽干微痛,蒂丁下坠。

处方名:**大补阴丸加减**

【**方药**】羚羊角 丹皮 知母 麦冬 元参 甘草 桔梗 青黛 桑叶

【**治法**】清肝补肾。

【**主治**】肾肝阴亏咽,生乳娥。

处方名:**六味地黄丸加减**

【**方药**】生地 阿胶 北沙参 麦冬 女贞子 人中白 丹皮 元参 生甘草 鸡子黄

【**治法**】补肾滋阴。

【**主治**】水不胜火,咽喉痛痹。

处方名:**大定风珠汤加减**

【方药】黄连 阿胶 人中白 牡蛎 元参 甘草 飞青黛 稽豆衣 牛膝炭 青盐

【治法】滋肾阴,化肝风。

【主治】肾阴亏而肝阳化风之咽喉痛。

处方名:**六磨汤加减**

【方药】制大黄 黄连 全栝楼 归身 川楝子 小茴香 炒牛膝 车前子 青皮 通草

【治法】苦泄通便。

【主治】肝胃郁热,少腹膨痛,二便不通。

处方名:**麻子仁丸加减**

【方药】熟地 制川附 枸杞 归身 牛膝 广陈皮 淡苁蓉 紫石英 郁李仁 松子仁

【治法】温润通便。

【主治】下焦阳气失运,大便闭结。

处方名:**润肠丸加减**

【方药】生地 归身 郁李仁 柏子霜 黑脂麻 淡苁蓉 红花 紫石英 炙升麻

【治法】润肠通便。

【主治】脏液干枯,大便燥结。

处方名:**暖肝煎加减**

【方药】生茅术 桂枝 草薢 赤苓 青皮 橘核 川楝子 小茴香 木香

【治法】温通止痛。

【主治】湿浊下注,少腹作痛,阴囊坠胀疝气。

处方名:**玉屏风散加减**

【方药】生黄芪 防风 制白术 白芍 酸枣仁 云茯苓

【治法】固气敛汗。

【主治】气虚表弱,不时自汗。

处方名:**膈下逐瘀汤加减**

【方药】归须 红花 茺蔚子 延胡索 香附 川楝子

【治法】宣通止痛。

【主治】气分郁结,血不流行,经阻腹痛。

处方名:**归脾汤合加减**

【方药】阿胶 白芍 麦冬 北沙参 茯神 枣仁 煅牡蛎 川贝 广陈皮

【治法】养血疏肝祛风。

【主治】身心过劳,月事反旺,血不荣肝之腹痛。

处方名:**清营汤加减**

【方药】西洋参 阿胶 丹皮 白芍 茯神 丹参 生地 麦冬 乌贼骨

【治法】滋补止痛。

【主治】经下颇多,心烦口渴,阴亏阳亢,六脉不静之腹痛。

处方名:**逍遥散加减**

【方药】制白术 茯神 归身 白芍 香附 艾绒 官桂 乌贼骨 广陈皮

【治法】调治肝胃。

【主治】带下不已,中虚挟湿,清不胜浊,经期腹痛。

处方名:**香苏散合温经汤加减**

【方药】制白术 当归 红花 茯苓 苏梗 制香附 艾叶 茺蔚子

【治法】调气和血止痛。

【主治】肝强脾弱,胸腹作胀,癸水不行,脉来细软。

处方名:**血府逐瘀汤加减**

【方药】当归 红花 丹参 延胡索 茺蔚子 青皮 紫石英 苏梗 泽兰

【治法】行气活血,祛瘀通经。

【主治】败瘀阻络,经闭腹痛。

处方名:**两地汤加减**

【方药】党参 生地 阿胶 麦冬 白芍 乌贼骨 茯神 沙苑子 血余炭

【治法】滋阴清热,固崩止血。

【主治】阴虚内热,经漏淋漓。

处方名:**理中丸合暖肝煎加减**

【方药】党参 肉桂 制香附 归身 小茴香 广陈皮 紫石英 艾绒

【治法】温通消症。

【主治】产后结瘕,少腹胀痛,肝肾络虚。

处方名:**生化汤加减**

【方药】当归 肉桂 艾绒 茺蔚子 延胡索 青皮 小茴香 五灵脂 木香

【治法】温经活血化瘀。

【主治】小产后结瘕腹痛,营络虚寒,恶露未净。

处方名:**当归建中汤加减**

【方药】党参 制白术 茯苓 广陈皮 归身 炙甘草 鹿角霜 制香附 炒白芍

【治法】温补止痛。

【主治】带下腹痛,脉来细软,阴虚及阳。

处方名:**十补汤加减**

【方药】熟地 制白术 茯神 枣仁 归身 白芍 杜仲 白薇 狗脊

【治法】补益气血。

【主治】经漏后脉络空虚,心悸头晕,筋骨痿软。

处方名:**参苓白术散加减**

【方药】炙黄芪 制白术 五味子 麦冬 淮山药 炙甘草 茯神 枣仁 枸杞子 橘红
红枣

【治法】补中益气止泻。

【主治】产后虚泻,自汗不止。

处方名:**逍遥散加减**

【方药】生地 归身 茯神 白芍 枣仁 乌贼骨 香附 沙苑子 白薇 湘莲肉

【治法】调经行气,疏肝止痛。

【主治】月事不调,腰腹作痛,肝气郁而营络伤。

处方名:**清热固经汤加减**

【方药】熟地 制白术 归身 白芍 香附 沙苑子 杜仲 乌贼骨 茯神 湘莲肉

【治法】清热凉血,固冲止血。

【主治】淋带不止,月事大下,冲任络伤。

处方名:**补中益气汤合麦冬汤加减**

【方药】生黄芪 阿胶 沙参 麦冬 橘白 茯神 丹皮 紫菀 炙鳖甲 枇杷叶

【治法】补虚滋阴,降逆生津。

【主治】类疟久缠,咳逆咽干,延至经停,失血后病转甚。

处方名:**逍遥丸加减**

【方药】柴胡 制白术 归身 白芍 茯神 郁金 广陈皮 制香附 紫石英

【治法】健中疏肝。

【主治】中虚肝郁,腹胀食减,色脉少神。

处方名:**防风汤合杏苏散加减**

【方药】防风 荆芥 前胡 桔梗 枳壳 牛蒡子 苦杏仁 新会皮 连翘

【治法】辛凉解散。

【主治】寒热头胀,胸闷咳逆。

处方名:**半夏厚朴汤加减**

【方药】羌活 防风 苏叶 桔梗 厚朴 半夏 广陈皮 杏仁 老姜 葱白

【治法】辛温解散。

【主治】恶寒发热,头痛身疼,脘闷无汗,脉来弦紧。

处方名:**杏苏散加减**

【**方药**】苏叶　防风　羌活　厚朴　半夏　淡豆豉　广陈皮　枳壳　杏仁　生姜皮

【**治法**】温经散表。

【**主治**】风寒伤卫,邪势头胀。

处方名:**杏苏散加桂枝汤加减**

【**方药**】桂枝　防风　羌活　苏梗　厚朴　茅术　半夏　陈皮　杏仁　老姜皮

【**治法**】发汗解表。

【**主治**】邪伤阳经,形寒身热,头痛脘闷,舌白脉紧。

处方名:**柴葛解肌汤加减**

【**方药**】柴胡　葛根　淡豆豉　大力子　杏仁　连翘　枳壳　桔梗　栝楼仁

【**治法**】解肌发汗。

【**主治**】春温发热,头胀胸闷,舌布白苔,脉来弦动。

处方名:**玉女煎加减**

【**方药**】鲜生地　石膏　知母　花粉　麦冬　丹皮　生白芍　连翘　甘草　芦根

【**治法**】清热滋阴。

【**主治**】温热伤阴,舌红脉数。

处方名:**青蒿鳖甲汤加减**

【**方药**】鲜石斛　炙鳖甲　丹皮　知母　穞豆衣　天花粉　薏苡仁　白芍　广陈皮　冬桑叶
　　　　鲜竹茹

【**治法**】滋阴清热。

【**主治**】温邪留恋,汗出不解,阴液亏损。

处方名:**陶氏黄龙汤加减**

【**方药**】参须　制锦纹　元明粉　枳实　厚朴　甘草　桔梗　全栝楼　归身

【**治法**】攻下通便,补气养血。

【**主治**】温热内馅,四肢厥冷。

处方名:**杏苏散和二陈汤加减**

【**方药**】荆芥穗　葛根　淡豆豉　杏仁　桔梗　连翘　大力子　枳壳　广陈皮　生姜

【**治法**】辛散止咳。

【**主治**】冬温乘阴虚而发,身热不解,脘闷咳逆,舌白脉弦。

处方名:**藿香正气散加减**

【**方药**】半夏　广陈皮　赤茯苓　栝楼皮　厚朴　白蔻仁　霍梗　佩兰　滑石　甘草

【**治法**】清暑化湿。

【**主治**】暑湿伤气分,脘闷腹痛,上吐下泻,四肢厥冷,舌腻。

处方名:**藿香正气散合银翘散加减**

【方药】香薷 藿梗 大豆卷 滑石 甘草 白蔻仁 赤茯苓 连翘 杏仁 银花 佩兰 鲜荷叶

【治法】清上焦,解风热。

【主治】身热头胀,脘闷烦渴。

处方名:**藿香正气散加减**

【方药】香薷 荆芥 桔梗 枳壳 大杏仁 藿梗 半夏 广陈皮 鲜荷叶

【治法】辛解解暑。

【主治】暑风伤肺,发热汗少,头胀咳呛,舌布白苔,脉弦数。

处方名:**香薷饮加减**

【方药】薄荷 香薷 杏仁 桔梗 连翘 杜藿香 桑白皮 橘红 滑石 甘草 丝瓜叶

【治法】辛凉解散。

【主治】暑风外袭,身热头痛咳呛。

处方名:**青蒿鳖甲汤加减**

【方药】青蒿 炙鳖甲 桑叶 丹皮 花粉 广陈皮 鲜石斛 绿豆皮 鲜佛手

【治法】和解少阳。

【主治】脉弦数,暮热朝凉,汗解渴饮。

处方名:**半夏厚朴汤加减**

【方药】半夏 淡黄芩 知母 花粉 厚朴 草果 乌梅肉

【治法】调和阴阳。

【主治】脘膈痞结,中焦受邪。

处方名:**龙胆泻肝汤加减**

【方药】黄连 半夏 青黛 山栀 石决明 栝楼皮 郁金 菖蒲 炒远志

【治法】苦泄湿热,养肝清心。

【主治】肝胆郁热诸证。

处方名:**六味地黄丸加减**

【方药】制白术 熟地 枸杞 龟板 归身 川断 狗脊 紫河车

【治法】补肝肾,强筋骨。

【主治】筋痿足废,胸背高凸。

处方名:**青蒿鳖甲汤加减**

【方药】制首乌 炙鳖甲 北沙参 茯苓 地骨皮 石斛 半夏曲 广陈皮 山药

【治法】补脾肾,清虚热。

【主治】先后天俱亏,内热自生,饮食少进。

处方名:**大秦艽汤加减**

【方药】鲜生地　丹皮　归身　薏苡仁　赤芍　生甘草　桑叶　秦艽　知母

【治法】清热凉血。

【主治】肌肤燥裂,六脉弦数,血流脉外。

处方名:**十补丸加减**

【方药】制白术　党参　枣仁　茯神　炙甘草　半夏　鹿角霜　归身　枸杞子

【治法】温补气血。

【主治】右半身不遂,脉来虚软之中风。

处方名:**一贯煎加减**

【方药】熟地　枸杞　归身　红花　川断　枣仁　淡苁蓉　柏子霜　茯神　细桑枝

【治法】柔肝养营。

【主治】阴液亏而内风煽烁之中风。

处方名:**大补阴丸加减**

【方药】党参　熟地　枸杞子　归身　川断　茯苓　柏子霜　女贞子　炙龟板

【治法】清热滋阴。

【主治】阴虚偏枯,内热脉数之中风。

处方名:**十补丸加减**

【方药】生白术　熟地　枸杞子　川断　杜仲　木瓜　鹿角霜　五加皮　赤茯苓　油松节

【治法】养营祛湿,舒筋活络。

【主治】右膝肿痛,筋拘不仁之中风。

处方名:**桑枝汤加减**

【方药】党参　茅术　半夏　广陈皮　归身　白蒺藜　郁金　苏子　细桑枝

【治法】疏气涤痰。

【主治】舌本不利,四末不仁,气郁挟痰之中风。

处方名:**二陈汤合活络汤加减**

【方药】制白术　茅术　半夏　橘红　枸杞子　茯苓　归身　姜黄　鹿角胶　桑枝　丝瓜络

【治法】燥湿涤痰,佐以活络。

【主治】右肢偏废之中风。

处方名:**二陈汤加桂枝加减**

【方药】生白术　归身　桂枝　半夏　橘红　茯苓　片姜黄　远志　明天麻

【治法】补气化痰通络。

【主治】肢麻言蹇,脉来无力之中风。

处方名:**归脾汤加减**

【方药】制首乌 归身 枸杞子 枣仁 茯神 川断 明天麻 牛膝炭 柏子仁

【治法】滋补阴血。

【主治】心悸骨痛,筋惕肉瞤,血虚风动之中风。

处方名:**十全大补汤加减**

【方药】党参 熟地 归身 枸杞子 淡苁蓉 茯苓 柏子霜 天麻 牛膝炭

【治法】补益气血。

【主治】统体麻木,血虚风动之中风。

处方名:**四物汤合桑菊饮加减**

【方药】制首乌 归身 女贞子 麦冬 石决明 白蒺藜 甘菊 桑叶 白芍

【治法】养营息风。

【主治】厥阳化风上冒,头晕目昏,血虚肝旺。

处方名:**半夏竹茹汤加减**

【方药】羚羊角 龙胆草 半夏 知母 茯神 广皮 石决明 郁金 甘草 竹茹

【治法】苦泄息风。

【主治】膈胀呕恶,饮食顿减,肝风犯胃。

处方名:**天麻钩藤饮加减**

【方药】黄连 制首乌 郁金 茯神 枣仁 麦冬 川贝 石决明 牛膝 冬桑叶

【治法】苦泄息风。

【主治】心嘈不寐,兼四肢发麻,肝郁生风。

处方名:**天王补心丹加减**

【方药】熟地 归身 茯神 枣仁 麦冬 柏子霜 石决明 白蒺藜 甘菊 冬桑叶

【治法】息风养心安神。

【主治】头晕心悸,六脉不静,虚风内动。

处方名:**羚角钩藤汤加减**

【方药】羚羊角 半夏 橘红 麦冬 川贝 钩藤 石决明 杏仁 杭菊

【治法】柔肝息风。

【主治】头晕多痰,肝风内扇,脉情滑大。

处方名:**酸枣仁汤加减**

【方药】黄连 半夏 麦冬 枣仁 茯神 郁金 丹参 龙齿 橘叶 竹茹 柏子霜

【治法】疏肝化风,清心安神。

【主治】心烦不寐,惊悸神呆,肝郁生风。

处方名:**川贝枇杷汤加减**

【方药】阿胶 北沙参 川贝 橘白 枣仁 茯神 女贞子 牡蛎 炒牛膝 枇杷叶

【治法】补虚止血。

【主治】失血后,水亏火动,气喘呛脉来细数。

处方名:**一贯煎加减**

【方药】炙黄芪 熟地 沙参 麦冬 女贞子 橘白 淮山药 茯神 枣仁 枇杷叶

【治法】滋阴清热,降逆止咳。

【主治】朝凉暮热,气逆咳呛之虚劳。

处方名:**参苓白术散加减**

【方药】黄芪 制白术 茯苓 炙甘草 扁豆 薏苡仁 北沙参 淮山药 橘白 建莲肉

【治法】止血补血,健脾止泻。

【主治】咳血久缠,食减便溏,阴损及阳之虚劳。

处方名:**八珍散加减**

【方药】党参 白术 五味子 麦冬 枸杞子 茯苓 橘白 淮山药 牡蛎

【治法】补虚止血,降逆止咳。

【主治】积劳内伤,咯血延至气喘,脉来软弱。

处方名:**参苓白术散加减**

【方药】党参 白术 阿胶 茯苓 炙甘草 甘枸杞 山药 沙参 橘白 红枣

【治法】补土生金。

【主治】咯血便溏,六脉无力之虚劳。

处方名:**加味肾气丸加减**

【方药】党参 熟地 阿胶 麦冬 北沙参 茯神 枣仁 牡蛎 牛膝 陈皮

【治法】补虚止血养血。

【主治】劳倦内伤,咳呛失血,肢体委顿,烦渴少寐之虚劳。

处方名:**四君子汤合右归丸加减**

【方药】党参 制白术 茯苓 枣仁 枸杞子 橘白 淮山药 菟丝子 薏苡仁 桑叶 红枣

【治法】扶阳生阴。

【主治】失血后咳呛便溏之虚劳。

处方名:**参苓白术散加减**

【方药】党参 制白术 阿胶 枸杞子 茯神 枣仁 牡蛎 橘白 麦冬 建莲肉

【治法】补益气血,固精止遗。

【主治】遗精咯血,脉络空虚,腰背作痛,神色恍白之虚劳。

处方名:**牡蛎散加减**

【方药】炙黄芪 熟地 枸杞子 麦冬 茯神 枣仁 橘白 牡蛎 五味子 淮小麦

【治法】潜阳摄阴。

【主治】失血后咳逆自汗,脉数无力之虚劳。

处方名:**滋阴汤加减**

【方药】西洋参 阿胶 沙参 丹皮 麦冬 玉竹 人中白 橘白 桑叶 枇杷叶 生藕

【治法】清上纳下。

【主治】咳呛失音,痰中带血,无梦遗精,腰背胀痛之虚劳。

处方名:**参芩白术散加减**

【方药】党参 制白术 阿胶 麦冬 茯神 枣仁 五味子 淮山药 橘白

【治法】补肝肾,健脾胃,益气止咳。

【主治】咯血气喘,寒热便溏之虚劳。

处方名:**川贝枇杷汤加减**

【方药】薏苡仁 北沙参 人中白 阿胶 生蛤壳 百合 橘白 川贝 桑叶 枇杷叶

【治法】清解虚热,止血止疼。

【主治】咯血咽痛,恶风内热,阴阳并亏之虚劳。

处方名:**参芩白术散加减**

【方药】炙黄芪 制白术 五味子 炒薏苡仁 川贝母 橘白 茯苓 红枣 麦冬 桑叶

【治法】养血止血,健脾止泻。

【主治】咯血便溏之虚劳。

处方名:**参芩白术散合牡蛎散加减**

【方药】熟地 制白术 枸杞子 沙参 橘白 茯神 淮山药 牡蛎 川贝 冬桑叶

【治法】止血补血。

【主治】失血后咳逆不休,兼有寒热,六脉虚数。

处方名:**麦味地黄丸加减**

【方药】制白术 炙黄芪 菟丝子 山药 白芍 五味子 茯神 枣仁 红枣

【治法】温补脾肾,止泻降逆。

【主治】便溏下血,脾肾两亏,气逆自汗,六脉无力之虚劳。

处方名:**桑杏汤加减**

【方药】冬桑叶 薄荷 象贝 广陈皮 杏仁 桔梗 半夏 枳壳 花粉 冬瓜子

【治法】辛凉解散。

【主治】风温伤肺,咳呛多痰。

处方名:**泻白散加减**

【方药】桑白皮 地骨皮 杏仁 花粉 川贝 薏苡仁 橘红 马兜铃 冬瓜子 枇杷叶

【治法】清肺热痰,降逆化痰。

【主治】风温干肺,气逆咳呛,痰多色黄,脉来右寸浮大之咳嗽。

处方名:**清燥救肺汤加减**

【方药】桑叶 地骨皮 川贝 沙参 花粉 甘草 薏苡仁 冬瓜子 枇杷叶

【治法】清肺泻热,降逆化痰。

【主治】风温化燥,咳逆喉痒之咳嗽。

处方名:**大定风珠汤加减**

【方药】紫菀 阿胶 麦冬 沙参 川贝 人中白 薏苡仁 橘红 生鸡子白

【治法】止血清热凉血。

【主治】血溢后,咳呛不止,咽痛失音,六脉弦数之咳嗽。

处方名:**大定风珠汤加减**

【方药】黄连 阿胶 麦冬 北沙参 知母 橘白 石决明 人中白 生鸡子黄 枇杷叶

【治法】清热疏郁滋阴。

【主治】七情郁结,燥火内燃,咳逆咽干,脉弦大之咳嗽。

处方名:**固阴汤加减**

【方药】生黄芪 阿胶 北沙参 知母 麦冬 贝母 淮山药 橘白 桑叶 红枣

【治法】固表育阴。

【主治】久咳不已,畏风脉数之咳嗽。

处方名:**杏苏散加减**

【方药】旋覆花 苏子 半夏 橘红 川贝 郁金 杏仁 冬瓜子 石决明 桑叶

【治法】清肝泄肺。

【主治】咳呛膈痛,脉来弦数,肝热射肺之咳嗽。

处方名:**川贝枇杷汤加减**

【方药】熟地 枸杞 北沙参 川贝 麦冬 橘白 生蛤壳 人中白 枇杷叶 生鸡子黄

【治法】清热补肺止咳。

【主治】久咳不已,咽痛失音,虚火刑金之咳嗽。

处方名:**大生地汤加减**

【方药】大生地 沙参 麦冬 橘白 茯神 牛膝 炙龟板 女贞子 川贝 冬桑叶

【治法】补肺肾止咳。

【主治】嗽久腰软,水亏火动之咳嗽。

处方名:**补中益气汤加减**

【方药】制白术 沙参 麦冬 川贝 橘白 茯神 淮山药 薏苡仁 枣仁

【治法】补土生金。

【主治】脾气虚而津不上布,久咳不已,色脉少神之咳嗽。

处方名:**六君子汤加减**

【方药】制白术 茯苓 半夏 广陈皮 苏子 甘草 杏仁 薏苡仁

【治法】补中降逆化痰。

【主治】咳逆多痰,脉来弱软,中气虚而积饮上泛之咳嗽。

处方名:**六君子汤加减**

【方药】熟地 茯苓 橘红 沙参 麦冬 百合 炙龟板 生蛤壳 枇杷叶

【治法】补益肺肾,滋阴止咳。

【主治】久咳形衰,脉弱神疲,肺肾两亏之咳嗽。

处方名:**旋覆代赭汤加减**

【方药】旋覆花 代赭石 杜苏子 苦杏仁 橘红 牛膝 川贝母 郁金 冬桑叶

【治法】清泻肝火,宣肺化痰。

【主治】肝火刑金,痰嗽不爽,六脉弦之咳嗽。

处方名:**六味地黄丸加减**

【方药】炙黄芪 熟地 川贝 茯神 麦冬 橘白 北沙参 淮山药 牡蛎 枇杷叶

【治法】育阴潜阳,止咳降逆。

【主治】久咳不已,呕逆自汗,阴损及阳。

处方名:**四君子汤合二陈汤加减**

【方药】党参 制白术 熟地 甘枸杞 川贝母 杏仁 橘白 牡蛎 茯神

【治法】温阳化饮止咳。

【主治】远年久嗽,色脉少神,脾肾虚而水犯之咳嗽。

处方名:**六君子加减**

【方药】党参 制白术 半夏 茯神 橘白 麦冬 川贝 薏苡仁 石决明

【治法】调补肺肾,止嗽止呕。

【主治】久嗽欲呕之咳嗽。

处方名:**育阴汤加减**

【方药】熟地 北沙参 紫菀 麦冬 橘白 百合 人中白 炙龟板 枇杷叶

【治法】滋阴止咳止痛。

【主治】肝肾阴亏,久嗽咽痛,脉来细数之咳嗽。

处方名: **橘皮竹茹汤加减**

【方药】生地　熟地　麦冬　枣仁　茯神　牡蛎　橘红　枇杷叶　竹茹

【治法】清热止咳。

【主治】内热久呛,心烦少寐,肉削神衰之咳嗽。

处方名: **六味地黄丸合四君子汤加减**

【方药】制白术　熟地　枸杞子　茯苓　山药　橘白　川贝　麦冬　玉竹

【治法】补脾肾止嗽。

【主治】久嗽脉弱,先后天俱亏之咳嗽。

处方名: **麦冬汤加减**

【方药】麦冬　沙参　甘草　薏苡仁　川贝　橘白　石斛　人中白　桑叶　红枣

【治法】生津止咳。

【主治】久嗽咽干,肺胃津亏之咳嗽。

处方名: **清燥救肺汤加减**

【方药】冬桑叶　阿胶　麦冬　川贝　杏仁　石决明　郁金　人中白　枇杷叶

【治法】泻肝润肺止咳。

【主治】久嗽不已,咽干作痛,肝风炽而肺阴伤之咳嗽。

处方名: **麻杏石甘汤加减**

【方药】麻黄　杏仁　石膏　甘草　桔梗　马兜铃　郁金　射干　桑叶　枇杷叶　鸡子黄

【治法】发汗散邪,兼清里热。

【主治】嗽久失音,舌红脉弦之咳嗽。

处方名: **桑杏汤加减**

【方药】桑白皮　地骨皮　丹皮　川贝　知母　杏仁　橘红　生薏苡仁　冬瓜子　茅根肉

【治法】清热润肺,宁络止血。

【主治】咳痰带血,六脉洪大之吐血。

处方名: **泻白散加减**

【方药】桑叶　地骨皮　北沙参　麦冬　知母　花粉　川贝　茜草　郁金

【治法】清上焦热。

【主治】咳频震络,络伤而痰带血出,脉来弦大之吐血。

处方名: **犀角地黄汤加减**

【方药】犀角　鲜生地　丹皮　麦冬　知母　丹参　茜草　牛膝　生白芍

【治法】清热凉血。

【主治】咳逆见红,脉来洪大,肺胃迫血妄行。

处方名:**血府逐瘀汤加减**

【**方药**】归须 桃仁 苏子 郁金 丹参 石决明 茜草 牛膝炭 橘红

【**治法**】通络活血化瘀。

【**主治**】蓄血妄行,胸膈作痛,脉来弦大之吐血。

处方名:**加味清胃散合六味地黄丸加减**

【**方药**】生地 丹皮 阿胶 麦冬 牛膝 沙参 石决明 橘红 茜草 冬桑叶

【**治法**】清热凉血,益气摄血。

【**主治**】咳逆伤络,失血膈痛,病久脉虚之吐血。

处方名:**茜根散加减**

【**方药**】黄连 阿胶 丹皮 丹参 茜草 生白芍 石决明 旱墨莲 牛膝

【**治法**】清热止血。

【**主治**】热逼阳络,血溢颇多,脉来数大之吐血。

处方名:**桑杏汤加减**

【**方药**】桑叶 地骨皮 杏仁 麦冬 川贝 郁金 茜草 生蛤壳 紫菀 薏苡仁

【**治法**】清热润肺止咳。

【**主治**】上焦郁热,嗽血多痰,六脉弦紧之吐血。

处方名:**桑杏汤加减**

【**方药**】紫菀 阿胶 丹皮 茜草 麦冬 北沙参 川贝 薏苡仁 橘红

【**治法**】清热润肺。

【**主治**】久嗽见红,脉来细数之吐血。

处方名:**清胃散合六味地黄丸加减**

【**方药**】生地 丹皮 沙参 麦冬 橘红 石决明 牛膝 女贞子 旱墨莲

【**治法**】清热凉血止血。

【**主治**】三载血发,火动络伤之吐血。

处方名:**六味地黄丸合杏苏散加减**

【**方药**】生地 丹皮 橘红 苏子 牛膝 龟板 生白芍 女贞子 石决明

【**治法**】滋阴降火,凉血止血。

【**主治**】阴不恋阳,咳血脉数之吐血。

处方名:**百合固金汤加减**

【**方药**】党参 阿胶 枣仁 茯神 麦冬 橘白 北沙参 牡蛎 牛膝 枇杷叶

【**治法**】滋阴润肺,宁络止血。

【**主治**】内伤失血,气喘脉数之吐血。

处方名:**四物汤加减**

【方药】党参 熟地 阿胶 枣仁 白芍 胡桃肉 牛膝 紫石英 牡蛎

【治法】补益肝肾,引阳下纳。

【主治】失血过多,营络空,胁肋动,行走喘促之吐血。

处方名:**犀角地黄汤加减**

【方药】熟地 阿胶 枸杞子 茯神 枣仁 紫石英 沙参 麦冬 橘红 枇杷叶

【治法】清上纳下。

【主治】气冲络伤,失血咳呛之吐血。

处方名:**犀角地黄汤合牡蛎散加减**

【方药】熟地 丹皮 阿胶 沙参 麦冬 煅牡蛎 橘红 山药 茯神

【治法】清上纳下。

【主治】失血后咳逆不已,阴损及阳之吐血。

处方名:**右归丸合二陈汤加减**

【方药】熟地 枸杞子 归身 川断 龟板 北沙参 薏苡仁 麦冬 橘白 枇杷叶

【治法】补肾纳气止嗽。

【主治】久嗽见红,继以足痿,上盛下虚之吐血。

处方名:**人参养荣汤加减**

【方药】西党参 阿胶 白芍 枣仁 麦冬 橘白 牛膝 枸杞 云茯苓

【治法】急宜进补止血。

【主治】血症频发,延至心悸不安,遍体作痛之吐血。

处方名:**龙胆泻肝汤加减**

【方药】制洋参 白芍 石决明 茜草 丹参 苏子 郁金 茯苓 牛膝炭 生藕

【治法】清热疏肝,凉血止血。

【主治】肝气久郁,络伤血溢之吐血。

处方名:**补阴丸合牡蛎散加减**

【方药】炙黄芪 熟地 枸杞子 茯神 枣仁 麦冬 淮山药 橘白 牡蛎 红枣

【治法】甘温纳补。

【主治】大失血后,阴损及阳,色脉少神之吐血。

处方名:**一贯煎加减**

【方药】生黄芪 熟地 枸杞子 沙参 麦冬 茯神 苏子 牛膝 橘白

【治法】补虚止血,降逆止咳。

【主治】失血后,咳逆不已,频发寒热,表里俱虚之吐血。

处方名：**参苓白术散加减**

【**方药**】党参 制白术 茯苓 沙参 麦冬 山药 金樱子 女贞子 橘白

【**治法**】滋阴补气止血。

【**主治**】失血后，延至咳呛遗泄溏之吐血。

处方名：**茜根散加减**

【**方药**】苏子 郁金 丹参 茜草 丹皮 牛膝炭 橘红

【**治法**】清热凉血，降逆止咳。

【**主治**】努力络伤，膈痛咯血。

处方名：**犀角地黄汤合贝母栝楼散加减**

【**方药**】羚羊角 桑叶 丹参 丹皮 川贝 橘白 石决明 薏苡仁 黑山栀

【**治法**】清热理气止血。

【**主治**】咳呛失血，肝肺郁热之吐血。

处方名：**犀角地黄汤合三七粉加减**

【**方药**】犀牛尖 制川军 茜草 丹皮 郁金 橘红 苏子 石决明 牛膝炭 参三七

【**治法**】清热泻火，凉血止血。

【**主治**】骤然咯血，膈闷头疼，举动喘促，脉来洪数之吐血。

处方名：**归丸加减**

【**方药**】熟地 阿胶 茯神 枣仁 丹皮 牛膝炭 丹参 女贞子 远志

【**治法**】补肾宁络止血。

【**主治**】身心劳动，络伤血溢。

处方名：**天王补心丹合桑杏汤加减**

【**方药**】生黄芪 阿胶 桑叶 麦冬 炙龟板 茯神 女贞子 红枣 广陈皮 川贝 北沙参

【**治法**】补虚养血止嗽。

【**主治**】久嗽失音，畏风头晕，上盛下虚之吐血。

处方名：**贝母栝楼散加减**

【**方药**】紫菀 麦冬 北沙参 薏苡仁 甘草 白及 橘白 百合 天竺黄

【**治法**】补肺滋阴止咳。

【**主治**】久嗽失音，喉中哽痛之肺痿。

处方名：**贝母栝楼散加减**

【**方药**】北沙参 麦冬 薏苡仁 川贝 紫菀 生甘草 百合 人中白 橘白 冬瓜子 枇
杷叶

【**治法**】润肺化痰。

【**主治**】肺燥咳嗽。

处方名:**金锁固精丸加减**

【方药】生地 熟地 丹皮 茯神 龟板 女贞子 黄檗 芡实 金樱子 知母 莲须

【治法】养阴固元。

【主治】素体阴亏,相火易动无制,有梦遗精。

处方名:**归脾汤合金锁固精丸加减**

【方药】熟地 枸杞 茯神 枣仁 麦冬 五味子 远志 芡实 金樱子 桂圆肉 湘莲肉

【治法】清心固肾。

【主治】心悸遗精,脉虚无力,阳不恋阴之遗精。

处方名:**桑螵蛸散加生地、丹皮加减**

【方药】生地 丹皮 龟板 牡蛎 茯神 女贞子 淮山药 芡实 金樱子

【治法】育阴固摄。

【主治】水亏火动,失血后继之遗精。

处方名:**归脾汤合金锁固精丸加减**

【方药】洋参 麦冬 五味子 茯神 枣仁 柏子霜 远志 牡蛎 白莲须

【治法】补肾清心。

【主治】心肾不交,少寐精滑。

处方名:**六味地黄丸合一贯煎加减**

【方药】熟地 生地 丹皮 茯神 麦冬 女贞子 墨旱莲 芡实 白龙骨 新会皮 阿胶

【治法】滋阴涩精。

【主治】阳不恋阴,有梦遗精。

处方名:**萆薢分清饮合五苓散加减**

【方药】萆薢 泽泻 赤茯苓 薏苡仁 黄檗 甘草梢 通草 猪苓

【治法】清热分利。

【主治】便浊脉数,湿热下注之淋浊。

处方名:**导赤散加减**

【方药】细生地 丹皮 木通 赤茯苓 泽泻 甘草梢 生山栀 淡竹叶 琥珀

【治法】清心利水养阴。

【主治】心热下遗小肠,茎痛便浊。

处方名:**肾气丸加减**

【方药】制白术 赤茯苓 泽泻 萆薢 薏苡仁 升麻 甘草梢 淮山药

【治法】健中升清。

【主治】久浊元虚,脉来无力之淋浊。

处方名:**萆薢分清饮加减**

【方药】制大黄 归须 桃仁 萆薢 赤茯苓 甘草梢 牛膝 黑山栀 炙升麻

【治法】破瘀升清。

【主治】膀胱络伤,尿血茎痛之淋浊。

处方名:**萆薢分清饮加减**

【方药】制大黄 归须 桃仁 栝楼皮 延胡索 赤茯苓 黑山栀 泽泻 甘草梢 琥珀

【治法】清利下焦,行气止痛。

【主治】下焦郁热,尿血作痛之淋浊。

处方名:**萆薢分清饮加减**

【方药】小生地 丹皮 萆薢 黄檗 泽泻 赤茯苓 甘草梢 牛膝 车前子

【治法】健脾清利。

【主治】血淋茎痛,湿热下注之淋浊。

处方名:**萆薢分清饮加减**

【方药】细生地 丹皮 黄连 赤茯苓 甘草梢 萆薢 阿胶 泽泻 血余炭 琥珀

【治法】养阴通腑。

【主治】热入膀胱,尿血茎痛。

处方名:**八正散加减**

【方药】制大黄 归须 赤茯苓 海金沙 瞿麦 泽泻 甘草梢 牛膝 萆薢

【治法】破瘀分利。

【主治】湿热下注之淋浊。

处方名:**苓姜术桂汤合五苓散加减**

【方药】生茅术 半夏 木香 桂枝 厚朴 椒目 猪苓 车前子 赤茯苓 老姜

【治法】温解分消。

【主治】寒湿内阻气分,统体浮肿。

处方名:**苓姜术桂汤加减**

【方药】茅术 桂枝 干姜 车前子 赤茯苓 陈皮 厚朴 半夏 泽泻

【治法】散寒温中止泻。

【主治】寒湿伤中,泄泻浮肿。

处方名:**五苓散加减**

【方药】茅术 厚朴 薏苡仁 茯苓 白术 半夏 泽泻 车前子 陈皮

【治法】清热分利。

【主治】中虚湿困,统体浮肿。

处方名:**实脾散合三子养清汤加减**

【方药】生茅术 苏子 白术 薏苡仁 炒莱菔子 葶苈子 半夏 陈皮 冬瓜子 赤茯苓
　　　　牛膝

【治法】燥土分利。

【主治】脾阳虚而积饮为胀。

处方名:**苓桂术甘汤加减**

【方药】生白术 炮姜 白芍 车前子 制香附 厚朴 枳壳 半夏 赤茯苓 冬瓜子

【治法】通阳分利。

【主治】寒湿潜居,脉微腹胀。

处方名:**平胃散加减**

【方药】半夏 广陈皮 白芍 枳壳 益智仁 薏苡仁 云茯苓 郁金

【治法】理气疏肝化痰。

【主治】木犯土位,腹膨作胀。

处方名:**真武汤合实脾散加减**

【方药】炒熟地 制附子 半夏 车前子 肉桂 沉香 陈皮 牛膝 赤茯苓 白术

【治法】温补脾肾,除胀平喘。

【主治】腹胀气喘,脉不应指,脾肾阳衰之肿胀。

处方名:**二陈汤加代赭石、郁金加减**

【方药】黄连 半夏 橘红 杏仁 干姜 代赭石 茯苓 白芍 郁金

【治法】疏肝健脾,理气化痰。

【主治】纳食格拒,甚者吐涎,系木郁侮土,气滞痰凝之噎嗝反胃。

处方名:**平胃散合二陈汤加减**

【方药】茅术 半夏 黑姜 橘白 姜皮 郁金 白芍 茯苓 泽泻

【治法】和胃燥湿,除痞消满。

【主治】中虚挟湿,结痞渐大。

处方名:**逍遥散合三仁汤加减**

【方药】归身 木香 郁金 半夏 白芍 川楝子 白蔻仁 陈皮 青橘叶 焦谷芽

【治法】宣畅气机,清利湿热。

【主治】肋下结痞作痛,饮食减少,木部侮土之噎嗝反胃。

处方名:**二陈汤合平胃散加减**

【方药】茅术 橘红 郁金 川楝子 广木香 半夏 生姜皮 赤茯苓 泽泻

【治法】燥土分清。

【主治】停饮肋痞胀痛。

处方名:**平胃散加减**

【方药】制白术 广藿香 石斛 陈皮 白芍 茯苓 半夏 木瓜

【治法】燥湿运脾,行气和胃。

【主治】痞胀减食,四肢无力之噎嗝反胃。

处方名:**二陈汤合吴茱萸汤加减**

【方药】二陈汤 吴茱萸 干姜 香附 白芍 益智仁

【治法】调和肝胃,降逆止痛。

【主治】呕逆膈痛,肝胃不和之呕吐。

处方名:**吴茱萸汤加减**

【方药】吴茱萸 干姜 白芍 厚朴 霍梗 半夏 代赭石 陈皮 茯苓 佛手

【治法】温中补虚降逆。

【主治】脾肾阳虚,纳食呕逆。

处方名:**二陈汤加山栀、代赭石、谷芽加减**

【方药】党参 石斛 半夏 橘白 茯苓 谷芽 白芍 霍梗 山栀 代赭石

【治法】补中益气,清泻肝火。

【主治】中气虚而肝火上亢之呕吐。

处方名:**平胃散加减**

【方药】生茅术 栝楼皮 半夏 制厚朴 苏子 杏仁 陈皮 干姜 赤茯苓

【治法】清热燥湿,运脾和胃。

【主治】湿热所阻,清阳不运所致胸痹。

处方名:**二陈汤加减**

【方药】白芍 半夏 干姜 橘红 建神曲 益智仁 蔻壳 栝楼皮

【治法】理气化痰消积。

【主治】痰气食滞胶结所致胸痹。

处方名:**定喘汤加减**

【方药】麻黄 半夏 杏仁 橘红 桂枝 厚朴 苏子 干姜

【治法】解表散寒,化痰平喘。

【主治】感寒哮喘。

处方名:**苏子降气汤加减**

【方药】制白术 茯苓 半夏 杏仁 北沙参 款冬花 川贝 橘白 牛膝

【治法】补益肺肾,宣肺平喘。

【主治】土衰无以生金久喘。

处方名:**旋赭汤或平胃散加减**

【**方药**】苍术 厚朴 陈皮 甘草 生姜 大枣 苏子 沉香

【**治法**】降气涤痰,佐以祛湿。

【**主治**】气喘痰逆,阳虚积湿之哮喘。

处方名:**苏子降气汤加减**

【**方药**】制洋参 熟地 牡蛎 北沙参 磁石 牛膝炭 麦冬 茯神 橘白

【**治法**】补肾益火,降气平喘。

【**主治**】气喘咳逆,脉来少力之哮喘。

处方名:**苏子降气汤加减**

【**方药**】炒茅术 苏子 牡蛎 制白术 半夏 杏仁 陈皮 茯苓

【**治法**】燥湿祛邪化饮。

【**主治**】喘急多痰,中虚而停饮上泛之哮喘。

第四篇　黄文东医案方集

处方名：**三拗汤加减**

【方药】炙麻黄　杏仁　生甘草　前胡　桑叶皮　黄芩　炙紫菀　陈皮　百部　海蛤壳

【治法】清肺散寒,治咳平喘。

【主治】风寒外感,肺气不宣咳喘。

处方名：**三拗汤加减**

【方药】炙麻黄　杏仁　生甘草　前胡　桑叶皮　黄芩　炙紫菀　陈皮　百部　紫苏　海蛤壳

【治法】清肺散寒,治咳平喘。

【主治】风寒外感,肺气不宣咳喘。

处方名：**桂枝加厚朴杏仁汤加味**

【方药】桂枝　厚朴　杏仁　生甘草　苏子　陈皮　前胡　炙紫菀　淮小麦

【治法】解肌发表,降气平喘。

【主治】素有喘病又感风寒。

处方名：**桂枝加厚朴杏仁汤加味**

【方药】桂枝　杏仁　生甘草　淮小麦　苏子　陈皮　前胡　炙紫菀

【治法】解肌发表,降气平喘。

【主治】素有喘病又感风寒。

处方名：**三拗汤加减**

【方药】炙麻黄　杏仁　生甘草　前胡　桑白皮　黄芩　炙紫菀　陈皮　桂枝

【治法】清肺散寒,治咳平喘。

【主治】风寒外感,肺气不宣咳喘。

处方名：**桂枝加厚朴杏仁汤加味**

【方药】桂枝　甘草　厚朴　杏仁　苏子　陈皮　前胡　炙紫菀

【治法】解肌发表,降气平喘。

【主治】素有喘病又感风寒咳喘。

处方名：**桂枝加厚朴杏仁汤加味**

【方药】桂枝　甘草　杏仁　制香附　苏子　陈皮　前胡　炙紫菀

【治法】解肌发表,降气平喘。

【主治】素有喘病又感风寒咳喘。

处方名：**调和冲任方**

【**方药**】炙黄芪 旱莲草 女贞子 仙鹤草 川断 炒杜仲 炙甘草 广艾炭 红枣

【**治法**】益气和营止血。

【**主治**】气不摄血,冲任不固证咳喘。

处方名:**三拗汤加减**

【**方药**】炙麻黄 杏仁 生甘草 炙百部 炙紫菀 白前 炙苏子 苍耳子 炙地龙

【**治法**】宣肺平喘,止咳化痰。

【**主治**】风寒外感,肺气不宣咳喘。

处方名:**三拗汤加减**

【**方药**】炙麻黄 杏仁 生甘草 炙百部 炙紫菀 射干 炙苏子 苍耳子 炙地龙

【**治法**】宣肺平喘,止咳化痰。

【**主治**】风寒外感,肺气不宣咳喘。

处方名:**咳喘方**

【**方药**】炙麻黄 杏仁 生甘草 炙地龙 炙紫菀 射干 炙苏子 苍耳子 黄芩

【**治法**】宣肺平喘,化痰清热。

【**主治**】外感风热,肺失宣降咳喘。

处方名:**咳喘方**

【**方药**】前胡 炙紫菀 白前 炙苏子 杏仁 生甘草 射干 陈皮

【**治法**】宣肺平喘,化痰清热。

【**主治**】外感风热,肺失宣降咳喘。

处方名:**三拗汤合止嗽散加减**

【**方药**】炙麻黄 炙款冬 生甘草 苏子 炙紫菀 百部 炙白前 杏仁 海蛤壳 枇杷叶

【**治法**】散寒清肺,顺气化痰。

【**主治**】风寒犯肺咳喘。

处方名:**三拗汤合止嗽散加减**

【**方药**】炙麻黄 炙款冬 生甘草 苏子 炙紫菀 百部 炙白前 杏仁 前胡 枇杷叶

【**治法**】散寒清肺,顺气化痰。

【**主治**】风寒犯肺咳喘。

处方名:**止嗽散加减**

【**方药**】南沙参 生甘草 苏子 前胡 炙紫菀 炙白前 杏仁

【**治法**】散寒清肺,顺气化痰。

【**主治**】风寒犯肺咳喘。

处方名:**杏苏散加减**

【**方药**】杏仁 前胡 桑叶 炙苏子 白前 半夏 陈皮 炙紫菀 苍耳子

【治法】疏风宣肺,化痰止咳。

【主治】外感温燥证。

处方名:**杏苏散加减**

【方药】杏仁 射干 黄芩 炙苏子 白前 半夏 陈皮 炙紫菀 苍耳子 枇杷叶

【治法】疏风宣肺,化痰止咳。

【主治】外感温燥证。

处方名:**杏苏散加减**

【方药】杏仁 射干 枇杷叶 炙苏子 黄芩 桔梗 炙紫菀 生甘草 川贝片

【治法】疏风宣肺,化痰止咳。

【主治】外感温燥证。

处方名:**三拗汤加减**

【方药】桑叶皮 前胡 桔梗 白前 炙麻黄 杏仁 甘草 炙百部 炙紫菀

【治法】宣肺清热,化痰止咳。

【主治】外感风热,肺气不宣咳喘。

处方名:**射干麻黄汤加减**

【方药】鹅管石 前胡 炙苏子 炙紫菀 炙麻黄 杏仁 生甘草 炙款冬 射干

【治法】宣肺化痰,顺气平喘。

【主治】外感风寒,肺失宣降哮喘。

处方名:**射干麻黄汤加减**

【方药】白前 橘红 桂枝 炙紫菀 炙麻黄 杏仁 生甘草 炙款冬 射干

【治法】宣肺化痰,顺气平喘。

【主治】外感风寒,肺失宣降哮喘。

处方名:**射干麻黄汤加减**

【方药】鹅管石 桔梗 射干 炙紫菀 炙麻黄 杏仁 生甘草 炙苏子

【治法】宣肺化痰,顺气平喘。

【主治】外感风寒,肺失宣降哮喘。

处方名:**射干麻黄汤加减**

【方药】南沙参 桔梗 射干 炙紫菀 炙麻黄 杏仁 生甘草 炙苏子

【治法】宣肺化痰,顺气平喘。

【主治】外感风寒,肺失宣降哮喘。

处方名:**射干麻黄汤加减**

【方药】陈皮 射干 炙紫菀 前胡 炙款冬 杏仁 生甘草 苏子 桑皮

【治法】宣肺化痰,顺气平喘。

【主治】外感风寒,肺失宣降哮喘。

处方名:**泻白散合黛蛤散加味**

【方药】桑白皮　杏仁　桃仁　地骨皮　北沙参　丹皮　赤芍　制川军　炙苏子　黄芩　黛蛤散

【治法】清肺平肝,化瘀活络。

【主治】肝火犯胃,肺络损伤哮喘。

处方名:**泻白散合黛蛤散加味**

【方药】桑白皮　杏仁　麦冬　地骨皮　北沙参　丹皮　赤芍　制川军　炙苏子　黄芩　黛蛤
　　　散　栝楼皮

【治法】清肺平肝,化瘀活络。

【主治】肝火犯胃,肺络损伤哮喘。

处方名:**泻白散合黛蛤散加味**

【方药】桑白皮　杏仁　地骨皮　丝瓜络　北沙参　黄芩　冬瓜仁　炙远志　赤芍

【治法】清养气阴,清肺化痰。

【主治】肝火犯胃,肺络损伤哮喘。

处方名:**泻白散合黛蛤散加味**

【方药】桑白皮　仙鹤草　地骨皮　麦冬　侧柏叶　枇杷叶　白茅根　竹茹　黛蛤散　制川军

【治法】清肺平肝,化瘀活络。

【主治】肝火犯胃,肺络损伤哮喘。

处方名:**泻白散合黛蛤散加味**

【方药】桑叶皮　生甘草　地骨皮　生地　枇杷叶　炙紫菀　黄芩　地榆　黛蛤散

【治法】清肺平肝,宁络止血。

【主治】肝火犯胃,肺络损伤哮喘。

处方名:**泻白散合黛蛤散加味**

【方药】桑叶皮　生甘草　地骨皮　生地　枇杷叶　炙紫菀　黄芩　地榆　黛蛤散　郁金

【治法】清肺平肝,宁络止血。

【主治】肝火犯胃,肺络损伤哮喘。

处方名:**泻白散合黛蛤散加味**

【方药】桑叶皮　生甘草　地骨皮　生地　枇杷叶　炙紫菀　黄芩　地榆　郁金　枳壳

【治法】清肺平肝,宁络止血。

【主治】肝火犯胃,肺络损伤哮喘。

处方名:**肺痨方**

【方药】炙黄芪　炒白术　炙甘草　杏仁　陈皮　半夏　百部　知母　青蒿子　炙鸡金

【治法】益气健脾,肃肺清热。

【主治】阴虚内热,肺脾气虚肺痨。

处方名:**肺痨方**

【方药】南沙参 炙甘草 桑叶皮 银柴胡 元参 青蒿 白蒺藜 海蛤壳 白前 淡竹茹 广郁金 陈皮

【治法】滋阴清肺,疏肝和胃。

【主治】阴虚内热,肺脾气虚肺痨。

处方名:**肺痨方**

【方药】白芍 炒防风 炒白术 陈皮 山药 炒扁豆 白蒺藜 丹参 炒谷麦芽

【治法】健脾柔肝。

【主治】气阴两虚,肝脾不和肺痨。

处方名:**肺痨方**

【方药】党参 炒白术 制香附 春砂壳 陈皮 生扁豆 牡蛎 灵磁石

【治法】调理肺脾,平肝潜阳。

【主治】气阴两虚,肝阳偏亢肺痨。

处方名:**肺痨方**

【方药】北沙参 麦冬 生扁豆 青蒿 白薇 丹参 陈皮 春砂壳

【治法】滋阴清热,调理脾胃。

【主治】阴虚内热,脾胃气虚肺痨。

处方名:**肺痨方**

【方药】当归 丹参 赤芍 生甘草 天门冬 茜草根 侧柏炭 炒蒲黄 藕节

【治法】活血化瘀,佐以止血。

【主治】阴血不足,络有宿瘀肺痨。

处方名:**牡蛎散加减**

【方药】黄芪 白术 炙甘草 麦冬 五味子 青蒿 煅牡蛎 白薇 煅龙骨 淮小麦 糯稻根

【治法】益气固表,养心敛汗。

【主治】体虚自汗。

处方名:**牡蛎散加减**

【方药】黄芪 白术 炙甘草 当归 制香附 青蒿 煅牡蛎 白薇 淮小麦 茺蔚子

【治法】益气养阴兼活血。

【主治】气阴亏虚,瘀血阻滞自汗。

处方名:**牡蛎散合附子理中汤加味**

【方药】炙黄芪 党参 炒白术 茯苓 炒诃子 煨肉果 淮小麦 糯稻根 煅龙骨 煅乌贼骨 炙甘草

【治法】益气固表,健脾补肾。

【主治】体虚自汗,冲任不固证。

处方名:**牡蛎散加减**

【方药】炙黄芪 党参 炒白术 炙甘草 炮姜 熟附子 煅牡蛎 淮小麦 红枣

【治法】益气固表,温中健脾。

【主治】体虚自汗,脾肾阳虚。

处方名:**归脾汤合人参养营汤**

【方药】仙鹤草 党参 白术 黄芪 炙甘草 当归 白芍 红枣 鹿角片 巴戟天

【治法】健脾养肝,调补气血,兼温肾阳。

【主治】心脾气血两虚证兼脾不统血证。

处方名:**归脾汤合人参养营汤**

【方药】仙鹤草 党参 炒白术 炙黄芪 鹿角胶 炙甘草 当归 白芍 红枣 阿胶 制狗
　　　脊 川断 制首乌 仙灵脾

【治法】健脾养肝,调补气血,兼温肾阳。

【主治】心脾气血两虚证兼脾不统血证。

处方名:**虚劳方**

【方药】党参 炒白术 当归 麦冬 木香 炒扁豆 桂枝 炙甘草 淮小麦 合欢皮 夜交
　　　藤 黄芪片

【治法】益气健脾,养血安神。

【主治】心脾气血两虚证兼脾不统血证。

处方名:**虚劳方**

【方药】党参 炒白术 茯苓 炙甘草 当归 补骨脂 木香 青陈皮 肉豆蔻 炒扁豆 夜
　　　交藤 红枣

【治法】益气健脾,养血安神。

【主治】心脾气血两虚证兼脾不统血证。

处方名:**虚劳方**

【方药】党参 炒白术 当归 熟地 白芍 续断 炙甘草 仙灵脾 延胡索 灶心土

【治法】益气健脾,养血安神,温肾助阳。

【主治】心脾气血两虚证兼脾不统血证。

处方名:**虚劳方**

【方药】党参 炒白术 茯苓 熟地 当归 仙鹤草 木香 大腹皮 炙甘草 炮姜

【治法】益气健脾,养血安神,温肾助阳。

【主治】心脾气血两虚证兼脾不统血证。

处方名:**虚劳方**

【**方药**】党参 炒白术 茯苓 北沙参 陈皮 仙鹤草 木香 旱莲草 熟地 炙甘草

【**治法**】益气健脾,养血安神,滋养阴液。

【**主治**】心脾气血两虚证兼脾不统血证。

处方名:**八珍汤加减**

【**方药**】党参 白术 茯苓 炙甘草 当归 白芍 生熟地 川芎 红枣 川断 仙灵脾 巴戟天 仙鹤草

【**治法**】补养脾肾助阳生阴。

【**主治**】心脾气血两虚证兼脾不统血证。

处方名:**虚劳方**

【**方药**】党参 白术 茯苓 炙甘草 当归 白芍 生熟地 川芎 川断 仙灵脾 巴戟天 仙鹤草 黄芪 红枣

【**治法**】益气健脾,养血安神。

【**主治**】心脾气血两虚证兼脾不统血证。

处方名:**虚劳方**

【**方药**】党参 白术 茯苓 炙甘草 当归 白芍 生熟地 川芎 红枣 续断 仙灵脾 巴戟天 仙鹤草 胡桃肉

【**治法**】益气健脾,养血安神。

【**主治**】心脾气血两虚证兼脾不统血证。

处方名:**虚劳方**

【**方药**】党参 炒白术 当归 麦冬 木香 炒扁豆 桂枝 炙甘草 淮小麦 合欢皮 夜交藤 黄芪片

【**治法**】益气健脾,养血安神。

【**主治**】心脾气血两虚证兼脾不统血证。

处方名:**盗汗方**

【**方药**】元参 地骨皮 制川军 知母 栝楼皮 大腹皮 青陈皮 佛手

【**治法**】滋阴清热,润燥通腹。

【**主治**】阴液亏耗,胃肠燥热盗汗证。

处方名:**盗汗方**

【**方药**】元参 北沙参 制川军 知母 栝楼皮 大腹皮 青陈皮 白薇 地骨皮

【**治法**】滋阴降火润腹。

【**主治**】阴液亏耗,胃肠燥热盗汗证。

处方名:**盗汗方**

【方药】元参　北沙参　制川军　知母　栝楼皮　大腹皮　青陈皮　佛手

【治法】滋阴清热,润燥通腹。

【主治】阴液亏耗,胃肠燥热盗汗。

处方名:**四君子汤合甘麦大枣汤加减**

【方药】党参　白术　炙甘草　桂枝　白芍　淮小麦　糯稻根　煅龙骨　木瓜　陈皮　红枣

【治法】益气健脾,固汗敛阴。

【主治】气血两虚,卫阳不固自汗证。

处方名:**羚角钩藤汤加减**

【方药】石决明　珍珠母　炒枣仁　菊花　丹参　夜交藤　赤芍　合欢皮　淮小麦　炙甘草
　　　鲜竹叶

【治法】平肝潜阳,和胃安神。

【主治】肝阳上亢,心火偏旺不寐证。

处方名:**六味地黄汤加减**

【方药】生地　山萸肉　山药　茯神　泽泻　丹皮　元参　麦冬　炙远志　牡蛎　珍珠母

【治法】育阴潜阳,交通心神。

【主治】心肾两亏,阴虚阳亢不寐证。

处方名:**六味地黄汤加减**

【方药】生地　山萸肉　黄芩　茯神　丹皮　海浮石　元参　麦冬　炙远志　牡蛎　珍珠母
　　　仙半夏

【治法】育阴潜阳,交通心神,清化痰热。

【主治】心肾两亏,阴虚阳亢不寐证。

处方名:**六味地黄汤加减**

【方药】川贝母　炒枣仁　黄芩　仙半夏　丹皮　海浮石　元参　麦冬　炙远志　牡蛎　珍珠母

【治法】育阴潜阳,交通心神,清化痰热。

【主治】心肾两亏,阴虚阳亢不寐证。

处方名:**六味地黄汤加减**

【方药】大麦冬　淡黄芩　仙半夏　炙远志　炒枣仁　珍珠母　牡蛎　川贝母　朱灯芯

【治法】育阴潜阳,交通心神,清化痰热。

【主治】心肾两亏,阴虚阳亢不寐证。

处方名:**六味地黄汤加减**

【方药】大麦冬　淡黄芩　仙半夏　炙远志　炒枣仁　珍珠母　牡蛎　川贝母　朱灯芯
　　　黄连

【治法】育阴潜阳,交通心神,清化痰热。

【主治】心肾两亏,阴虚阳亢不寐证。

处方名:**六味地黄汤加减**

【方药】大麦冬 淡黄芩 仙半夏 炙远志 炒枣仁 珍珠母 牡蛎 川贝母 朱灯芯 黄连 陈胆星

【治法】育阴潜阳,交通心神,清化痰热。

【主治】心肾两亏,阴虚阳亢不寐证。

处方名:**六味地黄汤加减**

【方药】元参 赤白芍 黑山栀 陈胆星 炒枳壳 炒竹茹 仙半夏 陈皮 紫丹参 交泰丸

【治法】育阴潜阳,交通心神,滋阴清肝。

【主治】心肾两亏,阴虚阳亢不寐证。

处方名:**不寐方**

【方药】薤白 栝楼皮 广木香 枳壳 大腹皮 白蒺藜 六神曲 陈皮 交泰丸

【治法】调气畅中。

【主治】气滞热瘀不寐证。

处方名:**不寐方**

【方药】炒枳壳 沉香曲 栝楼皮 白蒺藜 广木香 乌药片 路路通 火麻仁 柏子仁 夜交藤 合欢皮 交泰丸

【治法】和胃调气交心肾。

【主治】气滞热瘀不寐证。

处方名:**不寐方**

【方药】生地 牡蛎 珍珠母 炙远志 大枣 夜交藤 合欢皮 淮小麦 炙甘草

【治法】调气畅中,潜阳安神。

【主治】气滞热瘀,阴虚阳亢不寐证。

处方名:**不寐方**

【方药】生地 牡蛎 珍珠母 炙远志 夜交藤 合欢皮 淮小麦 炙甘草 黄芩 山栀 大枣

【治法】调气畅中,潜阳安神,泻肝清热。

【主治】气滞热瘀,阴虚阳亢不寐证。

处方名:**不寐方**

【方药】元参 牡蛎 珍珠母 柏子仁 紫丹参 石斛 淮小麦 炙甘草 生地 交泰丸 大枣

【治法】潜阳安神,泻肝清热。

【主治】气滞热瘀,阴虚阳亢不寐证。

处方名:**不寐方**

【方药】生地 石斛 珍珠母 旱莲草 元参 龙胆草 淮小麦 炙甘草 大枣 黄连 肉桂

【治法】潜阳安神,泻肝清热。

【主治】气滞热瘀,阴虚阳亢不寐证。

处方名:**不寐方**

【方药】云茯苓 石斛 珍珠母 炒枣仁 元参 龙胆草 淮小麦 炙甘草 朱灯芯 大枣
交泰丸

【治法】潜阳安神,泻肝清热。

【主治】气滞热瘀,阴虚阳亢不寐证。

处方名:**羚角钩藤汤加减**

【方药】石决明 珍珠母 钩藤 菊花 丹参 夜交藤 赤芍 合欢皮 淮小麦 炙甘草 鲜
竹叶

【治法】平肝潜阳,和胃安神。

【主治】肝阳上亢,心火偏旺不寐证。

处方名:**甘麦大枣汤合定志丸**

【方药】炙甘草 淮小麦 大枣 郁金 大腹皮 珍珠母 菖蒲 党参 旱莲草 佛手

【治法】补养心脾。

【主治】脏躁。

处方名:**甘麦大枣汤合定志丸**

【方药】炙甘草 淮小麦 大枣 郁金 青陈皮 椿根皮 菖蒲 党参 佛手 狗脊

【治法】补养心脾,益肾止带。

【主治】脏躁。

处方名:**甘麦大枣汤合定志丸**

【方药】炙甘草 淮小麦 大枣 枸杞子 青陈皮 椿根皮 旱莲草 党参 佛手 狗脊

【治法】补养心脾,益肾止带。

【主治】脏躁。

处方名:**甘麦大枣汤合定志丸**

【方药】炙甘草 淮小麦 大枣 炙紫菀 陈皮 前胡 旱莲草 半夏 狗脊

【治法】补养心脾,益肾止带。

【主治】脏躁。

处方名:**甘麦大枣汤合定志丸**

【方药】炙甘草 淮小麦 大枣 郁金 旱莲草 夜交藤 菖蒲 党参

【治法】养心安神,益气健脾。

【主治】脏躁。

处方名:**甘麦大枣汤合定志丸**

【方药】炙甘草 淮小麦 大枣 郁金 炙远志 珍珠母 菖蒲 党参 木香

【治法】补养心脾。

【主治】脏躁。

处方名:**桂枝薤白栝楼汤合旋覆代赭汤**

【方药】栝楼皮 旋覆梗 郁金 青陈皮 赤白芍 枸杞子 炙甘草 茶树根 佛手

【治法】温通心阳,理气化瘀。

【主治】胸阳痹阻,络脉瘀塞心悸证。

处方名:**桂枝薤白栝楼汤合旋覆代赭汤**

【方药】栝楼皮 旋覆梗 郁金 赤白芍 佛手片 枸杞子 炙甘草 茶树根

【治法】温通心阳,理气化瘀。

【主治】胸阳痹阻,络脉瘀塞心悸证。

处方名:**栝楼薤白白酒汤**

【方药】全栝楼 薤白 郁金 当归 赤芍 丹参 党参 陈皮 木香

【治法】宣痹通阳。

【主治】胸阳不振,脉络痹阻心悸证。

处方名:**栝楼薤白白酒汤**

【方药】全栝楼 薤白 郁金 当归 赤芍 丹参 党参 陈皮 木香 续断

【治法】宣痹通阳。

【主治】胸阳不振,脉络痹阻心悸证。

处方名:**桂枝薤白栝楼汤合旋覆代赭汤**

【方药】桂枝 栝楼皮 旋覆梗 郁金 降香 赤白芍 枸杞子 炙甘草 茶树根 青陈皮

【治法】温通心阳,理气化瘀。

【主治】胸阳痹阻,络脉瘀塞心悸证。

处方名:**栝楼薤白白酒汤**

【方药】全栝楼 薤白 郁金 当归 赤芍 丹参 党参 桂枝 降香

【治法】宣痹通阳活血。

【主治】胸阳不振,脉络痹阻心悸证。

处方名:**栝楼薤白白酒汤**

【方药】全栝楼 薤白 郁金 当归 赤芍 丹参 党参 桂枝 降香 旋覆梗

【治法】宣痹通阳活血。

【主治】胸阳不振,脉络痹阻心悸证。

处方名:**栝楼薤白白酒汤**

【方药】党参 当归 赤芍 郁金 桂枝 降香 梗通 全栝楼 薤白 威灵仙

【治法】宣痹通阳活血。

【主治】胸阳不振,脉络痹阻心悸证。

处方名:**心悸方**

【方药】桂枝 全栝楼 郁金 赤芍 降香 炙甘草 半夏 陈皮 茶树根

【治法】温通心阳,理气化瘀。

【主治】心阳不振,气滞血瘀心悸证。

处方名:**心悸方**

【方药】桂枝 全栝楼 郁金 赤芍 降香 炙甘草 苍术 陈皮 茶树根

【治法】温通心阳,理气化瘀。

【主治】心阳不振,气滞血瘀心悸证。

处方名:**炙甘草汤合甘麦大枣汤**

【方药】党参 炙甘草 桂枝 赤芍 当归 淮小麦 佛手 郁金 红枣 茶树根 香橼皮

【治法】补益心气,调养阴血兼通心阳,理气活血。

【主治】心阳不振,气滞血瘀心悸证。

处方名:**炙甘草汤合甘麦大枣汤**

【方药】党参 炙甘草 桂枝 赤芍 当归 磁石 佛手 郁金 红枣 茶树根 香橼皮

【治法】补益心气,调养阴血,兼通心阳,理气活血。

【主治】心阳不振,气滞血瘀心悸证。

处方名:**炙甘草汤合甘麦大枣汤**

【方药】党参 炙甘草 桂枝 赤芍 当归 磁石 佛手 郁金 红枣 茶树根 香橼皮

【治法】补益心气,调养阴血,理气活血。

【主治】心阳不振,气滞血瘀心悸证。

处方名:**炙甘草汤合甘麦大枣汤**

【方药】党参 炙甘草 桂枝 赤芍 当归 茶树根 丹参 郁金

【治法】益气养血,活血通阳。

【主治】心阳不振,气滞血瘀心悸证。

处方名:**炙甘草汤加减**

【方药】炙甘草 桂枝 赤芍 茶树根 栝楼皮 红花 郁金 厚朴 陈皮

【治法】通阳理气,活血化瘀。

【主治】胸阳不振,气滞血瘀心悸证。

处方名:**炙甘草汤加减**

【方药】炙甘草 桂枝 赤芍 茶树根 栝楼皮 延胡索 木香 香附

【治法】补益心气,兼通心阳,理气活血。

【主治】心阳不振,气滞血瘀心悸证。

处方名:**炙甘草汤加减**

【方药】炙甘草 桂枝 赤芍 茶树根 栝楼皮 延胡索 木香 香附 茯苓

【治法】补益心气,调养阴血兼通心阳,理气活血。

【主治】心阳不振,气滞血瘀心悸证。

处方名:**心悸方**

【方药】炙甘草 桂枝 赤白芍 茶树根 当归 降香 郁金 桃仁 麦冬

【治法】振奋心阳,化瘀活血。

【主治】心阳不振,气滞血瘀心悸证。

处方名:**心悸方**

【方药】炙甘草 桂枝 赤芍 陈皮 茶树根 当归 降香 郁金 麦冬

【治法】振奋心阳,养心调气,化瘀活血。

【主治】心阳不振,气滞血瘀心悸证。

处方名:**心悸方**

【方药】炙甘草 桂枝 赤芍 红花 茶树根 当归 降香 郁金 麦冬

【治法】振奋心阳,养心调气,化瘀活血。

【主治】心阳不振,气滞血瘀心悸证。

处方名:**心悸方**

【方药】炙甘草 桂枝 红花 郁金 白蒺藜 降香 钩藤 茶树根 决明子 珍珠母

【治法】振奋心阳,化瘀活血,平肝潜阳。

【主治】心阳不振,气滞血瘀心悸证。

处方名:**头痛方**

【方药】桑叶 杭菊 蔓荆子 白蒺藜 赤芍 黄芩 珍珠母 夜交藤 薄荷叶 蝎蜈

【治法】清泻风阳,安神通络。

【主治】风阳上扰,心神不安头痛证。

处方名:**头痛方**

【方药】天麻 石决明 白蒺藜 当归 川芎 石斛 赤白芍 丹参 钩藤 炒谷麦芽

【治法】平肝潜阳,养阴和胃。

【主治】风阳上扰,心神不安头痛证。

处方名：**头痛方**

【方药】天麻 石决明 白蒺藜 当归 川芎 石斛 赤白芍 丹参 钩藤 制地龙 海风藤

【治法】平肝潜阳,养阴和胃。

【主治】风阳上扰,心神不安头痛证。

处方名：**头痛方**

【方药】天麻 石决明 白蒺藜 当归 杭菊 石斛 赤白芍 丹参 钩藤 杏仁 海蛤壳

【治法】平肝潜阳,清肺止咳。

【主治】风阳上扰,心神不安头痛证。

处方名：**头痛方**

【方药】荆芥 薄荷 桑叶 蔓荆子 天麻 陈皮 苏梗 白蒺藜 钩藤

【治法】疏邪平肝。

【主治】风阳上扰,心神不安头痛证。

处方名：**头痛方**

【方药】天麻 石决明 钩藤 赤白芍 桑叶 蔓荆子 菊花 桃仁 全蝎粉 羚羊角

【治法】平肝潜阳,活血通络。

【主治】肝阳扰动,络有宿瘀偏头痛。

处方名：**头痛方**

【方药】天麻 石决明 钩藤 赤白芍 桑叶 蔓荆子 菊花 桃仁 全蝎粉 羚羊角 北沙参

【治法】平肝潜阳,活血通络。

【主治】肝阳扰动,络有宿瘀偏头痛。

处方名：**头痛方**

【方药】北沙参 赤白芍 石决明 钩藤 鸡血藤 夜交藤 麦冬 菊花 桃仁

【治法】平肝潜阳,清养气阴。

【主治】肝阳扰动,络有宿瘀偏头痛。

处方名：**头痛方**

【方药】炒党参 炒白术 炒枳壳 厚朴 广木香 砂仁 白蒺藜 杏仁 炙远志 薏苡仁
　　　焦六曲 煅牡蛎

【治法】益气潜阳,健运脾胃。

【主治】气血两虚,脾胃虚弱偏头痛。

处方名：**头痛方**

【方药】炙黄芪 炒白术 炒枳壳 陈皮 广木香 砂仁 白蒺藜 杏仁 炙远志 焦薏苡
　　　仁 焦六曲 煅牡蛎 威灵仙 煅磁石 夜交藤 朱灯芯

【治法】益气潜阳,健运脾胃。

【主治】气血两虚,脾胃虚弱偏头痛。

处方名:**头痛方**

【方药】炙黄芪 炒白术 炙甘草 陈皮 广木香 枸杞子 杭菊花 炒枣仁 川断 灵磁
石 煅牡蛎

【治法】益气潜阳,健运脾胃。

【主治】气血两虚,脾胃虚弱偏头痛。

处方名:**头痛方**

【方药】煨天麻 钩藤 石决明 桑寄生 丹皮 赤芍 丹参 炙甘草 陈木瓜 忍冬藤 制
胆南 茯神

【治法】养血柔肝,和络息风。

【主治】阴血不足,风阳上扰偏头痛。

处方名:**头痛方**

【方药】石决明 白蒺藜 桑寄生 钩藤 陈胆星 赤芍 丹参 木瓜 云茯苓 炙甘草

【治法】平肝理气,佐化痰瘀。

【主治】阴血不足,风阳上扰偏头痛。

处方名:**头痛方**

【方药】白蒺藜 蔓荆子 防风 石决明 钩藤 丹参 赤芍 山栀 木瓜 生甘草

【治法】养血柔肝,和络息风。

【主治】阴血不足,风阳上扰偏头痛。

处方名:**头痛方**

【方药】白蒺藜 蔓荆子 陈皮 石决明 豆叶 甘菊花 香附 赤芍 木瓜 嫩桑枝

【治法】养血柔肝,和络息风。

【主治】阴血不足,风阳上扰偏头痛。

处方名:**头痛方**

【方药】白蒺藜 赤芍 丹参 蔓荆子 石决明 茺蔚子 青皮 生甘草 杭干菊 钩藤

【治法】养血柔肝,和络息风。

【主治】阴血不足,风阳上扰偏头痛。

处方名:**头痛方**

【方药】当归 赤芍 白芍 麦冬 珍珠母 牡蛎 甘菊 钩藤 鸡血藤 夜交藤 合欢皮

【治法】滋阴潜阳,养血安神。

【主治】肝阳扰动,心神不宁外伤瘀血头疼证。

处方名:**头痛方**

【方药】当归 赤芍 白芍 麦冬 珍珠母 牡蛎 甘菊 钩藤 川芎 鸡血藤 夜交藤 合

欢皮 旋覆花

【治法】滋阴潜阳,养血安神,理气活血。

【主治】肝阳扰动,心神不宁证,外伤瘀血头疼证。

处方名:**头痛方**

【方药】当归 赤芍 白芍 麦冬 珍珠母 牡蛎 甘菊 钩藤 鸡血藤 夜交藤 合欢皮

【治法】滋阴潜阳,养血安神。

【主治】肝阳扰动,心神不宁,外伤瘀血头疼证。

处方名:**头痛方**

【方药】白蒺藜 赤芍 桃仁 川芎 朱茯苓 陈皮 炙远志 制狗脊 桑寄生 续断 鸡血藤 珍珠母

【治法】平肝潜阳,化湿通络。

【主治】肝阳上扰,心神不宁,外伤瘀血头疼证。

处方名:**头痛方**

【方药】白蒺藜 赤芍 桃仁 川芎 朱茯苓 陈皮 炙远志 威灵仙 桑枝 鸡血藤 制苍术

【治法】平肝潜阳,化湿通络。

【主治】肝阳上扰,心神不宁外伤瘀血头疼证。

处方名:**头痛方**

【方药】白蒺藜 赤芍 桃仁 川芎 朱茯苓 陈皮 炙远志 威灵仙 桑枝 鸡血藤 制苍术 海桐皮 当归

【治法】平肝潜阳,化湿通络。

【主治】肝阳上扰,心神不宁,外伤瘀血头疼证。

处方名:**眩晕方**

【方药】焦白术 广陈皮 焦半夏 沙苑子 炒杜仲 补骨脂 菟丝子 仙灵脾 煅龙齿 煅牡蛎 灵磁石 春砂壳 焦薏苡仁 焦谷芽

【治法】健肾温脾,潜阳宁神。

【主治】肝肾阴虚,脾胃失运眩晕证。

处方名:**眩晕方**

【方药】焦白术 云茯苓 炙甘草 制香附 仙灵脾 巴戟天 炒杜仲 牡蛎 灵磁石 参须 春砂壳 砂仁

【治法】健肾温脾,潜阳宁神。

【主治】肝肾阴虚,脾胃失运眩晕证。

处方名:**眩晕方**

【方药】生地 麦冬 枸杞子 杭甘菊 丹皮 牡蛎 炙远志 淮山药 党参 陈皮 炒白

术 炒麦芽 炒谷芽

【治法】育阴清肝,调理脾胃。

【主治】阴虚火旺,脾不失运眩晕证。

处方名:**眩晕方**

【方药】生地 麦冬 枸杞子 杭甘菊 丹皮 牡蛎 炙远志 淮山药 党参 陈皮 炒白
术 炒麦芽 炒谷芽

【治法】育阴清肝,调理脾胃。

【主治】阴虚火旺,脾不失运眩晕证。

处方名:**眩晕方**

【方药】石决明 天麻 杭菊 豆衣 潼白蒺藜 女贞子 制狗脊 川断 杜仲 牡蛎

【治法】育阴潜阳。

【主治】阴虚火旺眩晕证。

处方名:**眩晕方**

【方药】元参 麦冬 甘菊 枸杞子 牡蛎 珍珠母 合欢皮 夜交藤

【治法】滋阴平肝安神。

【主治】阴虚火旺眩晕证。

处方名:**眩晕方**

【方药】决明子 黄芪 杭菊花 豆衣 白蒺藜 女贞子 知母 生地 牡蛎 当归

【治法】平肝清火。

【主治】阴虚火旺眩晕证。

处方名:**眩晕方**

【方药】决明子 黄檗 杭菊花 豆衣 白蒺藜 女贞子 知母 生地 牡蛎 珍珠母

【治法】平肝清火。

【主治】阴虚火旺眩晕证。

处方名:**眩晕方**

【方药】石决明 白蒺藜 杭菊 赤芍 制香附 夏枯草 杜仲 茺蔚子 青皮 陈皮

【治法】平肝潜阳,疏肝理气。

【主治】阴血亏虚,肝郁气滞更年期综合征。

处方名:**眩晕方**

【方药】石决明 白蒺藜 杭菊 赤芍 黄檗 决明子 杜仲 牡蛎 磁石

【治法】平肝潜阳,疏肝理气。

【主治】阴血亏虚,肝郁气滞更年期综合征。

处方名:**眩晕方**

【方药】制香附 白蒺藜 杭菊 赤芍 黄檗 决明子 杜仲 牡蛎 磁石

【治法】平肝潜阳,疏肝理气。

【主治】阴血亏虚,肝郁气滞更年期综合征。

处方名:**眩晕方**

【方药】珍珠母 白蒺藜 枸杞子 菊花 丹参 菖蒲 旱莲草 陈胆星 铁落 生地

【治法】滋阴平肝,潜阳益肾。

【主治】阴血亏虚,肝阳上亢神经官能证。

处方名:**眩晕方**

【方药】党参 白术 陈皮 黑料豆 丹参 菊花 炙甘草 制香附 茺蔚子

【治法】滋阴平肝,潜阳益肾。

【主治】阴血亏虚,肝阳上亢神经官能证。

处方名:**眩晕方**

【方药】珍珠母 豆衣 白芍 菊花 姜竹茹 茯苓 青皮 陈皮 白蒺藜 旋覆花 生姜 佛手 代赭石

【治法】平肝和胃,化痰降逆。

【主治】肝阳上扰耳源性眩晕证。

处方名:**眩晕方**

【方药】珍珠母 豆衣 白芍 菊花 茯苓 青皮 陈皮 白蒺藜 旋覆花 生姜 佛手 代赭石

【治法】平肝和胃,化痰降逆。

【主治】肝阳上扰耳源性眩晕证。

处方名:**眩晕方**

【方药】珍珠母 白术 白芍 菊花 佛手 茯苓 青皮 陈皮 白蒺藜 旋覆花 生姜 佛手

【治法】平肝和胃,化痰降逆。

【主治】肝阳上扰耳源性眩晕。

处方名:**乌梅丸加减**

【方药】紫苏梗 制香附 鹤虱 槟榔 炒枳实 炙乌梅 川椒 青皮 煨金铃子 橘皮

【治法】杀虫止痛。

【主治】脏寒蛔厥证。

处方名:**乌梅丸加减**

【方药】肉桂心 炙乳没 沉香曲 大腹皮 广木香 炒枳壳 煅瓦楞 陈皮 炙甘草 麻子仁 丹参 赤芍

【治法】杀虫止痛,和胃润肠,理气化瘀。

【主治】脏寒蛔厥兼瘀证。

处方名:**乌梅丸加减**

【方药】肉桂心 广郁金 沉香曲 大腹皮 炒枳实 焦白术 栝楼皮 陈皮 炙甘草 桃仁 丹参 薤白

【治法】温通宣化,和胃畅中。

【主治】脏寒蛔厥兼瘀证。

处方名:**乌梅丸加减**

【方药】肉桂心 广郁金 沉香曲 大腹皮 山棱 栝楼皮 赤芍 薤白 煅瓦楞 桃仁 丹参

【治法】杀虫止痛,和胃润肠,理气化瘀。

【主治】脏寒蛔厥兼瘀证。

处方名:**乌梅丸加减**

【方药】肉桂心 广郁金 沉香曲 大腹皮 煅瓦楞 栝楼皮 赤芍 薤白 桃仁 丹参

【治法】杀虫止痛,和胃润肠,理气化瘀。

【主治】脏寒蛔厥兼瘀证。

处方名:**腹痛方**

【方药】柴胡 延胡索 制香附 木香 郁金 制半夏 降香 陈皮 当归 红花

【治法】疏肝理气,化瘀止痛。

【主治】肝失疏泄,气机阻滞脘腹痛胀。

处方名:**腹痛方**

【方药】柴胡 延胡索 制香附 木香 郁金 降香 丹参 当归 红花

【治法】疏肝理气,化瘀止痛。

【主治】肝失疏泄,气机阻滞脘腹痛胀。

处方名:**腹痛方**

【方药】当归 白芍 制香附 木香 白术 青陈皮 煅瓦楞 炙鸡金 柏子仁 焦六曲 炒谷麦芽

【治法】养血疏肝,调气和中。

【主治】肝失疏泄,脾胃升降失调脘腹痛胀。

处方名:**腹痛方**

【方药】当归 白芍 制香附 木香 白术 青陈皮 煅瓦楞 炙鸡金 柏子仁 焦六曲 炒谷麦芽 大腹皮

【治法】养血疏肝,调气和中。

【主治】肝失疏泄,脾胃升降失调脘腹痛胀。

处方名:**腹痛方**

【方药】当归 白芍 制香附 木香 白术 青陈皮 煅瓦楞 炙鸡金 柏子仁 焦六曲 炒谷麦芽 大腹皮 延胡索

【治法】养血疏肝,调气和中。

【主治】肝失疏泄,脾胃升降失调脘腹痛胀。

处方名:**腹痛方**

【方药】当归 白芍 制香附 木香 白术 青陈皮 煅瓦楞 炙鸡金 柏子仁 炒谷麦芽 大腹皮 延胡索

【治法】养血疏肝,调气和中。

【主治】肝失疏泄,脾胃升降失调脘腹痛胀。

处方名:**腹痛方**

【方药】制香附 木香 荜拨 半夏 川楝子 白芍 党参 陈皮 煅瓦楞

【治法】温中止痛,泻肝和胃。

【主治】脾胃虚寒,肝气犯胃,嘈杂泛酸证。

处方名:**腹痛方**

【方药】制香附 木香 荜拨 半夏 川楝子 白芍 党参 陈皮 煅瓦楞 厚朴

【治法】温中止痛,泻肝和胃。

【主治】脾胃虚寒,肝气犯胃,嘈杂泛酸证。

处方名:**腹痛方**

【方药】制香附 木香 竹茹 白芍 党参 陈皮 煅瓦楞 厚朴 白术

【治法】温中止痛,益气和胃降逆。

【主治】脾胃虚寒,肝气犯胃,嘈杂泛酸证。

处方名:**腹痛方**

【方药】黄连 吴茱萸 半夏 赤白芍 制川军 木香 煅瓦楞 失笑散

【治法】辛开苦泄,化瘀止痛。

【主治】肝胃同病,湿热夹瘀交阻,嘈杂泛酸证。

处方名:**腹痛方**

【方药】黄连 吴茱萸 半夏 赤白芍 制川军 木香 煅瓦楞 失笑散 佛手 陈皮

【治法】辛开苦泄,化瘀止痛。

【主治】肝胃同病,湿热夹瘀交阻,嘈杂泛酸证。

处方名:**胃痛方**

【方药】党参 白术 白芍 炙甘草 木香 红花 制香附 青陈皮 煅瓦楞

【治法】健脾和胃,理气化瘀。

【主治】久病多虚,久痛入络胃痛证。

处方名:**胃痛方**

【方药】党参 白术 白芍 炙甘草 木香 红花 制香附 青陈皮 煅瓦楞 黄芩

【治法】健脾和胃,清热理气化瘀。

【主治】久病多虚,久痛入络胃痛证。

处方名:**胃痛方**

【方药】党参 白术 白芍 炙甘草 木香 红花 制香附 青陈皮 葛根 黄芩

【治法】健脾和胃,清热理气化瘀。

【主治】久病多虚,久痛入络胃痛证。

处方名:**胃痛方**

【方药】制香附 黄芩 陈皮 白芍 苍术 厚朴 藿香 佩兰 黄连

【治法】健脾和胃,清热理气化瘀。

【主治】久病多虚,久痛入络胃痛证。

处方名:**胃痛方**

【方药】制香附 木香 金铃子 藿香 延胡索 佩兰 制苍术 白芍 青陈皮 厚朴

【治法】健脾和胃,清热理气化瘀。

【主治】久病多虚,久痛入络胃痛证。

处方名:**胃痛方**

【方药】制香附 木香 金铃子 黄芩 延胡索 厚朴 煅瓦楞 制苍术

【治法】健脾和胃,清热理气化瘀。

【主治】久病多虚,久痛入络胃痛证。

处方名:**胃痛方**

【方药】白蒺藜 黑穞豆 钩藤 杭菊花 金铃子 白芷 延胡索 黄芩 川芎

【治法】平肝和胃,清热理气化瘀。

【主治】久病多虚,久痛入络胃痛证。

处方名:**胃痛方**

【方药】珍珠母 白蒺藜 黑穞豆 杭菊花 金铃子 钩藤 白芷 延胡索 川芎 黄芩

【治法】平肝潜阳,清热化湿。

【主治】久病多虚,久痛入络胃痛证。

处方名:**胃痛方**

【方药】珍珠母 川芎 黑穞豆 杭菊花 北沙参 白芷 白蒺藜 黄芩

【治法】平肝潜阳。

【主治】久病多虚,久痛入络胃痛证。

处方名:**胃痛方**

【方药】广木香 制香附 延胡索 当归 赤白芍 炙甘草 金铃子 青陈皮

【治法】调气化瘀。

【主治】气滞血瘀胃痛证。

处方名:**胃痛方**

【方药】广木香 制香附 延胡索 赤白芍 炙甘草 金铃子 红花 当归青 陈皮

【治法】调气化瘀。

【主治】气滞血瘀胃痛证。

处方名:**胃痛方**

【方药】广木香 制香附 延胡索 当归 赤白芍 炙甘草 金铃子 青陈皮 红花 丹参

【治法】调气化瘀。

【主治】气滞血瘀胃痛证。

处方名:**胃痛方**

【方药】制香附 木香 旋覆花 赤白芍 丹参 炙甘草 青陈皮 当归 制鸡金

【治法】调气化瘀。

【主治】气滞血瘀胃痛证。

处方名:**胃痛方**

【方药】北沙参 金铃子 延胡索 当归 生甘草 青陈皮 大腹皮 白芍 焦六曲 枳壳

【治法】健脾和胃,理气止痛。

【主治】脾胃失和,气滞血虚胃痛证。

处方名:**胃痛方**

【方药】北沙参 金铃子 延胡索 当归 生甘草 青陈皮 大腹皮 白芍 焦六曲 枳壳
　　制川军

【治法】健脾和胃,理气止痛。

【主治】脾胃失和,气滞血虚胃痛证。

处方名:**胃痛方**

【方药】北沙参 金铃子 延胡索 丹参 生甘草 青陈皮 大腹皮 白芍 焦六曲 枳壳
　　制川军 木香

【治法】健脾和胃,理气止痛。

【主治】脾胃失和,气滞血虚胃痛证。

处方名:**胃痛方**

【方药】北沙参 金铃子 延胡索 生甘草 夜交藤 丹参 制川军 知母 白芍

【治法】健脾和胃,理气止痛。

【主治】脾胃失和,气滞血虚胃痛证。

处方名:**胃痛方**

【方药】金铃子 延胡索 木香 郁金 制香附 制川军 青陈皮 佛手

【治法】健脾和胃,理气止痛。

【主治】脾胃失和,气滞血虚胃痛证。

处方名:**和胃调气方**

【方药】炮姜 肉桂 姜半夏 青陈皮 紫苏 白芍 旋覆花 制香附 广木香 延胡索 煅瓦楞

【治法】温中止痛,理气降逆。

【主治】脾胃虚寒,气失和降胃痛证。

处方名:**和胃调气方**

【方药】旋覆花 陈皮 姜半夏 炒枳壳 紫苏 白芍 煅瓦楞 茯苓 炮姜

【治法】温中止痛,理气降逆。

【主治】脾胃虚寒,气失和降胃痛证。

处方名:**胃痛方**

【方药】制香附 木香 延胡索 川楝子 白芍 党参 煅瓦楞 陈皮 红花

【治法】泻肝和胃,理气化瘀。

【主治】肝胃不和,气滞血瘀胃痛证。

处方名:**胃痛方**

【方药】制香附 木香 延胡索 川楝子 白芍 党参 煅瓦楞 陈皮 黄芩

【治法】泻肝和胃,理气化瘀。

【主治】肝胃不和,气滞血瘀胃痛证。

处方名:**胃痛方**

【方药】制香附 木香 延胡索 党参 川楝子 白芍 煅瓦楞 陈皮 黄芩 紫菀

【治法】泻肝和胃,理气化瘀。

【主治】肝胃不和,气滞血瘀胃痛证。

处方名:**胃痛方**

【方药】柴胡 郁金 延胡索 制香附 栝楼皮 煅瓦楞 茺蔚子 合欢皮

【治法】疏肝理气,和胃安神。

【主治】肝气郁结,犯胃扰神胃脘嘈杂泛酸证。

处方名:**胃痛方**

【方药】柴胡 郁金 延胡索 制川军 栝楼皮 煅瓦楞 黄芩 合欢皮

【治法】疏肝理气,和胃安神。

【主治】肝气郁结化热胃脘嘈杂泛酸证。

处方名:**胃痛方**

【方药】柴胡　郁金　延胡索　合欢皮　白蒺藜　煅瓦楞　陈皮　黄芩

【治法】疏肝理气,和胃安神。

【主治】肝气郁结,犯胃扰神胃脘嘈杂泛酸证。

处方名:**胃痛方**

【方药】柴胡　郁金　延胡索　制香附　栝楼皮　煅瓦楞　茺蔚子　合欢皮

【治法】疏肝理气,养血和胃。

【主治】血虚气滞,肝胃不和胃脘胀闷疼痛证。

处方名:**胃痛方**

【方药】白术　茯苓　香附　郁金　陈皮　白芍　延胡索　川楝子　黑山栀

【治法】健脾调气,泻肝和胃。

【主治】脾运不健,肝胃失调胃脘胀气作痛证。

处方名:**胃痛方**

【方药】白术　带皮苓　香附　黑山栀　郁金　陈皮　白芍　川楝子　延胡索　泽泻

【治法】健脾调气,泻肝和胃。

【主治】脾运不健,肝胃失调胃脘胀气作痛证。

处方名:**胃痛方**

【方药】炙甘草　淮小麦　合欢皮　陈皮　制香附　煅瓦楞　木香　郁金　焦六曲　降香

【治法】养心安神,理气止痛。

【主治】心血亏虚,兼气滞胃痛呕血证。

处方名:**胃痛方**

【方药】炙甘草　淮小麦　合欢皮　焦六曲　煅瓦楞　陈皮　木香　菖蒲　降香

【治法】养心安神,理气止痛。

【主治】心血亏虚,兼气滞胃痛呕血证。

处方名:**胃痛方**

【方药】炙甘草　淮小麦　合欢皮　焦六曲　煅瓦楞　陈皮　木香　白术　枳壳　降香

【治法】养心安神,理气止痛。

【主治】心血亏虚,兼气滞胃痛呕血证。

处方名:**胃痛方**

【方药】陈皮　木香　枳壳　焦六曲　降香　赤白芍　白蒺藜　合欢皮　炙甘草　淮小麦

【治法】养心安神,理气止痛。

【主治】心血亏虚,兼气滞胃痛呕血证。

处方名:**胃痛方**

【方药】制香附　木香　川楝子　延胡索　佛手　旋覆花　夜交藤　丹参　白芍

【治法】理气化瘀,和胃止痛。

【主治】气滞血瘀,胃失和降,胃窦炎、胃下垂证。

处方名:**胃痛方**

【方药】制香附　木香　川楝子　延胡索　佛手　旋覆花　川椒　丹参　白芍　制川军

【治法】理气化瘀,和胃止痛。

【主治】气滞血瘀,胃失和降,胃窦炎、胃下垂证。

处方名:**胃痛方**

【方药】川楝子　延胡索　木香　旋覆花　黑山栀　白芍　佛手　丹参　黄芩

【治法】理气化瘀,和胃清热。

【主治】气滞血瘀,胃失和降,胃窦炎、胃下垂证。

处方名:**胃痛方**

【方药】紫苏　防风　制香附　木香　白芍　丹参　川楝子　青陈皮　延胡索　煅瓦楞

【治法】疏散风寒,理气止痛。

【主治】气滞血瘀,胃失和降,胃窦炎、胃下垂证。

处方名:**胃痛方**

【方药】制香附　木香　炙甘草　延胡索　煅瓦楞　白芍　青陈皮　金铃子

【治法】疏散风寒,和胃调气。

【主治】气滞血瘀,胃失和降,胃窦炎、胃下垂证。

处方名:**胃痛方**

【方药】制香附　木香　炙甘草　延胡索　煅瓦楞　白芍　青陈皮　金铃子　蒲公英

【治法】疏散风寒,和胃调气。

【主治】气滞血瘀,胃失和降证,胃窦炎、胃下垂证。

处方名:**胃痛方**

【方药】制香附　白蒺藜　陈皮　白芍　炙甘草　炒白术　乌药　红枣　沉香曲　云茯苓　淮　小麦　炒谷麦芽

【治法】调气养肝,和胃健脾。

【主治】气失和降,肝脾不和,胃脘隐痛嘈杂证。

处方名:**胃痛方**

【方药】左金丸　炒白术　大腹皮　炙甘草　制香附　焦六曲　焦山楂炭　陈皮　白芍　茯　苓　炒谷麦芽

【治法】调气养肝,和胃健脾。

【主治】气失和降,肝脾不和,胃脘隐痛嘈杂证。

处方名:**胃痛方**

【方药】左金丸　炒白术　大腹皮　炙甘草　制香附　焦六曲　焦山楂炭　陈皮　白芍　茯苓　炒谷麦芽

【治法】调气养肝,和胃健脾。

【主治】气失和降,肝脾不和,胃脘隐痛嘈杂证。

处方名:**胁痛方**

【方药】柴胡　郁金　赤芍　姜半夏　槟榔　金钱草　青陈皮　生山楂

【治法】疏肝理气,理气化湿。

【主治】肝脾不和,气滞湿阻胁痛证。

处方名:**胁痛方**

【方药】柴胡　郁金　赤芍　姜半夏　当归　金钱草　青陈皮　生山楂

【治法】疏肝理气,理气化湿。

【主治】肝脾不和,气滞湿阻胁痛证。

处方名:**胁痛方**

【方药】柴胡　制大黄　赤白芍　延胡索　木香　郁金　元明粉　金钱草　北沙参　麦冬

【治法】疏肝利胆,泻火养阴。

【主治】肝胆湿热,气机郁滞胁痛证。

处方名:**胁痛方**

【方药】柴胡　制大黄　赤白芍　延胡索　木香　郁金　金钱草　北沙参　麦冬

【治法】疏肝利胆,泻火养阴。

【主治】肝胆湿热,气机郁滞胁痛证。

处方名:**胁痛方**

【方药】柴胡　制大黄　赤白芍　延胡索　木香　郁金　焦山楂　金钱草　北沙参　麦冬

【治法】疏肝利胆,泻火养阴。

【主治】肝胆湿热,气机郁滞胁痛证。

处方名:**旋覆代赭汤加减**

【方药】旋覆花　煅赭石　北沙参　麦冬　金铃子　半夏　陈皮　姜竹茹　谷芽　枳壳

【治法】顺气降逆,泻肝养胃。

【主治】胃虚痰阻气逆呕吐证。

处方名:**旋覆代赭汤加减**

【方药】旋覆花　煅赭石　北沙参　麦冬　金铃子　半夏　陈皮　姜竹茹　谷芽　枳壳　黄连

【治法】顺气降逆,泻肝养胃。

【主治】胃虚痰阻气逆呕吐证。

处方名:**麦冬加减**

【方药】麦冬 半夏 党参 生甘草 陈皮 香谷芽

【治法】益气生津,健脾和胃。

【主治】胃虚痰阻气逆呕吐证。

处方名:**旋覆代赭合橘皮竹茹汤加减**

【方药】旋覆花 煅赭石 煅瓦楞 佛手 青陈皮 炒竹茹 白蒺藜 紫苏 木香 生姜

【治法】和胃降逆。

【主治】胃虚痰阻,气逆兼热呕吐证。

处方名:**旋覆代赭合橘皮竹茹汤加减**

【方药】旋覆花 煅赭石 煅瓦楞 佛手 青陈皮 炒竹茹 白蒺藜 紫苏 木香 生姜 炒
谷芽

【治法】和胃降逆。

【主治】胃虚痰阻,气逆兼热呕吐证。

处方名:**旋覆代赭合橘皮竹茹汤加减**

【方药】旋覆花 煅赭石 煅瓦楞 佛手 青陈皮 炒竹茹 白蒺藜 紫苏 木香 生姜 炒
谷芽 大腹皮

【治法】和胃降逆。

【主治】胃虚痰阻,气逆兼热呕吐证。

处方名:**旋覆代赭合橘皮竹茹合半夏厚朴汤加减**

【方药】旋覆花 煅赭石 制半夏 紫苏 炒竹茹 白蒺藜 陈皮 黄连 厚朴 生姜

【治法】理气降逆,平肝和胃。

【主治】胃虚痰阻,气逆兼热呕吐证。

处方名:**旋覆代赭合橘皮竹茹合半夏厚朴汤加减**

【方药】旋覆花 煅赭石 炒竹茹 北沙参 白蒺藜 陈皮 麦冬 生姜 黄连

【治法】理气降逆,平肝和胃。

【主治】胃虚痰阻,气逆兼热呕吐证。

处方名:**旋覆代赭合橘皮竹茹合半夏厚朴汤加减**

【方药】旋覆花 煅赭石 炒竹茹 陈皮 制半夏 夜交藤 合欢皮 黄连

【治法】和胃降逆,清心安神。

【主治】胃虚痰阻,气逆兼热呕吐证。

处方名:**腹泻方**

【方药】藿佩梗　炒扁豆　炒白术　木香　炙甘草　焦山楂　鲜荷叶　陈皮　香连丸

【治法】和中化湿,调气清肠。

【主治】胃虚痰阻,气逆腹泻证。

处方名:**腹泻方**

【方药】炒白术　木香　炒党参　陈皮　炙甘草　荷叶　焦山楂　藿根

【治法】健脾和中化湿,调气清肠。

【主治】胃虚痰阻,气逆腹泻证。

处方名:**理中汤加减**

【方药】炮姜　炒白术　党参　茯苓　白芍　炙甘草　陈皮　秦皮　焦神曲　焦山楂　炒防风

【治法】健脾温中,清肠化湿。

【主治】胃虚痰阻,气逆腹泻证。

处方名:**理中汤加减**

【方药】炮姜　炒白术　党参　茯苓　白芍　炙甘草　陈皮　秦皮　焦神曲　焦山楂　炒防风　炙远志　合欢皮

【治法】健脾温中,清肠化湿。

【主治】胃虚痰阻,气逆腹泻证。

处方名:**理中汤加减**

【方药】炮姜　炒白术　党参　茯苓　白芍　炙甘草　陈皮　秦皮　焦神曲　焦山楂　炒防风　炙远志　合欢皮　肉桂

【治法】健脾温中,清肠化湿。

【主治】胃虚痰阻,气逆腹泻证。

处方名:**理中汤加减**

【方药】炮姜　苍白术　党参　茯苓　白芍　炙甘草　肉桂　秦皮　焦山楂　广木香　炒防风

【治法】健脾温中,清肠化湿。

【主治】胃虚痰阻,气逆腹泻证。

处方名:**理中汤加减**

【方药】炮姜　苍白术　党参　柴胡　白芍　炙甘草　肉桂　秦皮　焦山楂　广木香　郁金

【治法】健脾温中,清肠化湿,疏肝理气。

【主治】胃虚痰阻,气逆腹泻证。

处方名:**理中汤加减**

【方药】党参　炒白术　炙甘草　秦皮　炒白芍　广木香　焦山楂　焦神曲　炒扁豆

【治法】健脾温中,清肠化湿,疏肝理气。

【主治】胃虚痰阻,气逆腹泻证。

处方名:**乌梅丸加减**

【方药】炙乌梅 川椒 苏梗 白术 广木香 陈皮 炮姜 炙甘草 炒白芍 焦山楂

【治法】健脾温中,清肠化湿。

【主治】胃虚痰阻,慢性结肠炎,蛔虫证。

处方名:**乌梅丸加减**

【方药】炒乌梅肉 炒川椒 赤白芍 炙甘草 炒五灵脂 广木香 乌药 煨肉果 炒补骨脂 焦白术 陈皮 炒防风 炒黄芩

【治法】健脾温中,清肠化湿。

【主治】胃虚痰阻,慢性结肠炎,蛔虫证。

处方名:**健脾益气汤合痛泻要方加减**

【方药】党参 白术 炙甘草 茯苓 白芍 陈皮 炒防风 木香 秦皮 焦山楂

【治法】调气健脾,清肠化湿。

【主治】脾虚肝旺,慢性结肠炎。

处方名:**健脾益气汤合痛泻要方加减**

【方药】党参 白术 炙甘草 茯苓 白芍 陈皮 炒防风 木香 秦皮 焦山楂 合欢皮

【治法】调气健脾,清肠化湿。

【主治】脾虚肝旺,慢性结肠炎。

处方名:**健脾益气汤合痛泻要方加减**

【方药】党参 白术 炙甘草 苡仁 白芍 陈皮 炒防风 木香 秦皮 焦山楂 合欢皮 生熟地

【治法】调气健脾,清肠化湿。

【主治】脾虚肝旺,慢性结肠炎。

处方名:**健脾益气汤合痛泻要方加减**

【方药】党参 白术 炙甘草 白芍 青陈皮 炒防风 木香 地榆 焦山楂 合欢皮

【治法】调气健脾,清肠化湿。

【主治】脾虚肝旺,慢性结肠炎。

处方名:**腹泻方**

【方药】赤白芍 甘草 白头翁 黄芩 广木香 秦皮 金银花 陈皮 焦山楂 槐花 地榆 暑湿正气丸

【治法】清化湿热,调气和营。

【主治】湿热蕴结,脾胃运化失常肠澼证。

处方名:**腹泻方**

【**方药**】赤白芍　甘草　白头翁　黄芩　广木香　秦皮　金银花　陈皮　焦山楂　槐花　地榆　暑湿正气丸　孩儿参

【**治法**】清化湿热,调气和营。

【**主治**】湿热蕴结,脾胃运化失常肠澼证。

处方名:**腹泻方**

【**方药**】党参　炒白术　炙甘草　当归　槐花　赤白芍　白头翁　陈皮　炒地榆　广木香　焦山楂

【**治法**】健运脾胃,调补气血,清化湿热。

【**主治**】湿热蕴结,脾胃运化失常肠澼证。

处方名:**腹泻方**

【**方药**】白头翁　黄芩　黄檗　秦皮　赤白芍　制苍术　苦参片　焦神曲　焦山楂　香连丸

【**治法**】健运脾胃,调补气血,清化湿热解毒。

【**主治**】湿热蕴结,脾胃运化失常肠澼证。

处方名:**腹泻方**

【**方药**】黄芪　党参　白术　白芍　炙甘草　广木香　制香附　秦皮　败酱草　淮小麦

【**治法**】扶正健脾,清化湿热。

【**主治**】湿热蕴结,脾胃运化失常肠澼证。

处方名:**腹泻方**

【**方药**】黄芪　党参　白术　白芍　炙甘草　广木香　制香附　秦皮　败酱草　地锦草

【**治法**】扶正健脾,清化湿热。

【**主治**】湿热蕴结,脾胃运化失常肠澼证。

处方名:**便秘方**

【**方药**】生首乌　玉竹　大腹皮　青陈皮　生枳壳　乌药　青橘叶

【**治法**】调气畅中,和胃润肠。

【**主治**】肠燥失润,气滞淤滞便秘证。

处方名:**便秘方**

【**方药**】石决明　甘菊花　牡蛎　灵磁石　生首乌　枸杞子　玉竹　苁蓉　大生地

【**治法**】平肝熄风,滋阴润肠。

【**主治**】肾阴不足,肝风内动,肠道失润便秘证。

处方名:**便秘方**

【**方药**】生首乌　苁蓉　牡蛎　珍珠母　杭菊花　黑料豆　生甘草　桑枝

【**治法**】平肝熄风,滋阴潜阳,润肠。

【主治】肾阴不足,肝风内动,肠道失润便秘证。

处方名:**便秘方**

【方药】生首乌 玉竹 苁蓉 桃仁 石决明 珍珠母 女贞子 稆豆衣

【治法】平肝熄风,滋阴润肠。

【主治】阴虚脏燥,肠道失润便秘证。

处方名:**肝胃不和方**

【方药】紫苏梗 陈皮 姜半夏 广木香 白蒺藜 六神曲 焦山楂 炒谷麦芽

【治法】和中调气。

【主治】肝胃不和证。

处方名:**肝胃不和方**

【方药】白蒺藜 广郁金 苏梗 厚朴 姜半夏 青陈皮 茯苓 枳壳 香橼皮 炒谷麦芽

【治法】调理肝胃化湿。

【主治】肝胃不和证。

处方名:**肝胃不和方**

【方药】白蒺藜 广郁金 苏梗 姜半夏 青陈皮 赤白芍 香橼皮 炒谷麦芽 珍珠母

【治法】疏肝理气兼宁神。

【主治】肝胃不和证。

处方名:**肝气方**

【方药】石斛 麦冬 生甘草 白蒺藜 乌药 制香附 煅瓦楞 当归 赤芍

【治法】调气和营。

【主治】气机升降失调证。

处方名:**乌梅丸加减**

【方药】乌梅肉 赤白芍 肉桂心 炙甘草 旋覆花 煅赭石 云茯苓 降香

【治法】柔肝和胃,顺气降逆。

【主治】气机升降,肝气犯胃证。

处方名:**乌梅丸加减**

【方药】乌梅肉 赤白芍 肉桂心 炙甘草 旋覆花 煅赭石 云茯苓 降香 姜半夏

【治法】柔肝和胃,顺气降逆。

【主治】气机升降,肝气犯胃证。

处方名:**乌梅丸加减**

【方药】乌梅丸 赤白芍 肉桂心 炙甘草 炙黄芪 旋覆花 煅赭石 降香 紫丹参 陈皮

【治法】柔肝和胃,顺气降逆。

【主治】气机升降,肝气犯胃证。

处方名:**四逆散加味**

【**方药**】柴胡 赤芍 制香附 生枳实 延胡索 广木香 带壳砂仁 六神曲 路路通 炙
甘草

【**治法**】疏肝调气,健脾消痞。

【**主治**】肝脾不和,气滞成痞证。

处方名:**四逆散加味**

【**方药**】软柴胡 赤芍 制香附 生枳实 青陈皮 广木香 带壳砂仁 牡蛎 炙甘草

【**治法**】疏肝调气,健脾消痞。

【**主治**】肝脾不和,气滞成痞证。

处方名:**四逆散加味**

【**方药**】当归 赤白芍 柴胡 牡蛎 丹参 延胡索 制香附 白蒺藜 青陈皮 陈木瓜

【**治法**】和营调气,健脾消痞。

【**主治**】肝脾不和,气滞成痞证。

处方名:**四逆散加味**

【**方药**】当归 赤白芍 柴胡 牡蛎 丹参 延胡索 制香附 白蒺藜 青陈皮 大麻仁

【**治法**】和营调气,健脾消痞。

【**主治**】肝脾不和,气滞成痞证。

处方名:**四逆散加味**

【**方药**】柴胡 当归 赤白芍 丹参 延胡索 制香附 白蒺藜 青陈皮 陈香橼皮 煅
牡蛎

【**治法**】和营调气,健脾消痞。

【**主治**】肝脾不和,气滞成痞证。

处方名:**肝气方**

【**方药**】制香附 春砂壳 广木香 广艾炭 茜草根 白芍 棕榈炭 侧柏炭 炒当归 川
断 乌贼骨 炒杜仲

【**治法**】调理肝胃而固带脉。

【**主治**】肝胃不和,带脉不固证。

处方名:**肝气方**

【**方药**】当归 赤白芍 广艾炭 侧柏炭 川断 炒杜仲 炒荆芥 广木香

【**治法**】调理肝胃而固带脉。

【**主治**】肝胃不和,带脉不固证。

处方名:**症积方**

【**方药**】广木香 厚朴 丹参 青陈皮 煨莪术 当归 红花 川芎

【治法】理气化瘀。

【主治】气滞瘀阻,肝脾同病症积证。

处方名:**症积方**

【方药】白蒺藜 制香附 金铃子 陈皮 延胡索 炒白术 丹参 当归 炒谷麦芽 生地 麦冬

【治法】疏肝健脾,理气化瘀,养阴利尿。

【主治】气滞瘀阻,肝脾同病症积证。

处方名:**症积方**

【方药】党参 当归 赤芍 丹参 延胡索 炙鳖甲 炒枳壳 炒白术 茯苓 制香附 王不留行

【治法】疏肝健脾,理气化瘀。

【主治】气滞瘀阻,肝脾同病症积证。

处方名:**症积方**

【方药】北沙参 麦冬 丹参 赤芍 制香附 陈皮 延胡索 炙鳖甲 王不留行 带皮茯苓

【治法】疏肝健脾,理气化瘀,滋养肺阴。

【主治】气滞瘀阻,肝脾同病症积证。

处方名:**郁证方**

【方药】炙甘草 淮小麦 大枣 郁金 陈胆星 夜交藤 菖蒲 生铁落 蝎蜈

【治法】养心安神,疏肝解郁。

【主治】肝郁气滞,风阳上扰郁证。

处方名:**郁证方**

【方药】炙甘草 淮小麦 黄芩 郁金 陈胆星 夜交藤 知母 生铁落 蝎蜈

【治法】养心安神,疏肝解郁。

【主治】肝郁气滞,风阳上扰郁证。

处方名:**郁证方**

【方药】炙甘草 淮小麦 大枣 郁金 夜交藤 蝎蜈 丹参 知母 生铁落

【治法】养心安神,疏肝解郁。

【主治】肝郁气滞,风阳上扰郁证。

处方名:**郁证方**

【方药】炙甘草 淮小麦 大枣 郁金 夜交藤 菖蒲 生铁落 丹参

【治法】养心安神,疏肝解郁。

【主治】肝郁气滞,风阳上扰郁证。

处方名:**郁证方**

【**方药**】炙甘草　淮小麦　大枣　郁金　夜交藤　白芍　生铁落　丹参

【**治法**】养心安神,疏肝解郁。

【**主治**】肝郁气滞,风阳上扰郁证。

处方名:**郁证方**

【**方药**】炙甘草　淮小麦　大枣　党参　炙远志　白芍　白术　丹参

【**治法**】养心安神,疏肝解郁,补益气血。

【**主治**】肝郁气滞,风阳上扰郁证。

处方名:**甘麦大枣汤合生铁落饮加减**

【**方药**】炙甘草　淮小麦　大枣　郁金　陈胆星　炙远志　菖蒲　生铁落

【**治法**】养心安神,疏肝解郁。

【**主治**】肝郁气滞,风阳上扰癫证。

处方名:**甘麦大枣汤合生铁落饮加减**

【**方药**】炙甘草　淮小麦　大枣　郁金　陈胆星　炙远志　菖蒲　生铁落　合欢皮　北沙参

【**治法**】养心安神,疏肝解郁。

【**主治**】肝郁气滞,风阳上扰癫证。

处方名:**甘麦大枣汤合生铁落饮加减**

【**方药**】炙甘草　淮小麦　大枣　郁金　陈胆星　炙远志　菖蒲　生铁落　知母

【**治法**】养心安神,疏肝解郁。

【**主治**】肝郁气滞,风阳上扰癫证。

处方名:**甘麦大枣汤合生铁落饮加减**

【**方药**】炙甘草　淮小麦　大枣　郁金　陈胆星　炙远志　菖蒲　生铁落

【**治法**】养心安神,疏肝解郁。

【**主治**】肝郁气滞,风阳上扰癫证。

处方名:**甘麦大枣汤合生铁落饮加减**

【**方药**】炙甘草　淮小麦　大枣　郁金　陈胆星　北沙参　菖蒲　生铁落

【**治法**】养心安神,疏肝解郁。

【**主治**】肝郁气滞,风阳上扰癫证。

处方名:**甘麦大枣汤合生铁落饮加减**

【**方药**】炙甘草　淮小麦　大枣　郁金　陈胆星　北沙参　党参　生铁落

【**治法**】养心安神,疏肝解郁。

【**主治**】肝郁气滞,风阳上扰癫证。

处方名:**甘麦大枣汤合生铁落饮加减**

【方药】炙甘草 淮小麦 大枣 郁金 陈胆星 旱莲草 菖蒲 生铁落

【治法】养心安神,疏肝解郁。

【主治】肝郁气滞,风阳上扰癫证。

处方名:**癫证方**

【方药】炙甘草 淮小麦 大枣 郁金 陈胆星 炙远志 菖蒲 生铁落 丹参

【治法】养心安神,镇惊豁痰。

【主治】肝郁气滞,痰浊癫证。

处方名:**癫证方**

【方药】炙甘草 淮小麦 大枣 郁金 陈胆星 炙远志 菖蒲 生铁落 丹参 合欢皮 制
川军

【治法】养心安神,镇惊豁痰。

【主治】肝郁气滞,痰浊痰浊癫证。

处方名:**癫证方**

【方药】炙甘草 淮小麦 大枣 郁金 陈胆星 炙远志 菖蒲 生铁落 丹参 合欢皮 制
川军 萱草

【治法】养心安神,镇惊豁痰。

【主治】肝郁气滞,痰浊癫证。

处方名:**癫证方**

【方药】炙甘草 淮小麦 大枣 郁金 陈胆星 炙远志 生铁落 萱草 丹参 制川军

【治法】养心安神,解郁豁痰。

【主治】肝郁气滞,痰浊癫证。

处方名:**癫证方**

【方药】炙甘草 淮小麦 郁金 炙远志 生铁落 萱草 丹参 制川军 知母

【治法】养心安神,解郁豁痰。

【主治】肝郁气滞,痰浊癫证。

处方名:**癫证方**

【方药】炙甘草 淮小麦 郁金 菊花 生铁落 萱草 丹参 制川军 白蒺藜

【治法】养心安神,解郁豁痰。

【主治】肝郁气滞,痰浊癫证。

处方名:**苓桂术甘汤加味**

【方药】柴胡 前胡 桂枝 赤芍 甘草 丹参 陈皮 广木香 姜半夏 白芷 生姜 红枣

【治法】化湿通阳,疏通表里。

【主治】湿浊内阻,气机不畅湿郁证。

处方名:**苓桂术甘汤加味**

【方药】柴胡 前胡 桂枝 赤芍 甘草 丹参 陈皮 广木香 姜半夏 白芷 生姜 红枣 制香附

【治法】化湿通阳,疏通表里。

【主治】湿浊内阻,气机不畅湿郁证。

处方名:**苓桂术甘汤加味**

【方药】柴胡 前胡 桂枝 赤芍 甘草 丹参 陈皮 广木香 姜半夏 白芷 制香附 茵陈 板蓝根

【治法】化湿通阳,疏通表里。

【主治】湿浊内阻,气机不畅湿郁证。

处方名:**苓桂术甘汤加味**

【方药】柴胡 蒲公英 桂枝 土茯苓 茵陈 板蓝根 半夏 白芷 夜交藤

【治法】化湿通阳,疏通表里。

【主治】湿浊内阻,气机不畅湿郁证。

处方名:**苓桂术甘汤加味**

【方药】藿香 陈皮 炒白术 土茯苓 茵陈 板蓝根 孩儿参 六神曲 谷麦芽

【治法】清肝解毒,健脾和胃。

【主治】湿浊内阻,气机不畅湿郁证。

处方名:**心痹方**

【方药】党参 熟附子 煅龙齿 煅牡蛎 当归 丹参 炙甘草 陈皮 制香附

【治法】助阳益气,扶正固脱。

【主治】气血亏虚心痹证。

处方名:**心痹方**

【方药】党参 熟附子 煅龙齿 煅牡蛎 当归 丹参 炙甘草 陈皮 制香附 炒白术 红枣

【治法】温振心阳,补益气血。

【主治】气血亏虚心痹证。

处方名:**心痹方**

【方药】党参 炙远志 煅龙骨 桂枝 当归 丹参 炙甘草 淮小麦 仙鹤草 炒白术 红枣

【治法】温振心阳,补益气血。

【主治】气血亏虚心痹证。

处方名:**心痹方**

【**方药**】党参 黄芪片 煅龙骨 白芍 炙甘草 枸杞子 炙甘草 侧柏叶 仙鹤草 旱莲
草 红枣

【**治法**】温振心阳,补益气血。

【**主治**】气血亏虚心痹证。

处方名:**心痹方**

【**方药**】党参 黄芪片 煅龙骨 白术 炙甘草 枸杞子 茯苓 煅赭石 仙鹤草 旱莲草
淮小麦

【**治法**】温振心阳,补益气血。

【**主治**】气血亏虚心痹证。

处方名:**痹症方**

【**方药**】桂枝 赤芍 威灵仙 忍冬藤 络石藤 生薏苡仁 乌梢蛇 泽兰 川牛膝
陈皮

【**治法**】祛风清热,化湿通络。

【**主治**】热痹证。

处方名:**痹症方**

【**方药**】桂枝 赤芍 独活 忍冬藤 络石藤 生薏苡仁 乌梢蛇 红花 威灵仙 桃仁

【**治法**】祛风清热,化湿通络。

【**主治**】热痹证。

处方名:**痹症方**

【**方药**】桂枝 赤芍 独活 忍冬藤 络石藤 生薏苡仁 乌梢蛇 红花 威灵仙 桃仁 海
风藤

【**治法**】祛风清热,化湿通络。

【**主治**】热痹证。

处方名:**痹症方**

【**方药**】桂枝 赤芍 川牛膝 当归 络石藤 生薏苡仁 乌梢蛇 红花 威灵仙 鸡血藤

【**治法**】祛风清热,化湿通络。

【**主治**】热痹证。

处方名:**桂枝芍药知母汤加减**

【**方药**】桂枝 赤芍 知母 生地 炙甘草 制川乌 鸡血藤 陈皮

【**治法**】祛风化湿,清热通络。

【**主治**】热痹证。

处方名:**桂枝芍药知母汤加减**

【方药】桂枝 赤芍 知母 生地 炙甘草 制川乌 鸡血藤 陈皮 黄芪

【治法】祛风化湿,清热通络。

【主治】热痹证。

处方名:**桂枝芍药知母汤加减**

【方药】桂枝 赤芍 知母 生地 炙甘草 制川乌 鸡血藤 狗脊 黄芪

【治法】祛风化湿,清热通络。

【主治】热痹证。

处方名:**偏瘫方**

【方药】豨莶草 山羊角 生槐米 当归 赤芍 桃仁 红花 牛膝 木瓜 桑寄生 指迷茯
　　　苓丸

【治法】平肝化瘀,活血通络。

【主治】风痰上扰,脉络瘀阻卒中后遗症。

处方名:**偏瘫方**

【方药】桂枝 赤芍 鸡血藤 当归 黄芩 桃仁 合欢皮 夜交藤 木瓜 炒六曲 地龙

【治法】活血通络,清热安神。

【主治】风痰上扰,脉络瘀阻偏瘫证。

处方名:**偏瘫方**

【方药】桂枝 赤芍 鸡血藤 当归 黄芩 桃仁 合欢皮 夜交藤 木瓜 炒六曲 地龙

【治法】活血通络,清热安神。

【主治】风痰上扰,脉络瘀阻偏瘫证。

处方名:**偏瘫方**

【方药】磁石 赤芍 鸡血藤 当归 桂枝 桃仁 合欢皮 姜半夏 木瓜 地龙

【治法】活血通络,清热安神。

【主治】风痰上扰,脉络瘀阻偏瘫证。

处方名:**偏瘫方**

【方药】黄芪 赤芍 鸡血藤 当归 桂枝 桃仁 合欢皮 姜半夏 木瓜 地龙

【治法】活血通络,清热安神。

【主治】风痰上扰,脉络瘀阻偏瘫证。

处方名:**偏瘫方**

【方药】珍珠母 赤芍 钩藤 当归 丹参 红花 姜半夏 木瓜 地龙

【治法】活血通络,清热安神。

【主治】风痰上扰,脉络瘀阻偏瘫证。

处方名:**痿症方**

【**方药**】石决明 牡蛎 北沙参 孩儿参 当归 赤芍 丹参 牛膝 续断 制狗脊 小蓟草

【**治法**】平肝潜阳,滋阴活血。

【**主治**】肝肾阴虚,气逆痿证。

处方名:**痿症方**

【**方药**】石决明 牡蛎 北沙参 党参 当归 赤芍 丹参 牛膝 仙茅 仙灵脾 小蓟草
　　　虎潜丸

【**治法**】平肝潜阳,滋阴活血。

【**主治**】肝肾阴虚,气逆痿证。

处方名:**痿症方**

【**方药**】珍珠母 牡蛎 制狗脊 桑寄生 当归 赤芍 丹参 牛膝 虎潜丸

【**治法**】平肝潜阳,滋阴活血。

【**主治**】肝肾阴虚,气逆痿证。

处方名:**痿症方**

【**方药**】制首乌 熟地 制狗脊 续断 党参 当归 赤芍 木瓜 牛膝 桑寄生 红花 广
　　　木香

【**治法**】补养气血,健脾补肾,舒筋活络。

【**主治**】气血亏虚肌萎缩脊髓侧索硬化证。

处方名:**痿症方**

【**方药**】制首乌 熟地 制狗脊 续断 党参 当归 赤芍 木瓜 牛膝 桑寄生 红花 黄
　　　芪 元参 生甘草

【**治法**】补养气血,健脾补肾,舒筋活络。

【**主治**】气血亏虚肌萎缩脊髓侧索硬化证。

处方名:**耳聋方**

【**方药**】石决明 石菖蒲 炙远志 生甘草 菊花 赤芍 黑山栀 连翘壳 淡黄芩 苦
　　　丁茶

【**治法**】清肝宣窍。

【**主治**】肝肾阴虚,肝阳上亢耳聋证。

处方名:**耳聋方**

【**方药**】石决明 石菖蒲 炙远志 生甘草 菊花 赤芍 黑山栀 连翘 淡黄芩 苦丁茶
　　　生黄芪 生地

【**治法**】清肝宣窍。

【**主治**】肝肾阴虚,肝阳上亢耳聋证。

处方名:**耳聋方**

【方药】石决明 石菖蒲 炙远志 生甘草 菊花 桔梗 白蒺藜 连翘 苦丁茶 生黄芪 生地

【治法】清肝宣窍。

【主治】肝肾阴虚,肝阳上亢耳聋证。

处方名:**耳聋方**

【方药】石决明 石菖蒲 炙远志 生甘草 菊花 桔梗 夜交藤 连翘 苦丁茶 生黄芪 生地

【治法】清肝宣窍。

【主治】肝肾阴虚,肝阳上亢耳聋证。

处方名:**浮肿方**

【方药】生黄芪 炒白术 带皮苓 炙甘草 广木香 砂壳 丹参 赤芍 石斛

【治法】补养肺脾,滋阴安神。

【主治】肺脾气虚,阴虚不足面目下肢浮肿证。

处方名:**浮肿方**

【方药】制香附 炒白术 茯苓皮 陈皮 广木香 白蒺藜 炒枳壳 柏子仁 麻子仁 浮小麦 酸枣仁 梗通草

【治法】健脾养肝,调理冲任。

【主治】脾失健运,兼血虚浮肿证。

处方名:**胃苓汤加减**

【方药】苍白术 厚朴 茯苓 炙甘草 桂枝 防己 赤芍 槟榔 焦神曲

【治法】健脾燥湿。

【主治】脾虚湿盛,全身浮肿证。

处方名:**胃苓汤加减**

【方药】苍白术 厚朴 茯苓 炙甘草 桂枝 防己 赤芍 槟榔 焦神曲 藿香 佩兰

【治法】健脾燥湿。

【主治】脾虚湿盛,全身浮肿证。

处方名:**胃苓汤加减**

【方药】苍白术 佩兰 茯苓 炙甘草 桂枝 防己 赤芍 槟榔 焦神曲 藿香

【治法】健脾燥湿。

【主治】脾虚湿盛,全身浮肿证。

处方名:**胃苓汤加减**

【方药】苍白术 厚朴 茯苓 炙甘草 桂枝 防己 赤芍 陈皮 焦神曲

【治法】健脾燥湿。

【主治】脾虚湿盛,全身浮肿证。

处方名:**香砂六君汤加味**

【方药】白术 党参 茯苓 甘草 木香 砂仁 陈皮 半夏 佛手 淮小麦

【治法】健脾和胃。

【主治】脾肾两虚,面浮足肿证。

处方名:**香砂六君汤加味**

【方药】白术 党参 茯苓 甘草 木香 补骨脂 川断 砂仁 乌药 仙灵脾

【治法】健脾和胃。

【主治】脾肾两虚,面浮足肿证。

处方名:**香砂六君汤加味**

【方药】白术 党参 茯苓 甘草 木香 补骨脂 川断 当归 黄芪 仙灵脾

【治法】健脾和胃。

【主治】脾肾两虚,面浮足肿证。

处方名:**香砂六君汤加味**

【方药】白术 党参 茯苓 甘草 木香 香附 川断 当归 黄芪 仙灵脾 木香

【治法】健脾和胃。

【主治】脾肾两虚,面浮足肿证。

处方名:**香砂六君汤加味**

【方药】白术 党参 茯苓 炙甘草 木香 砂仁 制木香 焦六曲 大腹皮

【治法】健脾理气和胃。

【主治】脾肾两虚,面浮足肿证。

处方名:**大黄附子汤加味**

【方药】熟附子 制川军 黑料豆 党参 白术 山药 生牡蛎 陈皮 姜竹茹

【治法】温肾益气,解毒和胃。

【主治】脾肾阳虚,气机不利尿毒症。

处方名:**大黄附子汤加味**

【方药】熟附子 制川军 黑料豆 党参 白术 丹皮 生牡蛎 陈皮 姜竹茹

【治法】温肾益气,解毒和胃。

【主治】脾肾阳虚,气机不利尿毒症。

处方名:**大黄附子汤加味**

【方药】熟附子 制川军 黑料豆 党参 白术 陈皮 萹蓄草 茯苓 当归

【治法】温肾益气,解毒和胃。

【主治】脾肾阳虚,气机不利尿毒症。

处方名:**大黄附子汤加味**

【方药】熟附子　制川军　黑料豆　党参　白术　陈皮　萹蓄草　茯苓　丹参　郁金

【治法】温肾益气,解毒和胃。

【主治】脾肾阳虚,气机不利尿毒症。

处方名:**遗尿方**

【方药】大熟地　淮山药　菟丝子　巴戟天　女贞子　川断　制狗脊　炒白术　炙黄芪
　　　　红枣

【治法】益肾助阳,佐以固涩。

【主治】肾阳不足遗尿证。

处方名:**遗尿方**

【方药】五味子　煅牡蛎　党参　覆盆子　补骨脂　菟丝子　制狗脊

【治法】益肾固摄。

【主治】肾气不足,下元失固遗尿证。

处方名:**导赤散加味**

【方药】生地　竹叶　生甘草　木通　黄芩　小蓟草　乌药

【治法】凉血滋阴,清利湿热。

【主治】下焦湿热血淋证。

处方名:**导赤散加味**

【方药】生地　竹叶　生甘草　木通　黄芩　小蓟草　乌药　萆薢

【治法】凉血滋阴,清利湿热。

【主治】下焦湿热血淋证。

处方名:**导赤散加味**

【方药】生地　竹叶　生甘草　萆薢　黄芩　小蓟草　乌药

【治法】凉血滋阴,清利湿热。

【主治】下焦湿热血淋证。

处方名:**玉屏风散加味**

【方药】生黄芪　生白术　防风　生地　玉竹　地肤子　连翘　银花　红枣　豨莶草

【治法】凉血滋阴,清利湿热。

【主治】下焦湿热风疹。

处方名:**玉屏风散加味**

【方药】生黄芪　生白术　防风　生地　玉竹　地肤子　连翘　银花　红枣　豨莶草

【治法】凉血滋阴,清利湿热。

【**主治**】下焦湿热风疹。

处方名:**荨麻疹方**

【**方药**】生地 赤芍 丹皮 黄檗 知母 制苍术 苦参片 地肤子 六一散

【**治法**】凉血滋阴,清热化湿。

【**主治**】湿热入血分荨麻疹。

处方名:**荨麻疹方**

【**方药**】生地 赤芍 丹皮 青陈皮 制香附 制苍术 苦参片 地肤子 六一散

【**治法**】凉血滋阴,清热化湿。

【**主治**】湿热入血分荨麻疹。

处方名:**皮肤瘙痒方**

【**方药**】丹皮 赤芍 桃仁 蒲公英 金银花 苦参片 制苍术 地骨皮 百部 地肤子

【**治法**】凉血清热,化湿解毒。

【**主治**】湿热蕴结皮肤瘙痒证。

处方名:**皮肤瘙痒方**

【**方药**】丹皮 赤芍 桃仁 蒲公英 金银花 苦参片 制苍术 地骨皮 百部 地肤子 威
灵仙

【**治法**】凉血清热,化湿解毒。

【**主治**】湿热蕴结皮肤瘙痒证。

处方名:**皮肤瘙痒方**

【**方药**】丹皮 赤芍 桃仁 蒲公英 金银花 苦参片 制苍术 地骨皮 百部 白芷 威灵仙

【**治法**】凉血清热,化湿解毒。

【**主治**】湿热蕴结皮肤瘙痒证。

第五篇　王羹梅医案方集

处方名:**地道不通方**

【方药】石斛　云茯苓　泽泻　杏仁　半夏　新会皮　香附　焦谷芽　甘黄菊　枳壳　白芍　佛手　砂仁

【治法】滋补阴液,疏肝和胃。

【主治】地道不通。

处方名:**地道不通方**

【方药】石斛　云茯苓　泽泻　制香附　半夏　新会皮　白芍　玫瑰花　南木香　枳壳　甘黄菊　谷芽　砂仁

【治法】疏肝和胃,清热祛湿。

【主治】地道不通。

处方名:**痞满方**

【方药】老苏梗　川楝子　焦六曲　砂仁　生香附　延胡　广木香　麦芽　枳壳　新会皮　山楂炭　竹茹

【治法】疏肝和胃。

【主治】痞满。

处方名:**厥证方**

【方药】制首乌　细生地　败龟板　东白芍　甘枸杞　甘黄菊　制女贞　白茯神　牛膝　宣木瓜　新会皮

【治法】滋阴清热。

【主治】厥证。

处方名:**蒂丁下坠方**

【方药】北沙参　石斛　川贝母　细生地　干首乌　广橘白　制女贞　云茯神　川断　白芍　制香附　炙知母　谷芽

【治法】滋阴合营,升阳解郁。

【主治】蒂丁下坠。

处方名:**咳嗽方**

【方药】枳壳　白术　南木香　金沸草　半夏　新会皮　建曲　白茯苓　杏仁　泽泻　乌药　砂仁

【治法】燥湿化痰。

【主治】咳嗽。

处方名:**咳嗽方**

【方药】苏梗 防风 前胡 杏仁 枳壳 新会皮 通草 竹茹 牛蒡子 炙紫菀 荆芥

【治法】疏风散寒,宣肺止咳。

【主治】咳嗽。

处方名:**感冒方**

【方药】粉前胡 豆豉 杏仁 枳实 川贝母 朱茯神 新会皮 炙知母 焦六曲 山楂炭 冬桑叶 麦芽 竹茹

【治法】清热祛湿。

【主治】感冒。

处方名:**感冒方**

【方药】前胡 杏仁 川贝 枳实 知母 新会皮 全栝楼 大腹皮 焦六曲 山楂炭 云茯苓 泽泻 竹茹

【治法】祛湿解表。

【主治】感冒。

处方名:**咳嗽方**

【方药】粉前胡 杏仁 炙款冬 霜桑叶 新会皮 枳壳 栝楼 冬瓜子 川贝母 知母 桔梗 竹茹

【治法】解表清里,化痰平喘。

【主治】咳嗽。

处方名:**咳嗽方**

【方药】葶苈子 桑白皮 牛蒡子 粉前胡 杏仁 马兜铃 知母 天竺黄 广郁金 枳壳 川贝母 芦根

【治法】开郁平喘。

【主治】咳嗽。

处方名:**痞块方**

【方药】制香附 金铃子 延胡 小茴香 全当归 赤芍 青皮 南木香 台乌药 丹参 枳壳 砂仁

【治法】理气化结。

【主治】痞满。

处方名:**腹痛方**

【方药】制香附　狗脊　台乌药　小茴香　全当归　赤芍　小青皮　川楝子　延胡索　桑寄
　　　生　川断　云茯苓　砂仁

【治法】祛寒除湿。

【主治】腹痛。

处方名:**胁痛方**

【方药】制首乌　甘黄菊　枸杞子　桑叶片　石决明　白芍　钩藤　煨天麻　杏仁　竹沥半
　　　夏　新会皮　丝瓜络

【治法】疏肝止痛。

【主治】胁痛。

处方名:**痞满方**

【方药】白术　枳壳　苏梗　广木香　沉香曲　新会皮　云赤茯苓　泽泻　车前子　台乌药
　　　大腹皮　焦麦仁　砂仁

【治法】健胃化湿。

【主治】痞满。

处方名:**咳嗽方**

【方药】苏梗　杏仁　粉前胡　牛蒡子　枳壳　新会皮　旋覆花　炙款冬　白茯苓　制半夏
　　　冬瓜子　桔梗

【治法】疏风宣肺。

【主治】咳嗽。

处方名:**头痛方**

【方药】甘黄菊　石决明　冬桑叶　蔓荆子　钩藤　小川芎　煨天麻　夏枯草　干首乌　荆
　　　芥　白蒺藜　苦丁茶

【治法】平肝疏风。

【主治】头痛。

处方名:**痔疮方**

【方药】槐花　细生地　火麻仁　云赤茯苓　全当归　赤芍　泽泻　粉丹皮　新会皮　知母
　　　炙黄檗　炙猬皮

【治法】调营润渗。

【主治】痔疮。

处方名:**肺闭方**

【方药】葶苈子　桑白皮　川贝母　杏仁　马兜铃　枳壳　知母　天竺黄　前胡　生甘草　桔梗

【治法】疏风宣肺。

【主治】肺闭。

处方名:**腹痛方**

【方药】苏梗 豆卷 广木香 枳实 焦六曲 焦山楂肉 青皮 赤芍 炙内金 大腹皮 焦麦芽 新会皮 砂仁

【治法】宣邪导滞。

【主治】腹痛。

处方名:**呃逆方**

【方药】苏梗 广木香 枳壳 制半夏 新会皮 杏仁 建神曲 山楂炭 麦芽 云赤茯苓 大腹皮 砂仁 竹茹

【治法】和化理气。

【主治】呃逆。

处方名:**呃逆方**

【方药】广木香 苏梗 制香附 旋覆花 代赭石 制半夏 石斛 新会皮 沉香曲 砂仁 枳壳 陈香橼皮 山楂肉

【治法】和化理气。

【主治】呃逆。

处方名:**便秘方**

【方药】苏梗 杏仁 大豆卷 川贝 枳壳 新会皮 沉香 广木香 车前子 云赤茯苓 泽泻 款冬花 荔枝核 竹茹

【治法】疏解为主,泄化为佐。

【主治】便秘。

处方名:**便秘方**

【方药】款冬花 杏仁 广木香 制半夏 新会皮 枳实 青皮 云赤茯苓 泽泻 建曲 沉香 车前子 石斛 焦谷芽

【治法】疏气为主,泄化为佐。

【主治】便秘。

处方名:**腰痛方**

【方药】狗脊 杜仲 独活 川芎 全当归 赤芍 川断 新会皮 桑寄生 白茯苓 川牛膝 秦艽 丝瓜络

【治法】温阳化湿。

【主治】腰痛。

处方名:**陷脱风方**

【方药】西洋参 冬桑叶 丹皮 石斛 生地 淡元参 炙知母 茯神 白芍 杏仁 天花

粉 甘黄菊 生谷芽

【治法】举陷固脱。

【主治】陷证。

处方名:**白浊方**

【方药】石斛 白术 杜仲 云赤茯苓 狗脊 泽泻 沙苑子 车前子 制首乌 菟丝子 淮
山药 广橘白 建莲肉

【治法】培土滋水,泄化为佐。

【主治】白浊。

处方名:**腹胀方**

【方药】广木香 台乌药 苏梗 制半夏 新会皮 枳壳 代赭石 杏仁 制香附 云茯苓
沉香 陈香橼皮 大腹皮

【治法】疏肝解郁。

【主治】腹胀。

处方名:**失血症方**

【方药】荆芥炭 杏仁 款冬花 新绛 金沸草 粉蛤壳 当归炭 丹皮 黑山栀 枳壳 新
会皮 丝瓜络 竹茹

【治法】宣肺止咳。

【主治】失血症。

处方名:**胁痛方**

【方药】款冬花 杏仁 川贝 旋覆花 新绛 丝瓜络 冬桑叶 丹皮 冬瓜皮 枳壳 新会
皮 粉蛤壳 竹茹

【治法】清肺泻肝。

【主治】胁痛。

处方名:**梦遗方**

【方药】制首乌 炙龟板 杜仲 狗脊 茯苓 菟丝子 淮山药 泽泻 广橘白 草薢 车前
子 莲须

【治法】滋养肝肾,略参泄化。

【主治】梦遗。

处方名:**咳嗽方**

【方药】款冬花 石斛 杏仁 苏子 川贝 新会皮 广木香 云茯苓 泽泻 车前子 滑
石 甘草梢 大腹皮 辰灯芯

【治法】清肺化郁。

【主治】咳嗽。

处方名:**咳嗽方**

【**方药**】金沸草 款冬花 苏子 新绛炭 川贝 白茯苓 新会皮 粉蛤壳 石斛 杏仁 枳
壳 生熟薏苡仁 竹茹

【**治法**】宣肺祛湿。

【**主治**】咳嗽。

处方名:**尿频方**

【**方药**】焦白术 柴胡梢 淮山药 广陈皮 白芍 车前子 川芎 云赤茯苓 泽泻 桑螵
蛸 台乌药 甘草梢 朱灯芯

【**治法**】培土升阳,淡渗利湿。

【**主治**】尿频。

处方名:**喘证方**

【**方药**】西洋参 苏子 款冬花 石斛 川贝母 新会皮 云茯苓 杏仁 沉香 炙五味
谷芽

【**治法**】宣肺祛湿。

【**主治**】喘证。

处方名:**咳嗽方**

【**方药**】款冬花 杏仁 白术 制半夏 新会皮 石斛 带皮苓 泽泻 猪苓 枳壳 生熟薏
苡仁 五加皮 砂仁

【**治法**】肃金化痰培土 。

【**主治**】咳嗽。

处方名:**咳嗽方**

【**方药**】炙款冬 白术 石斛 半夏 新会皮 杏仁 淮山药 带皮苓 泽泻 猪苓 薏苡
仁 牛膝 砂仁

【**治法**】肃金化痰。

【**主治**】咳嗽。

处方名:**喘满风方**

【**方药**】款冬花 白术 石斛 半夏 新会皮 广木香 带皮苓 泽泻 淮山药 白扁豆 猪
苓 焦谷芽 沉香

【**治法**】化痰培土。

【**主治**】喘风。

处方名:**呃逆方**

【**方药**】石斛 半夏 朱茯苓 狗脊 金铃子 广木香 枳壳 新会皮 车前子 泽泻 杜
仲 焦谷芽 砂仁

【治法】疏和泄化,略佐坚肾。

【主治】呃逆。

处方名:**呃逆方**

【方药】石斛　杜仲　狗脊　制首乌　朱茯苓　新会皮　泽泻　牛膝　白芍　淮山药　车前子　淮小麦

【治法】疏和固肾。

【主治】呃逆。

处方名:**尿痛方**

【方药】制首乌　石斛　狗脊　白术　牛膝　云茯苓　菟丝子　淮山药　杜仲　玉竹　泽泻　新会皮　淮小麦　炙桑枝

【治法】疏和泄化,略佐坚肾。

【主治】尿痛。

处方名:**血淋方**

【方药】石斛　车前子　生地　淮山药　云茯苓　泽泻　丹皮　新会皮　菟丝子　甘草梢　朱灯芯

【治法】清养为主,佐以渗湿。

【主治】血淋。

处方名:**咳嗽方**

【方药】北沙参　杏仁　川贝母　石斛　冬桑叶　橘络　知母　冬瓜皮　丝瓜络　款冬花　生蛤壳　枇杷叶

【治法】肃肺和络化痰。

【主治】咳嗽。

处方名:**痞满方**

【方药】石斛　苏梗　广木香　制半夏　新会皮　青皮　白茯苓　泽泻　枳壳　杏仁　砂仁　陈香橼皮

【治法】疏肝解郁祛湿。

【主治】痞满。

处方名:**痞满方**

【方药】石斛　广木香　新会皮　制半夏　云茯苓　泽泻　青皮　生香附　枳壳　台乌药　杏仁　砂仁　陈香橼皮　沉香

【治法】疏肝和肺祛湿。

【主治】痞满。

处方名:**胁痛方**

【方药】鲜生地 杏仁 川贝母 粉丹皮 冬桑叶 甘黄菊 新绛 连翘 焦山栀 橘络 丝
　　瓜络 茅根肉

【治法】络中清宣。

【主治】胁痛。

处方名:**胁痛方**

【方药】款冬花 杏仁 鲜生地 新绛炭 冬桑叶 粉丹皮 川贝母 知母 连翘 橘络 丝
　　瓜络 茅根肉

【治法】清宣和络。

【主治】胁痛。

处方名:**呕吐方**

【方药】苏梗 杏仁 枳壳 青皮 新会皮 焦六曲 山楂炭 大腹皮 麦芽 木香 通草

【治法】祛邪轻宣。

【主治】呕吐。

处方名:**痞块方**

【方药】代赭石 旋覆花 广木香 制半夏 新会皮 青皮 沉香 白茯苓 老苏梗 台乌
　　药 延胡索 枳壳 陈香橼皮

【治法】疏肝和胃,祛湿导滞。

【主治】痞块。

处方名:**痞块方**

【方药】制厚朴 台乌药 代赭石 制半夏 广木香 青皮 枳壳 云茯苓 杏仁 川楝子
　　延胡索 沉香

【治法】旋降疏和。

【主治】痞块。

处方名:**痞块方**

【方药】制厚朴 代赭石 枳壳 半夏 青陈皮 云茯苓 金铃子 延胡索 白芍 广木香
　　台乌药 沉香 焦谷芽 陈香橼皮

【治法】旋降疏和。

【主治】痞块。

处方名:**胁痛方**

【方药】焦白术 枳壳 半贝丸 青陈皮 煨木香 焦建曲 带皮苓 泽泻 炙鸡内金 白
　　扁豆衣 焦谷芽

【治法】健脾益气。

【主治】胁痛。

处方名:**喘脱方**

【方药】西洋参　白术　枳壳　炙五味子　淮山药　沉香　带皮苓　泽泻　新会皮　车前子　苏子　淡姜　生熟谷芽

【治法】扶土益金补气。

【主治】喘脱。

处方名:**喘脱方**

【方药】党参　苏子　石斛　白术　枳壳　新会皮　带皮苓　泽泻　猪苓　淮山药　炙五味子　沉香　砂仁　生熟薏苡仁

【治法】扶正培土,理气渗湿。

【主治】喘脱。

处方名:**喘脱方**

【方药】党参　白术　淮山药　煨木香　扁豆衣　广陈皮　枳壳　泽泻　煨肉果　带皮苓　沉香曲　猪苓　谷芽　大腹绒

【治法】扶正培土,理气渗湿。

【主治】喘脱。

处方名:**胃痛方**

【方药】石斛　代赭石　制半夏　新会皮　南木香　枳壳　沉香　白茯苓　杏仁　白芍　淡吴茱萸　砂仁　陈香橼皮

【治法】扶阳健胃。

【主治】胃痛。

处方名:**胃痛方**

【方药】制厚朴　广木香　石斛　制半夏　新会皮　白茯苓　代赭石　枳壳　沉香　淡吴萸　砂仁　青皮　陈香橼皮

【治法】扶阳健胃。

【主治】胃痛。

处方名:**呃逆方**

【方药】甘黄菊　干首乌　石决明　矾半夏　橘红　钩藤　川芎　白芍　苦丁茶　白茯苓　冬桑叶　青竹茹

【治法】疏肝补营。

【主治】呃逆。

处方名:**痞满方**

【方药】豆卷　苏梗　藿梗　制半夏　新会皮　枳壳　焦建曲　木香　焦麦芽　云赤茯苓　通

草 青竹茹

【治法】清热导滞。

【主治】痞满。

处方名:**水肿方**

【方药】苏梗 前胡 青防风 生紫菀 新会皮 枳壳 炙鸡内金 山楂炭 焦神曲 带皮
苓 大腹绒 飞滑石 通草 焦麦芽

【治法】健脾和胃。

【主治】水肿。

处方名:**水肿方**

【方药】苏梗 前胡 杏仁 制半夏 新会皮 枳壳 焦六曲 炙内金 大腹绒 带皮苓 猪
苓 鸡苏散 通草 淡竹叶

【治法】宣达渗化。

【主治】水肿。

处方名:**水肿方**

【方药】前胡 制半夏 川贝母 枳壳 新会皮 炙内金 焦六曲 山楂炭 大腹绒 扁豆
衣 带皮苓 焦谷芽 通草 淡竹叶

【治法】宣达渗化祛邪。

【主治】水肿。

处方名:**痞满方**

【方药】青蒿 苏梗 藿梗 杏仁 焦神曲 枳实 姜半夏 青皮 山楂炭 麦芽 通草 飞
滑石 竹茹

【治法】宣解其邪,疏导其滞。

【主治】痞满。

处方名:**痞满方**

【方药】青蒿 前胡 苏梗 枳壳 制半夏 新会皮 云赤茯苓 通草 沉香曲 焦谷芽 大
腹皮 竹茹 鲜佛手

【治法】宣解疏导。

【主治】痞满。

处方名:**气逆方**

【方药】旋覆花 代赭石 白茯苓 制半夏 木香 枳壳 沉香 焦谷芽 制厚朴 新会皮
焦建曲 陈香橼皮

【治法】疏肝和胃。

【主治】气逆。

处方名:**气逆方**

【**方药**】前胡　制半夏　川贝母　枳壳　新会皮　炙内金　焦六曲　山楂炭　大腹绒　扁豆衣　带皮苓　焦谷芽　通草　淡竹叶

【**治法**】旋降和胃。

【**主治**】气逆。

处方名:**呕血方**

【**方药**】青蒿　杏仁　苏梗　连翘　枳壳　山楂肉　淡黄芩　新会皮　炙知母　佩兰　霜桑叶　丹皮　通草　竹茹

【**治法**】清热解郁。

【**主治**】呕血。

处方名:**腹胀方**

【**方药**】枳术丸　木香　青皮　炙内金　炙新会皮　白芍　大腹皮　带皮苓　砂仁　焦六曲谷芽

【**治法**】和肝培土。

【**主治**】腹胀。

处方名:**痞满方**

【**方药**】炙柴胡　制半夏　黄芩　枳壳　小青皮　新会皮　炙知母　煨草果　通草　云赤茯苓　佩兰　飞滑石　姜竹茹　鲜佛手

【**治法**】和解理气。

【**主治**】痞满。

处方名:**便溏方**

【**方药**】西洋参　麦冬　鲜石斛　淡元参　炙知母　丹皮　地骨皮　生地　云茯苓　扁豆衣蜜银花　芦根

【**治法**】滋阴合营,去虚热。

【**主治**】便溏。

处方名:**脘痛方**

【**方药**】金铃子　茵陈　青皮　沉香曲　知母　杏仁　枳壳　蒌皮　半夏曲　赤茯苓　泽泻益元散　陈香橼皮

【**治法**】清热祛湿,疏肝导滞。

【**主治**】脘痛。

处方名:**脘痛方**

【**方药**】金铃子　延胡索　全栝楼　枳实　制川军　火麻仁　白芍　杏仁　通草　云赤茯苓淡竹叶　大腹皮　蟋蟀　益元散

【治法】以通为补。

【主治】脘痛。

处方名:**脘痛方**

【方药】茵陈　带皮苓　猪苓　泽泻　姜山栀　制半夏　炙新会皮　广木香　石斛　枳壳　山楂肉　车前子　淡竹叶　通草　朱灯芯　陈皮

【治法】以通为补。

【主治】脘痛。

处方名:**脘痛方**

【方药】茵陈　带皮苓　川楝子　石斛　白芍　广陈皮　制半夏　山楂肉　小青皮　车前子　生茅术　猪苓　谷芽　淡竹叶　通草　鲜稻叶

【治法】分渗和化。

【主治】脘痛。

处方名:**脘痛方**

【方药】旋覆花　代赭石　白术　枳壳　广陈皮　制半夏　石斛　茵陈　云赤茯苓　白芍　山楂肉　泽泻　大腹皮　谷芽　冬瓜皮　通草

【治法】培和泄化。

【主治】脘痛。

处方名:**痞满方**

【方药】冬桑叶　甘黄菊　杏仁　石斛　广陈皮　云茯苓　苏梗　山楂肉　连翘　通草　鲜扁豆　鲜荷叶　鲜稻叶　焦谷芽　砂仁壳

【治法】清宣解邪。

【主治】痞满。

处方名:**痞满方**

【方药】冬桑叶　甘黄菊　杏仁　石斛　淮山药　辰砂拌云茯苓　山楂炭　蜜银花　砂仁壳　通草　扁豆衣　陈皮　鲜荷叶　陈粳米　鲜稻叶

【治法】清宣解邪。

【主治】痞满。

处方名:**痞满方**

【方药】甘黄菊　白蒺藜　石斛　白术　朱茯苓　山楂炭　白芍　淮山药　杏仁　半夏　广陈皮　泽泻　制香附　夜交藤　香粳　鲜扁豆花

【治法】清宣解邪。

【主治】痞满。

处方名:**痞满方**

【**方药**】甘黄菊　石斛　白术　杏仁　淮山药　朱茯苓　新会皮　泽泻　远志　制香附　鲜竹
　　　　茹　鲜扁豆花　小红枣

【**治法**】调补脾胃。

【**主治**】痞满。

处方名:**痞满方**

【**方药**】石斛　甘黄菊　制香附　制半夏　炙陈皮　酸枣仁　生白芍　朱茯苓　干佛手　扁
　　　　豆衣　青皮　青竹茹　谷芽　夜交藤

【**治法**】调和肝胃。

【**主治**】痞满。

处方名:**痞满方**

【**方药**】石斛　北沙参　甘黄菊　料豆衣　制半夏　新会皮　云茯苓　淮山药　酸枣仁　生
　　　　白芍　干佛手　谷芽

【**治法**】调和肝胃。

【**主治**】痞满。

处方名:**痞满方**

【**方药**】西洋参　麦冬　石斛　白茯苓　辰砂　酸枣仁　白芍　广橘白　料豆衣　谷芽　甘黄
　　　　菊　淮小麦　小红枣

【**治法**】健脾益气。

【**主治**】痞满。

处方名:**痞满方**

【**方药**】西洋参　生地　麦冬　石斛　龙齿　朱茯神　白芍　甘黄菊　淮小麦　小红枣　黑豆
　　　　衣　广橘叶　白粳米

【**治法**】滋阴健脾。

【**主治**】痞满。

处方名:**气厥方**

【**方药**】阿胶　蛤粉　龟板胶　牡蛎　西洋参　麦冬　石斛　鲜首乌　白芍　朱茯神　乌梅
　　　　肉　酸枣仁　淮小麦　小红枣　橘络

【**治法**】益气滋阴。

【**主治**】气厥。

处方名:**厥证方**

【**方药**】铁皮鲜石斛去根须　西洋参　元参　朱砂拌茯神　黑稽豆衣　麦冬　龙齿　淮小
　　　　麦　远志炭　小红枣　白芍　白粳米　旋覆花　代赭石

【治法】滋阴扶正。

【主治】厥证。

处方名:**疟疾方**

【方药】嫩柴胡 枳壳 知母 云赤茯苓 姜半夏 淡黄芩 小青皮 新会皮 煨草果 通草 佩兰 飞滑石 姜竹茹 鲜佛手

【治法】和解理气。

【主治】疟疾。

处方名:**疟疾方**

【方药】柴胡 杏仁 佩兰 飞滑石 姜半夏 黄芩 青陈皮 云赤茯苓 煨草果 知母 枳壳 淡竹叶 小红枣 煨老姜

【治法】和解理气。

【主治】疟疾。

处方名:**痢疾方**

【方药】煨葛根 鲜石斛 煨木香 茯苓 黄芩炭 扁豆衣 小青皮 焦山楂肉 银花 泽泻 炙鸡内金 生熟谷芽 鲜荷蒂 淡竹叶

【治法】升清和化。

【主治】痢疾。

处方名:**痢疾方**

【方药】枳术丸 石斛 带皮苓 青皮 炙款冬花 川贝母 薄橘红 银花 炙鸡内金 大腹皮 煨木香 山楂炭 通草 鲜荷叶

【治法】升清和化。

【主治】痢疾。

处方名:**肠风方**

【方药】炙黄芪 防风炭 焦白术 生地炭 当归炭 白芍 炮姜炭 地榆炭 煨木香 炙甘草 新会皮 藕节炭

【治法】滋阴合营。

【主治】肠风。

处方名:**咳嗽方**

【方药】款冬花 杏仁 川贝 石斛 丹皮 新绛炭 白茯苓 知母 薄橘红 黛蛤散 生薏苡仁 丝瓜络 水竹茹 鲜苇茎

【治法】宣肺止咳。

【主治】咳嗽。

处方名：**痞满方**

【方药】苏梗　广木香　制半夏　新会皮　枳壳　沉香曲　青皮　制香附　代赭石　延胡索　焦谷芽　砂仁

【治法】疏肝健脾。

【主治】痞满。

处方名：**痞满方**

【方药】制香附　枳壳　代赭石　制半夏　广木香　广郁金　青皮　延胡索　广橘叶　沉香曲　砂仁　干佛手

【治法】疏肝健脾。

【主治】痞满。

处方名：**失血症方**

【方药】旋覆花　新绛　香附　枳壳　归身　白芍　新会皮　贝母　款冬花　白茯苓　丹皮　广橘叶　丝瓜络

【治法】滋阴解郁。

【主治】失血症。

处方名：**痞满方**

【方药】旋覆花　新绛　丝瓜络　生香附　枳壳　白芍　石斛　新会皮　青皮　川贝　云茯苓　谷芽　竹茹

【治法】健脾益气。

【主治】痞满。

处方名：**痞满方**

【方药】石斛　制半夏　广陈皮　枳壳　建曲　炙鸡内金　扁豆衣　云茯苓　淮小麦　焦谷芽　春砂仁　姜竹茹　鲜佛手

【治法】健脾祛痰。

【主治】痞满。

处方名：**痞满方**

【方药】石斛　白术　枳壳　白茯苓　制半夏　广陈皮　扁豆衣　焦建曲　炙鸡内金　山楂　砂仁　谷芽　鲜佛手

【治法】健上和化。

【主治】痞满。

处方名：**经漏方**

【方药】制香附　当归　细生地　枳壳　川芎　白芍　新会皮　丹参　川断　白茯苓　沉香曲　焦谷芽　砂仁

【治法】从木土调治,兼固奇经。

【主治】经漏。

处方名:**血崩方**

【方药】制香附　狗脊　生地　川芎　当归　白芍　淮山药　云茯苓　新会皮　川断　紫丹
　　　参　砂仁　伏龙肝

【治法】固经止血。

【主治】血崩。

处方名:**崩漏方**

【方药】制香附　生地　狗脊　川芎　归身炭　白芍　杜仲　石斛　川断　新会皮　丹皮
　　　砂仁

【治法】滋阴止血。

【主治】崩漏。

处方名:**崩漏方**

【方药】制香附　细生地　制首乌　川芎　当归　白芍　杜仲　川断　云茯苓　新会皮　石
　　　斛　丹皮炭　砂仁

【治法】合营扶正止血。

【主治】崩漏。

处方名:**崩漏方**

【方药】生白术　砂仁拌大生地　制首乌　川芎　归身炭　白芍　云茯苓　杜仲　新会皮
　　　石斛　制香附　煨木香　料豆衣　焦谷芽

【治法】合营扶正止血。

【主治】崩漏。

处方名:**崩漏方**

【方药】石斛　白术　砂仁拌大生地　制首乌　归身　白芍　杜仲　川断　料豆衣　制香附
　　　新会皮　白竹茹　茯苓　谷芽

【治法】合营扶正。

【主治】崩漏。

处方名:**泄泻方**

【方药】广木香　防风　枳壳　青皮　新会皮　焦六曲　炙内金　山楂炭　大腹皮　云赤茯
　　　苓　焦麦芽　鲜荷叶

【治法】清热祛湿。

【主治】泄泻。

处方名:**仲圣复脉散加减**

【方药】生甘草　人参　阿胶　蛤粉　藿香　麦冬　五味　白芍　肉桂　山萸肉　淮山药　云茯神　料豆衣　煨肉果　生熟谷芽

【治法】祛痰渗湿。

【主治】痹疟。

处方名:**眩晕方**

【方药】甘枸杞　甘黄菊　制首乌　龙齿　石斛　白茯神　石决明　淡元参　生白芍　远志肉　沙苑子　霜桑叶　干荷叶

【治法】滋阴潜阳。

【主治】眩晕。

处方名:**眩晕方**

【方药】蛤粉拌清阿胶　龟板　石决明生　龙齿　甘枸杞　甘黄菊　朱茯苓　白芍　干首乌　元参　薄橘红　天竺黄　石斛

【治法】滋阴潜阳。

【主治】眩晕。

处方名:**眩晕方**

【方药】阿胶　大生地　海石　干首乌　甘枸杞　甘黄菊　龙齿　朱茯神　生白芍　石决明　淡元参　橘红　鲜竹沥

【治法】育阴潜阳,平肝化痰。

【主治】眩晕。

处方名:**痞满方**

【方药】苏梗　豆卷　杏仁　制半夏　青皮　枳实　焦六曲　山楂炭　白蔻仁　佩兰　通草　飞滑石　焦麦芽　干荷叶

【治法】祛邪导滞。

【主治】痞满。

处方名:**痞满方**

【方药】苏梗　杏仁　前胡　荆芥　制半夏　新会皮　枳实　焦六曲　广郁金　焦麦芽　大腹皮　通草　佩兰　半姜　竹茹

【治法】祛邪导滞。

【主治】痞满。

处方名:**霍乱方**

【方药】制附子　淡干姜　青木香　姜半夏　小青皮　枳实　藿梗　广郁金　山楂炭　白芍　桂枝　木瓜　太乙紫金锭

【治法】祛邪扶阳导滞。

【主治】霍乱。

处方名:**霍乱方**

【方药】郁金片 全栝楼 枳壳 小青皮 槟榔 广橘叶 焦六曲 麦芽 知母 朱茯苓 连翘 姜竹茹

【治法】祛邪扶正导滞。

【主治】霍乱。

处方名:**霍乱方**

【方药】鲜石斛 朱茯神 石决明 知母 淡豆豉 连翘 广郁金 茅根肉 元参 生白芍

【治法】清热扶正滋阴。

【主治】霍乱。

处方名:**霍乱方**

【方药】鲜沙参 鲜石斛 淡元参 冬桑叶 湖丹皮 连翘心 广郁金 朱茯神 广橘叶 白芍 青皮 炙知母 生熟谷芽 鲜荷叶

【治法】清宣邪热、安神存津。

【主治】霍乱。

处方名:**水肿方**

【方药】党参 白术 石斛 白茯苓 淮山药 扁豆衣 煨肉果 新会皮 车前子 冬瓜皮 猪苓 泽泻 生熟薏苡仁 荷叶蒂

【治法】培土利水。

【主治】水肿。

处方名:**水肿方**

【方药】党参 白芍 肉桂 茯苓皮 车前子 白术 大腹皮 石斛 猪苓 煨肉果 泽泻 炙新会皮 萆薢 焦谷芽 荷蒂

【治法】培土利水。

【主治】水肿。

处方名:**水肿方**

【方药】党参 白术 枳壳 制附子 肉桂 带皮苓 泽泻 石斛 新会皮 车前子 五加皮 猪苓 煨肉果 生熟薏苡仁

【治法】温运中下焦,利水消肿。

【主治】水肿。

处方名:**明目方**

【方药】甘枸杞 炙甘菊 石决明 冬桑叶 丹皮 白芍 白蒺藜 谷精珠 蜜蒙花 朱茯

　　　　神　净蝉衣

【治法】滋补肝肾明目。

【主治】视物不清。

处方名：**祛痰方**

【方药】制厚朴　苏子　旋覆花　制半夏　新会皮　枳壳　白茯苓　瓦楞子　杏仁　沉香曲
　　　　白蔻仁　姜竹茹　生熟薏苡仁

【治法】祛痰止呕。

【主治】脘部胀闷咳痰。

处方名：**外感方**

【方药】广藿梗　豆卷　杏仁　姜半夏　新会皮　枳实　苏梗　焦六曲　白蔻壳　麦芽　通
　　　　草　佩兰　姜竹茹

【治法】解表通里。

【主治】外感邪实之脘痞，大便不通。

处方名：**清热方**

【方药】青蒿　淡豆豉　鲜生地　连翘　粉丹皮　霜桑叶　黄芩炭　金银花　枳壳　麦仁　白
　　　　通草　益元散　荷叶　姜竹茹

【治法】清热解毒。

【主治】伏邪乳滞之热盛。

处方名：**劳怯方**

【方药】西洋参　玉竹　贝母　石斛　杏仁　炙知母　云茯苓　麦冬　新会皮　料豆衣　牡
　　　　蛎　淮小麦　谷芽

【治法】养阴清肺，补虚止咳。

【主治】久虚久劳之咳嗽。

处方名：**劳怯方**

【方药】西洋参　麦冬　石斛　细生地　玉竹　扁豆衣　白茯苓　新会皮　炙知母　料豆衣
　　　　杏仁　谷芽　淮小麦　小红枣

【治法】养阴清热，肃肺化痰。

【主治】形瘦内热。

处方名：**劳怯方**

【方药】西洋参　炙黄芪　大生地　牡蛎　麦冬　玉竹　石斛　云赤茯苓　新会皮　炙知母
　　　　料豆衣　淮小麦　谷芽　小红枣

【治法】养阴清肺。

【主治】内热咳嗽。

处方名：**中风方**

【**方药**】桂枝　干首乌　黄芪　羌独活　全当归　杏仁　制半夏　新会皮　川断　朱茯苓　五加皮　丝瓜络　桑枝

【**治法**】祛痰通络。

【**主治**】中风之半身不遂。

处方名：**中风方**

【**方药**】桂枝　干首乌　防风　川芎　全当归　煨天麻　竹沥夏　新会皮　秦艽　独活　续断肉　威灵仙　五加皮　丝瓜络

【**治法**】祛风通络，清热通里。

【**主治**】中风之半身不遂。

处方名：**鼓胀方**

【**方药**】金石斛　川楝子　延胡索　代赭石　制半夏　新会皮　枳壳　云茯苓　白芍　制香附　沉香　大腹皮　干佛手　玫瑰花

【**治法**】活血理气。

【**主治**】鼓胀。

处方名：**鼓胀方**

【**方药**】石斛　粗桂枝　生白芍　代赭石　制半夏　新会皮　枳壳　杏仁　延胡索　沉香　青皮　大腹皮　砂仁　姜竹茹

【**治法**】疏肝健脾，理气活血。

【**主治**】腹部坚膨。

处方名：**鼓胀方**

【**方药**】石斛　代赭石　沉香　桂枝　白芍　酸枣仁　制半夏　新会皮　制香附　淡吴萸　枳壳　砂仁　陈香橼皮　云茯苓

【**治法**】疏肝健脾，理气活血。

【**主治**】腹部坚膨。

处方名：**痢疾方**

【**方药**】苏梗　石斛　款冬花　茯苓皮　煨木香　赤白芍　枳壳　新会皮　猪苓　泽泻　车前子　冬瓜子　扁豆衣　干荷叶

【**治法**】理血行气利水。

【**主治**】痢疾水肿。

处方名：**清宣存津方**

【**方药**】淡豆豉　鲜石斛　杏仁　广郁金　连翘心　姜山栀　枳实　山楂炭　淡元参　橘红　益元散　鲜竹茹

【治法】清宣存津。

【主治】壮热痞满。

处方名:**清宣存津方**

【方药】淡豆豉 鲜石斛 鲜生地 广郁金 带心连翘 川贝 山楂炭 朱茯苓 泽泻 大
　　腹皮 淡竹叶 益元散 通草

【治法】清宣存津,佐以分利。

【主治】壮热痞满腹泻。

处方名:**清宣存津方**

【方药】淡豆豉 鲜生地 鲜石斛 杏仁 羚羊角 广郁金 带心连翘 川贝 淡元参 山
　　楂肉 炙知母 淡竹叶 通草 朱茯苓

【治法】滋阴清热。

【主治】身热劫津。

处方名:**伏暑病方**

【方药】羚羊角 犀角 金银花 鲜石斛 鲜生地 广郁金 天竺黄 淡元参 连翘 淡知
　　母 杏仁 钩藤

【治法】滋阴清热。

【主治】伏暑病。

处方名:**痞病方**

【方药】青蒿 杏仁 石斛 带皮苓 枳壳 连翘 大腹皮 知母 干佩兰 焦神曲 新会
　　皮 通草 竹茹

【治法】清热扶正祛邪。

【主治】身热有盛。

处方名:**劳怯病方**

【方药】鲜生地 冬桑叶 川贝 淡元参 丹皮 杏仁 知母 天花粉 金银花 粉蛤壳 石
　　斛 生甘草 枇杷叶

【治法】清热补虚,滋阴润肺。

【主治】劳怯。

处方名:**劳怯病方**

【方药】西洋参 粉蛤壳 川贝 鲜沙参 杏仁 栝楼仁 淡元参 马勃 黑山栀 炙知母
　　金银花 冬桑叶 芦根 枇杷叶

【治法】润养肺阴,清咽化痰。

【主治】劳怯。

处方名:**劳怯病方**

【**方药**】桑白皮 地骨皮 甘中黄 黛蛤散 知母 川贝母 淡黄芩 杏仁 淡元参 鲜生
地 炙紫菀 金银花 冬瓜子 天花粉 芦根 枇杷

【**治法**】润养肺阴,清咽化痰。

【**主治**】劳怯。

处方名:**虚劳病方**

【**方药**】桑白皮 淡元参 川贝 黛蛤散 杏仁 白石英 知母 地骨皮

【**治法**】清肃化痰,佐以养阴。

【**主治**】虚劳。

处方名:**劳怯病方**

【**方药**】西洋参 北沙参 阿胶 淡元参 麦冬肉 川贝 丹皮 霜桑叶 石斛 白芍 生甘
草 桔梗 枇杷叶

【**治法**】滋阴扶正。

【**主治**】劳怯。

处方名:**白痦病方**

【**方药**】牛蒡子 前胡 杏仁 荆芥 川贝 苏梗

【**治法**】清热扶正。

【**主治**】白痦。

处方名:**积滞病方**

【**方药**】青蒿 苏梗 枳壳 小青皮 制半夏 淡黄芩 炙鸡内金 连翘 大腹皮 焦神曲
知母 带皮苓 干佩兰 淡竹叶

【**治法**】健脾消滞。

【**主治**】积滞。

处方名:**类疟病方**

【**方药**】青蒿 冬桑叶 丹皮 制半夏 新会皮 连翘 石斛 云茯苓 白通草 知母 佩兰
叶 焦谷芽 鲜佛手

【**治法**】调治少阳阳明。

【**主治**】类疟寒热。

处方名:**疟疾方**

【**方药**】青蒿 半贝散 石斛 连翘 炙知母 新会皮 泽泻 扁豆衣 青皮 黄芩炭 木
香 谷芽 赤茯苓 干荷叶

【**治法**】健脾益肺,清泄邪热。

【**主治**】疟疾。

处方名：**疟疾方**

【方药】北沙参　石斛　款冬花　元参　川贝　新会皮　云茯苓　泽泻　冬桑叶　丹皮　扁豆　白术　焦谷芽　荷蒂

【治法】肃金培土。

【主治】疟疾。

处方名：**疟疾方**

【方药】北沙参　石斛　川贝　元参　炙新会皮　炙知母　麦冬　细生地　白术　云茯苓　泽泻　谷芽　淮小麦　小红枣

【治法】扶正养阴。

【主治】疟疾。

处方名：**疟疾方**

【方药】西洋参　炙鳖甲　白术　麦冬　白芍　石斛　炙知母　新会皮　云茯苓　泽泻　料豆衣　谷芽　小红枣

【治法】扶正养阴,清和解邪。

【主治】疟疾。

处方名：**类疟病方**

【方药】苏梗　豆卷　青蒿　制厚朴　姜半夏　新会皮　小青皮　杏仁　枳壳　沉香曲　干佩兰　云赤茯苓　姜竹茹

【治法】宣化三焦。

【主治】类疟。

处方名：**类疟病方**

【方药】苏梗　白蔻仁　广郁金　制半夏　新会皮　枳壳　杏仁　沉香曲　山楂炭　云赤茯苓

【治法】辛宣苦泄淡渗。

【主治】类疟。

处方名：**类疟病方**

【方药】石斛　制半夏　新会皮　南木香　枳壳　沉香曲　云赤茯苓　泽泻　扁豆衣　杏仁　大腹皮　焦谷芽　砂仁　干佛手

【治法】利胃为主,和化佐之。

【主治】类疟。

处方名：**痰厥病方**

【方药】淡豆豉　牛蒡子　鲜沙参　杏仁　广郁金　带心连翘　知母　栝楼皮　白通草　淡竹叶　香青蒿　钩藤　枇杷叶

【治法】解热祛痰祛风。

【主治】痰厥。

处方名:**痰厥病方**

【方药】淡豆豉 鲜沙参 牛蒡子 广郁金 杏仁 蝉衣 连翘 知母 通草 青蒿 干佩
　　　兰 钩藤 竹茹

【治法】宣解彻邪。

【主治】痰厥。

处方名:**痰厥病方**

【方药】青蒿 前胡 杏仁 朱连翘 干佩兰 香薄荷 鲜沙参 知母 淡竹叶 飞滑石 通草

【治法】清宣彻邪。

【主治】痰厥。

处方名:**咳嗽病方**

【方药】石斛 金沸草 款冬花 云茯苓 苏子 杏仁 枳壳 炙新会皮 泽泻 白术 冬瓜
　　　子 白扁豆 生熟薏苡仁

【治法】宣肺止咳,化湿祛痰。

【主治】咳嗽咳痰。

处方名:**咳嗽病方**

【方药】石斛 款冬花 杏仁 冬瓜子 川贝母 粉蛤壳 白术 枳壳 云茯苓 泽泻

【治法】宣肺止咳,化湿祛痰。

【主治】咳嗽咳痰。

处方名:**痰厥轻证方**

【方药】桂枝 鹿角霜 炙狗脊 云茯苓 全当归 牛膝 炙新会皮 川断 威灵仙 五加
　　　皮 薏苡仁 木瓜 千年健 桑枝

【治法】化湿祛痰。

【主治】痰厥轻症。

处方名:**浊饮内踞病方**

【方药】半夏 旋覆花 代赭石 焦白术 枳壳 炙新会皮 青皮 石斛 白茯苓 薏苡仁
　　　广木香 沉香曲

【治法】疏肝和胃,祛湿导滞。

【主治】浊饮。

处方名:**咳嗽病方**

【方药】西洋参 麦冬 川贝母 杏仁 霜桑叶 石斛 淡元参 粉蛤壳 炙橘白 冬瓜子
　　　炙知母 生薏苡仁 枇杷叶

【治法】止咳祛虚热。

【主治】咳嗽。

处方名:**痞满方**

【方药】广藿梗　南木香　淡黄芩　金石斛　小青皮　姜竹茹　焦山楂肉　建曲　云赤参　飞滑石　枳壳　大腹皮　干荷叶

【治法】解热祛湿。

【主治】痞满。

处方名:**痞满方**

【方药】苏梗　制厚朴　木香　金石斛　枳壳　青陈皮　焦六曲　南山楂炭　大腹皮　云茯苓　飞滑石　焦麦芽　砂仁　干荷

【治法】芳香宣化。

【主治】痞满。

处方名:**噫气病方**

【方药】香附　白芍　石斛　半夏　新会皮　枳壳　白茯苓　扁豆衣　白术

【治法】扶土解郁。

【主治】噫气。

处方名:**痞满方**

【方药】石斛　白术　枳壳　广木香　川楝子　延胡索　当归　制香附　青皮　炙新会皮　云茯苓　薏苡仁　砂仁

【治法】解热祛湿。

【主治】痞满。

处方名:**失血症方**

【方药】金沸草　新绛　大生地　制首乌　全当归　赤芍　炙狗脊　川断　橘络　制女贞　薏苡仁　秦艽　丝瓜络

【治法】滋阴养营。

【主治】失血症。

处方名:**经停病方**

【方药】制香附　广木香　川断　当归　白芍　延胡索　青皮　细生地　炙新会皮　台乌药　丹皮　砂仁

【治法】调理气血。

【主治】经闭。

处方名:**疔病方**

【方药】羚羊角　鲜生地　金银花　霜桑叶　丹皮　淡黄芩　甘黄菊　连翘　赤芍　紫花地

丁 天花粉 生甘草 茅根肉

【治法】清热解毒。

【主治】疔。

处方名:**疔病方**

【方药】甘黄菊 鲜生地 金银花 冬桑叶 粉丹皮 黄芩 紫花地丁 当归 赤芍 连翘
壳 天花粉 生甘草 茅根肉

【治法】清热解毒。

【主治】疔。

处方名:**流注病方**

【方药】大豆卷 汉防己 炙山甲 独活 当归 赤芍 防风 紫丹参 新会皮 薏苡仁 牛
膝 秦艽 桑枝

【治法】祛湿消瘀。

【主治】流注。

处方名:**喉风病方**

【方药】前胡 杏仁 象贝母 淡元参 连翘壳 射干 薄荷 焦山栀 霜桑叶 知母 生甘
草 青竹叶

【治法】疏风潜阳。

【主治】喉风。

处方名:**风湿病方**

【方药】炙黄芪 制首乌 鹿角霜 桂枝 姜黄 巴戟肉 川芎 当归 赤芍 薏苡仁 炙陈
皮 川断

【治法】解表祛风,温寒解痹。

【主治】风湿病。

处方名:**乳癖方**

【方药】细生地 制香附 青皮 当归 白芍 广橘叶 白茯苓 川楝子 连翘 牡蛎 夏
枯草 砂仁

【治法】滋阴解郁。

【主治】乳癖病。

处方名:**肠痈病方**

【方药】金铃子 延胡索 枳壳 青皮 炙新会皮 焦山楂肉 云赤茯苓 泽泻 赤芍 南
木香 大腹皮 木瓜 砂仁 麦芽

【治法】散瘀去湿热。

【主治】肠痈。

处方名:**肠痈病方**

【方药】川楝子 枳壳 台乌药 延胡索 南木香 山楂炭 赤芍 云赤茯苓 青皮 桑寄生 炙新会 宣木瓜 砂仁

【治法】疏和泄化。

【主治】肠痈。

处方名:**淹缠病方**

【方药】制首乌 独活 五加皮 云赤茯苓 当归 赤芍 川断 新会皮 木瓜 薏苡仁 牛膝 鹿角霜 桑枝

【治法】祛寒散热消肿。

【主治】淹缠。

处方名:**流注病方**

【方药】独活 鹿角 补骨脂 川芎 全当归 赤芍 炙狗脊 川断 五加皮 薏苡仁 牛膝 新会皮 桑枝

【治法】祛湿消瘀。

【主治】流注。

处方名:**流注病方**

【方药】鹿角霜 狗脊 川断 独活 当归 赤芍 补骨脂 五加皮 木瓜 薏苡仁 牛膝 秦艽 桑枝

【治法】温养宣痹。

【主治】流注。

处方名:**流注病方**

【方药】鹿角霜 炙狗脊 补骨脂 独活 当归 赤芍 炙新会皮 川断 五加皮 薏苡仁 牛膝 木瓜 丝瓜络

【治法】温养宣痹。

【主治】流注。

处方名:**附骨流注病方**

【方药】鹿角霜 炙狗脊 川断 独活 当归 赤芍 制首乌 补骨脂 五加皮 薏苡仁 牛膝 秦艽 桑枝

【治法】温养宣痹。

【主治】附骨流注。

处方名:**肠痈病方**

【方药】金铃子 延胡索 南木香 云赤茯苓 当归尾 赤芍 泽泻 青皮 山楂炭 枳壳 豆卷 炙山甲 两头尖

【治法】祛湿解瘀散结。

【主治】肠痈。

处方名:**肠痈病方**

【方药】金铃子 青皮 广木香 延胡索 当归尾 赤芍 云赤茯苓 泽泻 山楂炭 枳壳 橘核 炙山甲

【治法】祛湿散结。

【主治】肠痈。

处方名:**肠痈病方**

【方药】川楝子 台乌药 南木香 延胡索 当归尾 小茴香 赤芍 云赤茯苓 青皮 橘核 枳壳 焦山楂肉 大腹皮 麦芽

【治法】祛湿解瘀散结。

【主治】肠痈。

处方名:**历节风病方**

【方药】防风 五加皮 秦艽 独活 当归 赤芍 川断 木瓜 威灵仙 薏苡仁 牛膝 新会皮 桑枝

【治法】祛风散寒。

【主治】历节风。

处方名:**蒂丁肿腐病方**

【方药】鲜沙参 炙桑白皮 川贝 杏仁 马兜铃 知母 金银花 黑山栀 淡元参 连翘壳 生甘草 桔梗 青竹叶 芦根

【治法】祛温解毒。

【主治】蒂丁肿腐。

处方名:**风湿病方**

【方药】桂枝 鹿角霜 炙狗脊 独活 当归 赤芍 青防风 川断 五加皮 补骨脂 牛膝 秦艽 炙桑枝

【治法】温和宣痹。

【主治】风湿。

处方名:**风湿病方**

【方药】炙黄芪 制首乌 鹿角霜 炙狗脊 续断 补骨脂 独活 当归 赤芍 五加皮 牛膝 秦艽 桑枝

【治法】温和宣痹。

【主治】风湿。

第六篇　吴门曹氏医案方集

处方名:**附子理中汤加减方**

【方药】附子 人参 干姜 甘草 白术 桂枝 鳖甲 白芍 鹿角胶

【治法】温中健脾。

【主治】疟疾证。

处方名:**附子理中汤加减方**

【方药】附子 人参 干姜 甘草 白术 桂枝 防己 茯苓 陈皮 草果仁

【治法】温中健脾。

【主治】疟疾证。

处方名:**栝楼桂枝汤加减方**

【方药】栝楼根 桂枝 白芍 甘草 生姜 大枣 附子 人参 干姜 白术 半夏 茯苓 白术 草果 橘红 乌梅

【治法】温中健脾。

【主治】疟疾证。

处方名:**柴胡饮加减方**

【方药】赤芍 柴胡 黄连 半夏 桔梗 夏枯草 龙胆草 浙贝母 黄芩 甘草 鳖甲 牛膝 归身

【治法】温中健脾。

【主治】疟疾证。

处方名:**治疟疾方**

【方药】制首乌 归身 炙甘草 煨姜 草果仁 小青皮 陈皮 鳖甲 白芍 白术 制厚朴 云茯苓

【治法】温中健脾。

【主治】疟疾证。

处方名:**治疟疾方**

【方药】白术 茯苓 知母 青皮 厚朴 柴胡 生姜 果仁 桑叶 陈皮 神曲 藿香

【治法】温中健脾。

【主治】疟疾证。

处方名:**治疟疾方**

【方药】桂枝 芍药 炙甘草 生姜 大枣 首乌 青皮 陈皮 归身 制半夏 厚朴 草果

　　　　仁 云茯苓

【治法】温中健脾。

【主治】疟疾证。

处方名:**治疟疾方**

【方药】附子 人参 干姜 甘草 白术 桂枝 厚朴 陈皮 半夏 鹿角胶 茯苓

【治法】温中健脾。

【主治】疟疾证。

处方名:**治疟疾方**

【方药】何首乌 当归 人参 陈皮 煨姜 半夏 茯苓 人参 白术 草果 橘红 乌梅 生
　　　　姜 大枣 木瓜 牛膝

【治法】温中健脾。

【主治】疟疾证。

处方名:**治疟疾方**

【方药】当归 熟地 白芍 羚羊角 青蒿 鳖甲 北沙参 川贝母 防风 杏仁

【治法】温中健脾。

【主治】疟疾证。

处方名:**治疟疾方**

【方药】桂枝 白芍 炙甘草 生姜 大枣 何首乌 当归 人参 陈皮 煨姜 半夏 金匮
　　　　肾气丸

【治法】温中健脾。

【主治】疟疾证。

处方名:**治疟疾方**

【方药】川芎 鳖甲 当归 生地 淡茯苓 人参 天花粉 川贝母 橘红

【治法】温中健脾。

【主治】疟疾证。

处方名:**治疟疾方**

【方药】桂枝 白芍 炙甘草 生姜 大枣 鹿角霜 当归 杜仲 香附 半夏 橘红 白茯
　　　　苓 甘草 白薇

【治法】温中健脾。

【主治】疟疾证。

处方名:**治疟疾方**

【方药】鹿角霜 桂枝 白术 草果仁 当归 制厚朴 青皮 云茯苓 半夏 陈皮 穿山
　　　　甲 鳖甲

【治法】温中健脾。

【主治】疟疾证。

处方名：**治疟疾方**

【方药】桂枝　白芍　炙甘草　生姜　大枣　附子　人参　干姜　甘草　白术　草果仁　青皮

【治法】温中健脾。

【主治】疟疾证。

处方名：**治疟疾方**

【方药】柴胡　人参　黄芩　甘草　栝楼根　生姜　大枣　人参　元参　川贝母　白芍　鳖甲

【治法】温中健脾。

【主治】疟疾证。

处方名：**治疟疾方**

【方药】桂枝　白芍　炙甘草　生姜　大枣　山栀

【治法】温中健脾。

【主治】疟疾证。

处方名：**治疟疾方**

【方药】桂枝　白芍　炙甘草　生姜　大枣　地骨皮　桑白皮　甘草　川贝　鳖甲　橘红　枇杷叶

【治法】温中健脾。

【主治】疟疾证。

处方名：**治疟疾方**

【方药】桂枝　白芍　炙甘草　生姜　大枣　何首乌　羌活　威灵仙　当归　羚羊角屑　防风　赤箭　附子　桂心　赤芍　川芎　牛膝　半夏　橘红　白茯苓　甘草　当归　鹿角尖　秦艽　鳖甲

【治法】温中健脾。

【主治】疟疾证。

处方名：**治疟疾方**

【方药】桂枝　白芍　炙甘草　生姜　大枣　柴胡　人参　黄芩　半夏　甘草　草果仁　槟榔　橘红　神曲　茯苓

【治法】温中健脾。

【主治】疟疾证。

处方名：**治疟疾方**

【方药】半夏　茯苓　人参　白术　草果　橘红　乌梅　生姜　大枣　桂枝

【治法】温中健脾。

【主治】疟疾证。

处方名：**治疟疾方**

【方药】生地 当归 白芍 青蒿 丹皮 知母 鳖甲 川贝 茅根 薏苡仁 枇杷叶

【治法】温中健脾。

【主治】疟疾证。

处方名：**治疟疾方**

【方药】柴胡 人参 黄芩 半夏 甘草 何首乌 当归 人参 陈皮 煨姜 鹿角霜

【治法】温中健脾。

【主治】疟疾证。

处方名：**治疟疾方**

【方药】柴胡 人参 黄芩 半夏 甘草 羌活 藿香 厚朴 橘红 大腹皮

【治法】温中健脾。

【主治】疟疾证。

处方名：**治疟疾方**

【方药】炙甘草 羌活 防风 黄芩 大腹皮 白芷 茯苓 半夏曲 白术 陈皮 厚朴 姜
　　汁 桔梗 藿香 炙甘草 柴胡

【治法】温中健脾。

【主治】疟疾证。

处方名：**治疟疾方**

【方药】桂枝 白芍 炙甘草 生姜 大枣 柴胡 人参 黄芩 半夏 甘草 何首乌 羌
　　活 威灵仙 当归 羚羊角屑 防风 赤箭 附子 桂心 赤芍 川芎 牛膝 归
　　身 鳖甲

【治法】温中健脾。

【主治】疟疾证。

处方名：**治疟疾方**

【方药】白术 茯苓 知母 青皮 厚朴 黄芩 甘草 柴胡 生姜 羌活 鸡内金

【治法】温中健脾。

【主治】疟疾证。

处方名：**治疟疾方**

【方药】桂枝 白芍 生姜 甘草 大枣 龙骨 牡蛎

【治法】温中健脾。

【主治】疟疾证。

处方名：**治疟疾方**

【方药】白术 茯苓 知母 青皮 厚朴 黄芩 甘草 柴胡 生姜 云茯苓 细辛

【治法】温中健脾。

【主治】疟疾证。

处方名：**治疟疾方**

【方药】何首乌 羌活 威灵仙 当归 羚羊角屑 防风 赤箭 附子 桂心 赤芍 川芎
牛膝 半夏 橘红 白茯苓 甘草 当归

【治法】温中健脾。

【主治】疟疾证。

处方名：**治疟疾方**

【方药】桂枝 白芍 炙甘草 生姜 大枣 何首乌 羌活 威灵仙 当归 羚羊角屑 防
风 赤箭 附子 桂心 赤芍 川芎 牛膝 茯苓 当归

【治法】温中健脾。

【主治】疟疾证。

处方名：**治疟疾方**

【方药】柴胡 人参 黄芩 半夏 甘草 归柴饮 地骨皮 桑白皮 甘草

【治法】温中健脾。

【主治】疟疾证。

处方名：**治疟疾方**

【方药】白术 知母 青皮 厚朴 黄芩 甘草 生姜 牡蛎 白芍 陈皮

【治法】温中健脾。

【主治】疟疾证。

处方名：**治疟疾方**

【方药】白术 茯苓 知母 青皮 厚朴 黄芩 甘草 柴胡 生姜 香附 桂枝 牡蛎 炒山
楂 木瓜 香橼 鸡内金

【治法】温中健脾。

【主治】疟疾证。

处方名：**治疟疾方**

【方药】川附 茯苓 桂枝 白术 陈皮 半夏 木香 制蚕 牛膝 当归 白芍

【治法】温中健脾。

【主治】疟疾证

处方名：**治疟疾方**

【方药】桂枝 白芍 炙甘草 生姜 大枣 附子 人参 干姜 甘草 白术 青皮 草果仁

【治法】温中健脾。

【主治】疟疾证。

处方名：**治疟疾方**

【方药】何首乌 羌活 威灵仙 当归 羚羊角屑 防风 赤箭 附子 桂心 赤芍 川芎 牛膝 何首乌 当归 人参 陈皮 煨生姜 青蒿 鳖甲 黄芩 丹皮 柴胡 淡茯苓 白芍 花粉 炙草 生地 当归 沙参

【治法】温中健脾。

【主治】疟疾证。

处方名：**治疟疾方**

【方药】柴胡 人参 黄芩 半夏 甘草 玉竹 桔梗

【治法】温中健脾。

【主治】疟疾证。

处方名：**治疟疾方**

【方药】石膏 熟地黄 麦冬 知母 牛膝 大生地 薏苡仁 忍冬藤

【治法】温中健脾。

【主治】疟疾证。

处方名：**导赤散加减方**

【方药】生地黄 木通 生甘草 熟地黄 知母 黄檗 龟板 猪脊髓 茯神

【治法】利尿通淋。

【主治】尿血证。

处方名：**治尿血方**

【方药】熟地黄 知母 黄檗 龟板 猪脊髓 牛膝 归尾 赤小豆 血余炭

【治法】利尿通淋。

【主治】尿血证。

处方名：**导赤散加减方**

【方药】生地黄 木通 生甘草 黄芩 熟地黄 知母 黄檗 龟板 猪脊髓

【治法】利尿通淋。

【主治】尿血证。

处方名：**治尿血方**

【方药】熟地黄 知母 黄檗 龟板 猪脊髓 归尾 血余炭 琥珀屑

【治法】利尿通淋。

【主治】尿血证。

处方名:**栝楼瞿麦汤加减方**

【**方药**】茯苓　瞿麦　栝楼根　黄檗　砂仁　甘草　益智仁

【**治法**】利尿通淋。

【**主治**】尿血证。

处方名:**栝楼瞿麦汤加减方**

【**方药**】茯苓　瞿麦　栝楼根　麦冬　车前子　甘草梢　杏仁

【**治法**】利尿通淋。

【**主治**】尿血证。

处方名:**治尿血方**

【**方药**】熟地黄　知母　黄檗　龟板　猪脊髓　瞿麦

【**治法**】利尿通淋。

【**主治**】尿血证。

处方名:**治尿血方**

【**方药**】熟地黄　知母　黄檗　龟板　猪脊髓　茯苓　瞿麦　栝楼根　牛膝　血余炭

【**治法**】利尿通淋。

【**主治**】尿血证。

处方名:**治尿血方**

【**方药**】熟地黄　知母　黄檗　龟板　猪脊髓　茯苓　瞿麦　栝楼根　牛膝　血余炭　山栀

【**治法**】利尿通淋。

【**主治**】尿血证。

处方名:**栝楼瞿麦汤加减方**

【**方药**】茯苓　瞿麦　栝楼根　猪脊筋　萆薢　五倍子　青盐

【**治法**】利尿通淋。

【**主治**】尿血证。

处方名:**栝楼瞿麦汤加减方**

【**方药**】茯苓　瞿麦　栝楼根　生地黄　木通　生甘草　萆薢

【**治法**】利尿通淋。

【**主治**】尿血证。

处方名:**导赤散加减方**

【**方药**】生地黄　木通　生甘草　黄芩　小蓟　血余炭　赤茯苓　灯芯　熟地黄　知母　黄　　　檗　龟板　猪脊髓

【**治法**】利尿通淋。

【**主治**】尿血证。

处方名：**栝楼瞿麦汤加减方**

【**方药**】茯苓 瞿麦 栝楼根 生地黄 木通 生甘草 黄芩

【**治法**】利尿通淋。

【**主治**】尿血证。

处方名：**治尿血方**

【**方药**】熟地黄 知母 黄檗 龟板 猪脊髓 麦冬 半夏 人参 甘草 粳米 大枣

【**治法**】利尿通淋。

【**主治**】尿血证。

处方名：**导赤散加减方**

【**方药**】生地黄 木通 生甘草 黄芩 灯芯

【**治法**】利尿通淋。

【**主治**】尿血证。

处方名：**导赤散加减方**

【**方药**】生地黄 木通 生甘草 天花粉 瞿麦 怀山药 淡茯苓

【**治法**】利尿通淋。

【**主治**】尿血证。

处方名：**治尿血方**

【**方药**】熟地黄 知母 黄檗 龟板 猪脊髓 车前子 麦冬 灯芯 血余炭

【**治法**】利尿通淋。

【**主治**】尿血证。

处方名：**导赤散加减方**

【**方药**】生地黄 木通 生甘草 黄芩 熟地黄 知母 黄檗 龟板 猪脊髓 麦冬 灯芯 车前子

【**治法**】利尿通淋。

【**主治**】尿血证。

处方名：**治尿血方**

【**方药**】熟地黄 五味子 山药 泽泻 牡丹皮 茯苓 车前子 竹叶 柏子仁 玄参 五味子 天冬 酸枣仁 生地黄 人参 麦冬 桔梗 茯苓 当归 丹参 远志

【**治法**】利尿通淋。

【**主治**】尿血证。

处方名：**治尿血方**

【**方药**】茯苓 泽泻 猪苓 肉桂 白术 木香 乌药

【**治法**】利尿通淋。

【主治】尿血证。

处方名：**治尿血方**

【方药】熟地黄　知母　黄檗　龟板　猪脊髓　血余炭　鸡卵

【治法】利尿通淋。

【主治】尿血证。

处方名：**三豆饮加减方**

【方药】黄檗　砂仁　甘草　绿豆　黄豆　黑豆

【治法】利尿通淋。

【主治】尿血证。

处方名：**治尿血方**

【方药】熟地黄　五味子　山药　泽泻　牡丹皮　茯苓　猪肚　黄连　青粱米　栝楼根　茯
　　　神　知母　麦冬

【治法】利尿通淋。

【主治】尿血证。

处方名：**治尿血方**

【方药】熟地黄　党参　地黄　天冬　麦冬　黄连　黄芩　黄檗　山栀子　沙参

【治法】利尿通淋。

【主治】尿血。

处方名：**治尿血方**

【方药】熟地黄　天门冬　麦冬　炙甘草　茯苓　人参　菖蒲　远志　朱砂　黄连　黄芩　黄
　　　檗　山栀子　萆薢

【治法】利尿通淋。

【主治】尿血证。

处方名：**治尿血方**

【方药】黄檗　砂仁　甘草　黄芪　人参　炙甘草　当归　陈皮　升麻　柴胡　生姜　大枣　萆薢

【治法】利尿通淋。

【主治】尿血证。

处方名：**治尿血方**

【方药】熟地黄　五味子　山药　泽泻　牡丹皮　茯苓　海金沙　石苇　知母　黄檗

【治法】利尿通淋。

【主治】尿血证。

处方名：**治尿血方**

【方药】熟地黄　党参　地黄　天冬　麦冬　熟地黄　知母　黄檗　龟板　猪脊髓　黄连　黄

芩 黄檗 山栀子 党参

【治法】利尿通淋。

【主治】尿血证。

处方名:治尿血方

【方药】熟地黄 党参 生地黄 天冬 麦冬 熟地黄 知母 黄檗 龟板 猪脊髓 西洋
参 石苇 海金沙

【治法】利尿通淋。

【主治】尿血证。

处方名:补中益气汤加减方

【方药】黄芪 人参 白术 炙甘草 当归 陈皮 升麻 柴胡 生姜 大枣 天门冬 生地

【治法】利尿通淋。

【主治】尿血证。

处方名:治尿血方

【方药】栝楼根 茯苓 怀山药 瞿麦 生地黄 木通 生甘草 牛膝

【治法】利尿通淋。

【主治】尿血证。

处方名:治尿血方

【方药】萆薢 黄檗 车前子 茯苓 白术 莲子心 丹参 龙胆草

【治法】利尿通淋。

【主治】尿血证。

处方名:治尿血方

【方药】熟地黄 知母 黄檗 龟板 猪脊髓 生地黄 木通 生甘草 黄芩 灯芯 血余炭

【治法】利尿通淋。

【主治】尿血证。

处方名:治尿血方

【方药】萆薢 黄檗 车前子 石菖蒲 茯苓 白术 莲子心 丹参 归尾 白芍 升麻 柴
胡 陈皮

【治法】利尿通淋。

【主治】尿血证。

处方名:治尿血方

【方药】萆薢 黄檗 车前子 石菖蒲 茯苓 白术 莲子心 丹参 生地黄 木通 生甘草

【治法】利尿通淋。

【主治】尿血证。

处方名：**治不寐方**

【**方药**】党参 白术 黄芪 甘草 茯苓 远志 酸枣仁 龙眼肉 当归 木香 龟板 半夏 秫米

【**治法**】养心安神。

【**主治**】不寐证。

处方名：**治不寐方**

【**方药**】柏子仁 玄参 五味子 天冬 酸枣仁 生地黄 人参 麦冬 桔梗 茯苓 当归 丹参 远志 秫米 半夏 竹沥

【**治法**】养心安神。

【**主治**】不寐证。

处方名：**温胆汤加减方**

【**方药**】半夏 竹茹 枳实 陈皮 甘草 茯苓 生姜 秫米 酸枣仁 知母

【**治法**】安神养心。

【**主治**】不寐证。

处方名：**治不寐方**

【**方药**】茯神 香附 沉香 枣仁 黄连 橘红 夜交藤

【**治法**】镇静安神。

【**主治**】不寐证。

处方名：**栝楼薤白半夏汤加减方**

【**方药**】栝楼仁 薤白 半夏 金铃子 元胡索 冬瓜子 丝瓜络 橘络 旋覆花

【**治法**】通痹止痛。

【**主治**】胸痹证。

处方名：**治胸痹方**

【**方药**】栝楼仁 薤白 半夏 橘红 枳壳 杏仁 桑叶 枇杷叶

【**治法**】通痹止痛。

【**主治**】胸痹证。

处方名：**治胸痹方**

【**方药**】栝楼仁 薤白 半夏 白酒 金铃子 元胡索 旋覆花 苏子 枳壳

【**治法**】通痹止痛。

【**主治**】胸痹证。

处方名：**治胸痹方**

【**方药**】栝楼仁 薤白 半夏 白酒 旋覆花 杏仁 枳壳 橘红 茯苓

【**治法**】通痹止痛。

【主治】胸痹证。

处方名:**治胸痹方**

【方药】生白术 枳壳 半夏 栝楼仁 薤白 茯苓 炙草 益智仁 旋覆花 谷芽 生姜 橘红

【治法】通痹止痛。

【主治】胸痹证。

处方名:**治中汤加减方**

【方药】人参 干姜 白术 甘草 橘红 炮姜 黄连 苍术 香附 川芎 神曲 山栀子

【治法】通痹止痛。

【主治】胸痹证。

处方名:**治胸痹方**

【方药】栝楼仁 薤白 半夏 白酒 枳壳 桂心 片姜黄 甘草 白茯苓 吴茱萸 陈皮 杏仁 白芥子

【治法】通痹止痛。

【主治】胸痹证。

处方名:**栝楼薤白半夏汤加减方**

【方药】栝楼仁 薤白 半夏 白酒 橘红 白茯苓 甘草 苏子 旋覆花

【治法】通痹止痛。

【主治】胸痹证。

处方名:**栝楼薤白半夏汤加减方**

【方药】栝楼仁 薤白 半夏 白酒 旋覆花 葱白 新绛 桂枝 橘红

【治法】通痹止痛。

【主治】胸痹证。

处方名:**治痹症方**

【方药】羌活 独活 桂枝 秦艽 海风藤 桑枝 当归 川芎 乳香 木香 甘草 半夏 茯苓 枳壳 朴硝 生姜

【治法】祛风除湿。

【主治】痹症。

处方名:**牛蒡子散加减方**

【方药】牛蒡子 淡豆豉 羌活 生地黄 黄芪 独活 桂枝 秦艽 海风藤 桑枝 当归 川芎 乳香 木香 甘草 茯苓 炙甘草 羚羊角 桑枝

【治法】祛风除湿。

【主治】痹症。

处方名:**蠲痹汤加减方**

【方药】羌活　独活　桂枝　秦艽　海风藤　桑枝　当归　川芎　乳香　木香　甘草　半夏　茯苓　枳壳　朴硝

【治法】祛风除湿。

【主治】痹症。

处方名:**八珍汤加减方**

【方药】人参　白术　白茯苓　当归　川芎　白芍药　熟地黄　炙甘草　羌活　独活　桂枝　秦艽　海风藤　桑枝　乳香　木香　半夏　枳壳　朴硝

【治法】祛风除湿。

【主治】痹症。

处方名:**治痹症方**

【方药】白蒺藜　薏苡仁　归身　白芍　威灵仙　木瓜　牛膝　桑枝

【治法】祛风除湿。

【主治】痹症。

处方名:**苓桂术甘汤加减方**

【方药】茯苓　桂枝　白术　甘草　苁蓉　牛膝　木瓜　防风　防己　当归　秦艽

【治法】祛风除湿。

【主治】痹症。

处方名:**桂枝汤加减方**

【方药】桂枝　芍药　炙甘草　生姜　大枣　半夏　橘红　白茯苓　甘草　苍术　羌活　草薢　牛膝　当归　松节

【治法】祛风除湿。

【主治】痹症。

处方名:**治痹症方**

【方药】半夏　茯苓　枳壳　朴硝　羌活　独活　桂枝　秦艽　海风藤　桑枝　当归　川芎　乳香　木香　甘草　海桐皮　川续断　白芥子

【治法】祛风除湿。

【主治】痹症。

处方名:**治痹症方**

【方药】羚羊角屑　桂心　茯神　麻黄　葛根　附子　当归　酸枣仁　五加皮　升麻　羌活　片姜黄　甘草　龟板　绿豆壳

【治法】祛风除湿。

【主治】痹症。

处方名:**治痹症方**

【**方药**】羌活 独活 桂枝 秦艽 海风藤 桑枝 当归 川芎 乳香 木香 甘草 蠲痹丸

【**治法**】祛风除湿。

【**主治**】痹症。

处方名:**治痹症方**

【**方药**】独活 桑寄生 当归 白芍 熟地 苍术 黄檗 牛膝 薏苡仁 松节

【**治法**】祛风除湿。

【**主治**】痹症。

处方名:**治痹症方**

【**方药**】羚羊角屑 桂心 茯神 麻黄 葛根 附子 当归 酸枣仁 五加皮 升麻 川断 乌药

【**治法**】祛风除湿。

【**主治**】痹症。

处方名:**治痹症方**

【**方药**】羚羊角 当归 白芍 桂枝 杏仁 知母 羌活 薏苡仁 制僵蚕 秦艽 桑枝 茯苓 竹沥

【**治法**】祛风除湿。

【**主治**】痹症。

处方名:**治痹症方**

【**方药**】羌活 独活 白术 茯苓 木瓜 归身 白芍 牛膝 炙草 薏苡仁 制蚕 锁阳 丹皮 泽泻 熟地 秦艽 香附 桑寄生 五加皮

【**治法**】祛风除湿。

【**主治**】痹症。

处方名:**治痹症方**

【**方药**】白蒺藜 防风 桑皮 陈皮 赤茯苓 薏苡仁 忍冬藤

【**治法**】祛风除湿。

【**主治**】痹症。

处方名:**治痹症方**

【**方药**】羌活 苍术 茯苓 防风 橘红 半夏 木香 藿香 秦艽 香附 炙草 当归 狗脊 白蒺藜

【**治法**】祛风除湿。

【**主治**】痹症。

处方名：**治痹症方**

【方药】熟地黄 五味子 山药 泽泻 牡丹皮 茯苓 牛膝 独活 鹿角胶 松节 木瓜

【治法】祛风除湿。

【主治】痹症。

处方名：**治痹症方**

【方药】川乌 草乌 没药 乳香 胆星 地龙

【治法】祛风除湿。

【主治】痹症。

处方名：**旋覆代赭汤加减方**

【方药】旋覆花 代赭石 半夏 人参 甘草 生姜 大枣 续断 独活 防风 杜仲 萆薢 牛膝 甘草 橘红 薤白

【治法】开郁化痰。

【主治】噎嗝。

处方名：**七圣散加减方**

【方药】续断 独活 防风 杜仲 萆薢 牛膝 甘草 枇杷叶 鸡距子 炒山楂肉

【治法】开郁化痰。

【主治】噎嗝。

处方名：**七圣散加减方**

【方药】续断 独活 防风 杜仲 萆薢 牛膝 甘草 当归 白芍

【治法】开郁化痰。

【主治】噎嗝。

处方名：**治噎嗝方**

【方药】肉苁蓉 沉香 归身 白芍 陈皮 枸杞子 旋覆花 牛膝

【治法】开郁化痰。

【主治】噎嗝。

处方名：**治噎嗝方**

【方药】附子 人参 干姜 甘草 白术去草 半夏 橘红 白茯苓 肉苁蓉 厚朴 吴茱萸 薤白

【治法】开郁化痰。

【主治】噎嗝。

处方名：**治噎嗝方**

【方药】归身 白芍 白蜜 韭汁 芦根 人乳 橘红 川贝母 竹沥

【治法】开郁化痰。

【主治】噎嗝。

处方名:**治噎嗝方**

【方药】旋覆花 人参 生姜 代赭石 甘草 半夏 大枣 薤白 苏子 杏仁 橘红 杵头糠

【治法】开郁化痰。

【主治】噎嗝。

处方名:**半夏厚朴汤加减方**

【方药】半夏 厚朴 茯苓 生姜 苏叶 乌药 槟榔

【治法】开郁化痰。

【主治】噎嗝。

处方名:**治噎嗝方**

【方药】肉苁蓉 沉香 半夏 橘红 白茯苓 甘草 归身 白芍 干姜 杵头糠 枸杞子

【治法】开郁化痰。

【主治】噎嗝。

处方名:**治噎嗝方**

【方药】归身 白芍 白蜜 芦根 牛蒡子 干姜 炙甘草 陈皮 半夏 旋覆花 枸杞子
　　　薤白 代赭石

【治法】开郁化痰。

【主治】噎嗝。

处方名:**治噎嗝方**

【方药】干姜 薤白 茯苓 陈皮 半夏 当归 白芍 枸杞子 炙甘草 沉香 竹沥 丁香
　　　牛黄 大麻仁 旋覆花 制川附

【治法】开郁化痰。

【主治】噎嗝。

处方名:**治噎嗝方**

【方药】旋覆花 人参 生姜 代赭石 甘草 半夏 大枣 归身 白芍 白蜜 芦根 参须
　　　橘络 瓦楞子

【治法】开郁化痰。

【主治】噎嗝。

处方名:**治喉痹方**

【方药】熟地炭 归身 白芍 桃仁 红花 旋覆花 陈皮 竹沥 代赭石

【治法】开郁化痰。

【主治】噎嗝。

处方名:**旋覆代赭汤加减方**

【方药】旋覆花 代赭石 半夏 人参 甘草 生姜 大枣 半夏 橘红 白茯苓 甘草 瓦楞子 紫苏 杵头糠 薤白

【治法】开郁化痰。

【主治】噎嗝。

处方名:**治喉痹方**

【方药】旋覆花 代赭石 半夏 人参 甘草 生姜 大枣 半夏 橘红 白茯苓 甘草 瓦楞子 紫苏 杵头糠 薤白 人参 蝉衣 紫雪

【治法】养阴润燥。

【主治】喉痹。

处方名:**地骨皮 桑白皮 甘草加减方**

【方药】地骨皮 桑白皮 甘草 甘草 桔梗 麦冬 杏仁 元参 射干 花粉 猪肤 紫雪丹

【治法】养阴润燥。

【主治】喉痹。

处方名:**治喉痹方**

【方药】地骨皮 桑白皮 甘草 杏仁 元参 射干 麦冬 川贝母 桔梗

【治法】养阴润燥。

【主治】喉痹。

处方名:**治喉痹方**

【方药】地骨皮 桑白皮 甘草 杏仁 元参 射干 麦冬 川贝母 桔梗 紫菀 天花粉 知母 黄芩 猪肤

【治法】养阴润燥。

【主治】喉痹。

处方名:**治喉痹方**

【方药】甘草 桔梗 熟地黄 五味子 山药 泽泻 牡丹皮 茯苓 麦冬 猪肤 天花粉 龙胆草

【治法】养阴润燥。

【主治】喉痹。

处方名:**泻白散加减方**

【方药】地骨皮 桑白皮 甘草 归身 白芍 白蜜 芦根 杏仁 麦冬 生地 川贝母 玄参 射干 牛蒡子 杵头糠

【治法】养阴润燥。

【主治】喉痹。

处方名:**猪肤汤加减方**

【**方药**】鲜猪皮 白粉 白蜜 川贝 龟板 鸡蛋 杵头糠

【**治法**】养阴润燥。

【**主治**】喉痹。

处方名:**猪肤汤加减方**

【**方药**】鲜猪皮 白粉 白蜜 地骨皮 桑白皮 甘草 川贝 龟板 杏仁 杵头糠 紫菀

【**治法**】养阴润燥。

【**主治**】喉痹。

处方名:**治喉痹方**

【**方药**】杏仁 桑白皮 地骨皮 元参 射干 麦冬 川贝母 甘草 桔梗 蝉蜕 紫雪

【**治法**】养阴润燥。

【**主治**】喉痹。

处方名:**麦冬汤加减方**

【**方药**】麦冬 半夏 人参 甘草 粳米 大枣 地骨皮 桑白皮 甘草 知母 黄芩 琼玉膏 卷竹芯

【**治法**】养阴润燥。

【**主治**】喉痹。

处方名:**治喉痹方**

【**方药**】地骨皮 桑白皮 甘草 麦冬 北沙参 川贝母 知母 元参 花粉 羚羊角

【**治法**】养阴润燥。

【**主治**】喉痹。

处方名:**如圣散加减方**

【**方药**】羌活 苍术 五倍子 黄檗 大力子 羚羊角 马勃 制僵蚕 土贝母 赤芍 元参

【**治法**】养阴润燥。

【**主治**】喉痹。

处方名:**治喉痹方**

【**方药**】牛蒡子 杏仁 橘红 苏子 栝楼仁 半夏 归身 紫菀 白蜜 赤芍 芦根 通草 竹沥

【**治法**】养阴润燥。

【**主治**】喉痹。

处方名:**治喉痹方**

【**方药**】牛蒡子 杏仁 桑叶 薏苡仁 砂仁 人参 白术 甘草 陈皮 半夏 厚朴 茯苓 苏梗 生姜 红枣 紫菀 竹沥

【治法】养阴润燥。

【主治】喉痹。

处方名:**治喉痹汤**

【方药】人参　白术　茯苓　甘草　陈皮　半夏　厚朴　茯苓　苏梗　生姜　红枣　薏苡仁　杏
　　　　仁　桑白皮　砂仁　沉香　紫菀　竹沥

【治法】养阴润燥。

【主治】喉痹。

处方名:**治喉痹方**

【方药】阿胶　人参　山药　五味子　白术　麦冬　杏仁　炮姜　桂心　桔梗　大生地　猪肤
　　　　天花粉

【治法】养阴润燥。

【主治】喉痹。

处方名:**治喉痹方**

【方药】杏仁　桑白皮　地骨皮　荆芥　紫菀　通草　甘草　桔梗　竹茹　橘红　石决明
　　　　石菖蒲

【治法】养阴润燥。

【主治】喉痹。

处方名:**治喉痹方**

【方药】甘草　桔梗　荆芥　生地　丹皮　花粉　羚羊角　橘红

【治法】养阴润燥。

【主治】喉痹。

处方名:**治喉痹方**

【方药】麦冬　半夏　人参　甘草　粳米　大枣　紫菀　杏仁　通草　牛膝　桔梗　川贝　栝楼皮

【治法】养阴润燥。

【主治】喉痹。

处方名:**甘桔汤加减方**

【方药】甘草　桔梗　羚羊角　竹叶　天花粉　川贝母　知母　细生地　荆芥穗　泽泻

【治法】养阴润燥。

【主治】喉痹。

处方名:**三才汤加减方**

【方药】人参　天冬　干地黄　紫雪

【治法】养阴润燥。

【主治】喉痹。

处方名:**三才汤加减方**

【方药】人参 天冬 干地黄 鲜猪皮 白粉 白蜜 麦冬 马勃 川贝母 生草 紫雪

【治法】养阴润燥。

【主治】喉痹。

处方名:**治喉痹方**

【方药】羌活 苍术 五倍子 黄檗 牛蒡子 土贝母 制僵蚕 赤芍 马勃 蝉衣 杏仁
　　　桑白皮

【治法】养阴润燥。

【主治】喉痹。

处方名:**甘桔汤加减方**

【方药】甘草 桔梗 荆芥 元参 射干 山豆根 牛蒡子 赤芍 马勃 黄芩

【治法】养阴润燥。

【主治】喉痹。

处方名:**治喉痹方**

【方药】熟地黄 山茱萸 山药 丹皮 茯苓 元参 白芍 紫雪

【治法】养阴润燥。

【主治】喉痹。

处方名:**治喉痹方**

【方药】熟地黄 山茱萸 山药 丹皮 茯苓 元参 花粉 阿胶 牛蒡子 麦冬 射干

【治法】养阴润燥。

【主治】喉痹。

处方名:**治喉痹方**

【方药】麦冬 党参 半夏 白芷 桑白皮 元参 甘草 紫菀 竹沥 钟乳粉

【治法】养阴润燥。

【主治】喉痹。

处方名:**治喉痹方**

【方药】麦冬 北沙参 紫菀 甘草 元参 竹沥 钟乳粉 旋覆花

【治法】养阴润燥。

【主治】喉痹。

处方名:**治喉痹方**

【方药】麦冬 竹叶 桑白皮 紫菀 橘红 甘草 白芷 元参 马勃 山豆根 钟乳粉 旋覆花

【治法】养阴润燥。

【主治】喉痹。

处方名:**治喉痹方**

【方药】鲜猪皮 白粉 白蜜 阿胶 甘草 杏仁 黄芪 桔梗 粳米 珍珠粉

【治法】养阴润燥。

【主治】喉痹。

处方名:**治喉痹方**

【方药】人参 白术 茯苓 炙甘草 陈皮 鲜猪皮 白粉 白蜜 姜半夏 厚朴 苏梗 生姜 红枣 紫菀

【治法】养阴润燥。

【主治】喉痹。

处方名:**治喉痹方**

【方药】甘草 桔梗 丝瓜络 桃仁 薏苡仁 苇茎

【治法】养阴润燥。

【主治】喉痹。

处方名:**治喉痹方**

【方药】白芍 山药 丹皮 茯苓 生地 泽泻 川贝 知母 花粉 元参 猪肤 水梨 山豆根

【治法】养阴润燥。

【主治】喉痹。

处方名:**治喉痹方**

【方药】人参 天冬 干地黄 甘草 桔梗 杏仁 鸡距子

【治法】养阴润燥。

【主治】喉痹。

处方名:**黄连解毒汤加减方**

【方药】黄连 黄芩 黄檗 山栀子 元参 射干 连翘 马勃 甘草 桔梗 山豆根 土贝母 牛蒡子 荆芥 碧雪

【治法】养阴润燥。

【主治】喉痹。

处方名:**治喉痹方**

【方药】生地 麦冬 沙参 生甘草 茯苓 白芍 山药 丹皮 生地 泽泻 川贝 龟板 元参

【治法】养阴润燥。

【主治】喉痹。

处方名:**治喉痹方**

【方药】鲜猪皮 白粉 白蜜 甘草 桔梗 元参 马勃 黄芩 牛蒡子 山豆根

【治法】养阴润燥。

【主治】喉痹。

处方名:**治喉痹方**

【方药】地骨皮 桑白皮 甘草 杏仁 连翘 前胡 黑山栀 元参 射干 马勃 荆芥 黄芩 牛蒡子

【治法】养阴润燥。

【主治】喉痹。

处方名:**治喉痹方**

【方药】桑白皮 杏仁 地骨皮 甘草 连翘 元参 黄芩 马勃 桔梗 黑山栀 赤芍 荆芥 大力子 山豆根 羚羊角

【治法】养阴润燥。

【主治】喉痹。

处方名:**治喉痹方**

【方药】党参 熟地黄 党参 地黄 天冬 麦冬 甘草 桔梗 葛花 鸡距子 绿豆 杏仁

【治法】养阴润燥。

【主治】喉痹。

处方名:**治喉痹方**

【方药】姜半夏 厚朴 茯苓 苏梗 生姜 红枣 地骨皮 桑白皮 甘草 杏仁 射干 麦冬 羚羊角 紫菀 黄芩 碧雪

【治法】养阴润燥。

【主治】喉痹。

处方名:**猪肤汤加减方**

【方药】鲜猪皮 白粉 白蜜 柯子散

【治法】养阴润燥。

【主治】喉痹。

处方名:**治喉痹方**

【方药】杏仁 桑白皮 地骨皮 射干 羚羊角 元参 桔梗 麦冬 甘草 山豆根 竹沥 犀牛角 紫雪

【治法】养阴润燥。

【主治】喉痹。

处方名:**治喉痹方**

【方药】阿胶 人参 山药 五味子 白术 麦冬 杏仁 炮姜 桂心 鲜猪皮 白粉 胡黄连 牡蛎 碧雪

【**治法**】养阴润燥。

【**主治**】喉痹。

处方名：**治喉痹方**

【**方药**】鲜猪皮　白粉　白蜜　阿胶　人参　山药　五味子　白术　麦冬　杏仁　炮姜　桂心　藕汁　半夏

【**治法**】养阴润燥。

【**主治**】喉痹。

处方名：**治喉痹方**

【**方药**】桑白皮　地骨皮　杏仁　射干　甘草　麦冬　参须　川贝　橘红　桔梗　碧雪

【**治法**】养阴润燥。

【**主治**】喉痹。

处方名：**治喉痹方**

【**方药**】杏仁　桑白皮　地骨皮　甘草　桔梗　射干　麦冬　川贝　荆芥　牛蒡子　连翘　山豆根　碧雪

【**治法**】养阴润燥。

【**主治**】喉痹。

处方名：**治喉痹方**

【**方药**】姜半夏　厚朴　茯苓　苏梗　生姜　红枣　栝楼仁　贝母　甘草　桔梗　射干　陈皮　杏仁

【**治法**】养阴润燥。

【**主治**】喉痹。

处方名：**治喉痹方**

【**方药**】熟地　党参　天冬　牛膝　紫石英　川贝　归身　鹿角霜　元武胶　竹沥　甘草　椿根皮

【**治法**】养阴润燥。

【**主治**】喉痹。

处方名：**治舌病方**

【**方药**】熟地黄　五味子　山药　泽泻　牡丹皮　茯苓　阿胶　陈皮　薏苡仁　五味子

【**治法**】滋养肾阴。

【**主治**】肾虚舌病证。

处方名：**苓桂术甘汤加减方**

【**方药**】茯苓　桂枝　白术　甘草　半夏　橘红　远志　川椒　益智仁

【**治法**】润肺清痰。

【主治】寒痰证。

处方名:**治舌病方**

【方药】柏子仁 玄参 五味子 天冬 酸枣仁 生地黄 人参 麦冬 桔梗 茯苓 当归
丹参 远志

【治法】养血安神。

【主治】阴虚血少,神志不安舌病证。

处方名:**治舌病方**

【方药】柏子仁 玄参 五味子 天冬 酸枣仁 生地黄 人参 麦冬 桔梗 茯苓 当归
丹参 远志 石决明 鸡子黄

【治法】养血安神。

【主治】阴虚血少,神志不安舌病证。

处方名:**治舌病方**

【方药】生地 天冬 西洋参 甘草 淡竹叶 元参 木通 黑山栀 黄连 柏子仁 远志
丹参 羚羊角 当归 野蔷薇露

【治法】养血安神。

【主治】阴虚血少,神志不安舌病证。

处方名:**治舌病方**

【方药】地骨皮 桑白皮 甘草 杏仁 前胡 荆芥 通草 桔梗

【治法】养血安神。

【主治】阴虚血少,神志不安舌病证。

处方名:**清中汤加减方**

【方药】香附 陈皮 黑山栀 甘草 黄连 苏子 白芥子 莱菔子 金铃子 延胡索

【治法】清火祛痰。

【主治】胃脘痛证。

处方名:**黄连汤加减方**

【方药】黄连 桂枝 干姜 甘草 人参 半夏 大枣 乌梅肉 附子 花椒

【治法】清火祛痰。

【主治】胃脘痛证。

处方名:**黄连汤加减方**

【方药】黄连 桂枝 干姜 甘草 人参 半夏 大枣 甘草 白粉 蜂蜜 乌梅肉 附子 花椒

【治法】清火祛痰。

【主治】胃脘痛证。

处方名:**治胃脘痛方**

【方药】苍术 香附 川芎 神曲 山栀子 金铃子 延胡索 炒山楂 麦芽

【治法】清火祛痰。

【主治】胃脘痛证。

处方名:**治胃脘痛方**

【方药】苍术 香附 川芎 神曲 山栀子 金铃子 延胡索 苏子 橘红 良姜

【治法】清火祛痰。

【主治】胃脘痛证。

处方名:**枳实理中汤加减方**

【方药】枳实 干姜 人参 白术 甘草 砂仁 桔梗 厚朴 生姜 山栀子 制大黄 厚朴

【治法】清火祛痰。

【主治】胃脘痛证。

处方名:**治胃脘痛方**

【方药】甘草 当归 茯苓 芍药 白术 柴胡 干姜 薄荷 青皮

【治法】清火祛痰。

【主治】胃脘痛证。

处方名:**治胃脘痛方**

【方药】苍术 香附 川芎 神曲 山栀子 黄连 吴茱萸 雪羹 延胡索

【治法】清火祛痰。

【主治】胃脘痛证。

处方名:**吴茱萸汤加减方**

【方药】黄连 吴茱萸 陈皮 半夏 丁香 木香 乌梅肉 附子 花椒

【治法】清火祛痰。

【主治】胃脘痛证。

处方名:**治胃脘痛方**

【方药】高良姜 香附 白茯苓 吴茱萸 紫苏 薤白 半夏 白芥子 陈皮

【治法】清火祛痰。

【主治】胃脘痛证。

处方名:**治胃脘痛方**

【方药】当归 白芍 白蜜 陈皮 人乳 韭汁 竹沥 九香虫

【治法】清火祛痰。

【主治】胃脘痛证。

处方名:**治胃脘痛方**

【**方药**】旋覆花 葱白 新绛 乌梅肉 黄连 附子 花椒

【**治法**】清火祛痰。

【**主治**】胃脘痛证。

处方名:**旋覆花汤加减方**

【**方药**】旋覆花 葱白 新绛 金铃子 延胡索 苍术 香附 川芎 神曲 山栀子 苏梗

【**治法**】清火祛痰。

【**主治**】胃脘痛证。

处方名:**治胃脘痛方**

【**方药**】九香虫 车前子 陈皮 白术 杜仲 高良姜 香附 白茯苓 吴茱萸 制附子 桂枝

【**治法**】清火祛痰。

【**主治**】胃脘痛证。

处方名:**二陈汤加减方**

【**方药**】半夏 橘红 白茯苓 甘草 高良姜 香附 旋覆花 葛花 鸡距子

【**治法**】清火祛痰。

【**主治**】胃脘痛证。

处方名:**治胃脘痛方**

【**方药**】旋覆花 延胡索 橘红 枳壳 生姜 薤白 栝楼皮 杏仁

【**治法**】清火祛痰。

【**主治**】胃脘痛证。

处方名:**治胃脘痛方**

【**方药**】旋覆花 葱白 新绛 延胡索 橘红 枳壳 生姜

【**治法**】理气止痛。

【**主治**】胃脘痛证。

处方名:**治胃脘痛方**

【**方药**】苍术 香附 川芎 神曲 山栀子 黄连 吴茱萸 金铃子 延胡索 雪羹 赤茯苓

【**治法**】清火祛痰。

【**主治**】胃脘痛证。

处方名:**治胃脘痛方**

【**方药**】黄连 桂枝 干姜 甘草 人参 半夏 大枣 乌梅肉 黄连 附子 花椒

【**治法**】清火祛痰。

【**主治**】胃脘痛证。

处方名:治胃脘痛方

【方药】旋覆花　葱白　新绛　雪羹

【治法】清火祛痰。

【主治】胃脘痛证。

处方名:**黄连汤加减方**

【方药】黄连　桂枝　干姜　甘草　人参　半夏　大枣　乌梅肉　黄连　附子　花椒

【治法】温脏安蛔。

【主治】脏寒蛔厥证。

处方名:**乌梅丸加减方**

【方药】乌梅肉　黄连　附子　花椒　白芍　青皮

【治法】温脏安蛔。

【主治】脏寒蛔厥证。

处方名:**旋覆花汤加减方**

【方药】旋覆花　葱白　新绛　青盐　乌梅　橘叶　川椒　杏仁

【治法】温脏安蛔。

【主治】脏寒蛔厥证。

处方名:**金铃子散加减方**

【方药】金铃子　延胡索　川椒　乌梅　青盐　橘叶　青皮　杏仁　丹皮　雷丸　黑山栀　川
　　　　贝　白芍

【治法】温脏安蛔。

【主治】脏寒蛔厥证。

处方名:**黄连汤加减方**

【方药】黄连　桂枝　干姜　甘草　人参　半夏　大枣　甘草　白粉　蜂蜜　乌梅肉　黄连　附
　　　　子　花椒

【治法】温脏安蛔。

【主治】脏寒蛔厥证。

处方名:**甘草粉蜜汤加减方**

【方药】甘草　白粉　蜂蜜　黄鹤丹　半夏　橘红　白茯苓　杏仁　乌梅

【治法】温脏安蛔。

【主治】脏寒蛔厥证。

处方名:**治哮喘方**

【方药】紫苏子　半夏　前胡　厚朴　陈皮　甘草　当归　生姜　大枣　肉桂　杏仁

【治法】降气平喘,祛痰止咳。

【主治】哮喘证。

处方名:**治哮喘方**

【方药】紫苏子 前胡 厚朴 陈皮 当归 生姜 大枣 肉桂 防己 茯苓 白术 川附 杏仁

【治法】降气平喘,祛痰止咳。

【主治】哮喘证。

处方名:**治哮喘方**

【方药】苏子 橘红 半夏 归身 人参 沉香 白果 杏仁 前胡

【治法】降气平喘,祛痰止咳。

【主治】哮喘。

处方名:**二陈汤加减方**

【方药】半夏 橘红 白茯苓 甘草 桂枝 桑白皮 黄芩 杏仁 银杏

【治法】降气平喘,祛痰止咳。

【主治】哮喘证。

处方名:**治哮喘方**

【方药】半夏 茯苓 枳壳 朴硝 白术 杏仁 橘红 鸡内金

【治法】降气平喘,祛痰止咳。

【主治】哮喘证。

处方名:**治哮喘方**

【方药】苏子 白芥子 莱菔子 紫苏子 半夏 前胡 厚朴 陈皮 甘草 当归 生姜 大
　　　枣 肉桂 地骨皮 桑白皮 甘草 冬瓜子 杏仁

【治法】降气平喘,祛痰止咳。

【主治】哮喘证。

处方名:**治哮喘方**

【方药】半夏 茯苓 枳壳 朴硝 旋覆花 桑皮 杏仁 紫菀 银杏

【治法】降气平喘,祛痰止咳。

【主治】哮喘证。

处方名:**治哮喘方**

【方药】紫菀 银杏 防风 黄芪 白术 两仪膏 当归 熟地 陈皮 半夏 茯苓 炙甘草
　　　五味子 桑白皮

【治法】降气平喘,祛痰止咳。

【主治】哮喘证。

处方名:**治哮喘方**

【方药】熟地黄 五味子 山药 泽泻 牡丹皮 茯苓 地骨皮 桑白皮 甘草 麦冬 苏

子 牛膝 竹沥

【治法】降气平喘,祛痰止咳。

【主治】哮喘证。

处方名:**治哮喘方**

【方药】当归 熟地 陈皮 半夏 茯苓 炙甘草 牛膝 牡蛎 生脉饮 胡桃肉 杏仁

【治法】降气平喘,祛痰止咳。

【主治】哮喘证。

处方名:**六君子汤加减方**

【方药】人参 白术 茯苓 甘草 陈皮 半夏 神曲 炒山楂 麦芽

【治法】降气平喘,祛痰止咳。

【主治】哮喘证。

处方名:**治哮喘方**

【方药】半夏 茯苓 枳壳 朴硝 苏子 杏仁 橘红 炙甘草 旋覆花

【治法】降气平喘,祛痰止咳。

【主治】哮喘证。

处方名:**治胃脘痛方**

【方药】橘叶 川椒 乌梅 青盐 炒神曲 炒山楂 醋炒青皮 炒延胡索 龙齿 竹沥 金铃子 莱菔子

【治法】清热祛痰。

【主治】胃脘痛证。

处方名:**治喉痹方**

【方药】荆芥 薄荷 防风 甘草 桔梗 射干 青蒿 赤芍 马勃 制蚕 杏仁 黄芩 牛蒡子 山豆根

【治法】养阴润燥。

【主治】喉痹证。

处方名:**治胃病方**

【方药】当归 白芍 人参 白术 茯苓 甘草 陈皮 半夏 麦冬 玉竹

【治法】温胃散寒。

【主治】胃痛证。

处方名:**治盗汗方**

【方药】桑叶 淮小麦 炙甘草 红枣 小生地 茯苓 白芍 石决明

【治法】滋阴敛汗。

【主治】盗汗证。

处方名：**治盗汗方**

【方药】桑叶 连翘 牛蒡子 甘草 桔梗 土贝母 神曲 橘红 马勃

【治法】滋阴敛汗。

【主治】盗汗证。

处方名：**当归六黄汤加减方**

【方药】当归 熟地 生地 黄芩 黄连 黄檗 黄芪 粉黛散 枇杷露

【治法】滋阴敛汗。

【主治】盗汗证。

处方名：**治盗汗方**

【方药】当归 熟地 生地 黄芩 黄连 黄檗 黄芪 防风

【治法】滋阴敛汗。

【主治】盗汗证。

处方名：**香砂异功散加减方**

【方药】香砂 人参 白术 茯苓 炙甘草 陈皮 白芍 谷芽 山楂炭

【治法】健脾益气。

【主治】脾胃劳倦证。

处方名：**六君子汤加减方**

【方药】人参 白术 茯苓 甘草 陈皮 半夏 干姜 橘红 旋覆花 前胡 杏仁 紫苏 归身

【治法】健脾益气。

【主治】脾胃劳倦证。

处方名：**治脾胃劳倦方**

【方药】大熟地 归身 枸杞子 怀山药 苁沉丸 菟丝子 柏子仁 陈皮 白术 党参 九香虫

【治法】健脾益气。

【主治】脾胃劳倦证。

处方名：**香砂六君子汤加减方**

【方药】香砂 人参 白术 茯苓 甘草 陈皮 半夏 建曲

【治法】健脾益气。

【主治】脾胃劳倦证。

处方名：**治癫痫方**

【方药】茯苓 人参 甘草 橘红 胆星 竹茹 枳实 菖蒲 香附子 黄连 桂心 甘菊花 茯神 沉香 风化硝 远志

【治法】疏肝解郁,祛痰提神。

【主治】癫痫。

处方名:**治癫痫方**

【方药】熟地黄　五味子　山药　泽泻　牡丹皮　茯苓　人参　甘草　橘红　半夏　竹茹　枳
　　　实　菖蒲　远志

【治法】疏肝解郁,祛痰提神。

【主治】癫痫。

处方名:**治癫痫方**

【方药】熟地黄　五味子　山药　牡丹皮　茯苓　人参　甘草　橘红　胆星　半夏　竹茹　枳
　　　实　菖蒲　远志　归身　石决明

【治法】疏肝解郁,祛痰提神。

【主治】癫痫。

处方名:**治癫痫方**

【方药】熟地黄　五味子　山药　泽泻　牡丹皮　茯苓　川贝母　石决明　虎睛　犀牛角　制
　　　川军　炒远志　黑山栀

【治法】健脾养心,解郁安神。

【主治】癫痫。

处方名:**治癫痫方**

【方药】半夏　橘红　白茯苓　甘草　石决明　钩藤

【治法】健脾养心,解郁安神。

【主治】癫痫。

处方名:**六君子汤加减方**

【方药】人参　白术　茯苓　甘草　陈皮　半夏　人参　甘草　橘红　胆星　枳实　菖蒲　枳
　　　壳　朴硝　制川军　远志

【治法】健脾养心,解郁安神。

【主治】癫痫。

处方名:**涤痰汤加减方**

【方药】茯苓　人参　甘草　橘红　半夏　竹茹　枳实　菖蒲　茯苓　枳壳　朴硝　沉香　香附

【治法】疏肝解郁,化痰提升。

【主治】癫痫。

处方名:**治癫痫方**

【方药】茯神　香附　沉香　半夏　橘红　远志　菖蒲　天南星　牛膝

【治法】健脾养心,解郁安神。

【主治】癫痫。

处方名:**十味温胆汤加减方**

【方药】半夏 枳实 陈皮 茯苓 甘草 五味子 熟地黄 粉草 石决明 左金丸 熟地 黄 山药 泽泻 牡丹皮

【治法】健脾养心,解郁安神。

【主治】癫痫。

处方名:**十味温胆汤加减方**

【方药】半夏 枳实 陈皮 茯苓 酸枣仁 甘草 五味子 熟地黄 人参 粉甘草

【治法】健脾养心,解郁安神。

【主治】癫痫。

处方名:**涤痰汤加减方**

【方药】茯苓 人参 甘草 橘红 胆星 半夏 枳实 菖蒲 黄连 黄芩

【治法】健脾养心,解郁安神。

【主治】癫痫。

处方名:治癫痫方

【方药】熟地黄 白芍 牡丹皮 山药 茯苓 泽泻 石决明 陈皮 半夏

【治法】健脾养心,解郁安神。

【主治】癫痫。

处方名:治癫痫方

【方药】茯苓 半夏 牛膝 鸡内金 海蜇 香橼皮

【治法】健脾养心,解郁安神。

【主治】癫痫。

处方名:治癫痫方

【方药】茯苓 人参 甘草 橘红 胆星 半夏 竹茹 枳实 菖蒲 远志 黄连 风化硝 姜汁

【治法】健脾养心,解郁安神。

【主治】癫痫。

处方名:治癫痫方

【方药】茯苓 甘草 橘红 胆星 半夏 竹茹 枳实 菖蒲 竹沥 茯神 黄连 黑山栀 远 志 石决明 白矾 郁金 薄荷

【治法】健脾养心,解郁安神。

【主治】癫痫。

处方名:**涤痰汤加减方**

【方药】茯苓 人参 甘草 橘红 胆星 半夏 竹茹 枳实 菖蒲 茯神 香附 沉香 远 志 制僵蚕 黄连 黑山栀 白矾 郁金 薄荷

【治法】健脾养心,解郁安神。

【主治】癫痫。

处方名:**涤痰汤加减方**

【方药】茯苓 人参 甘草 橘红 胆星 半夏 竹茹 枳实 菖蒲 紫菀 杏仁 远志

【治法】健脾养心,解郁安神。

【主治】癫痫。

处方名:**治癫痫方**

【方药】茯神 远志 香附 石菖蒲 黄连 甘草 橘红 龙齿 制半夏 竹沥

【治法】健脾养心,解郁安神。

【主治】癫痫。

处方名:**治癫痫方**

【方药】熟地黄 五味子 山药 泽泻 牡丹皮 茯苓 柑橘 石决明 橘红 川贝母

【治法】健脾养心,解郁安神。

【主治】癫痫。

处方名:**四物汤加减方**

【方药】当归 白芍 熟地 川芎 生地 羚羊角 丝瓜络 香苏饮 苇茎汤

【治法】健脾补血。

【主治】痧症。

处方名:**四物汤加减方**

【方药】当归 白芍 熟地 生地 人参 白术 茯苓 炙甘草 陈皮 天花粉 银花 石斛 谷芽 干姜

【治法】温阳补虚。

【主治】疮疡证。

处方名:**八珍汤加减方**

【方药】人参 白术 白茯苓 当归 白芍药 熟地黄 炙甘草 石斛 谷芽 干姜 天花粉

【治法】温阳补虚。

【主治】疮疡证。

处方名:**十全大补汤**

【方药】人参 肉桂 川芎 地黄 茯苓 白术 甘草 黄芪 当归 白芍药

【治法】温阳补虚。

【主治】疮疡证。

处方名:**治疮疡方**

【方药】熟地黄 五味子 山药 泽泻 牡丹皮 茯苓 童真丸 阿胶

【治法】温阳补虚。

【主治】疮疡证。

处方名:**旋覆花汤加减方**

【方药】旋覆花 葱白 新绛 归须 芥菜花 旧纱帽炙灰

【治法】理气通阳。

【主治】交肠病。

处方名:**治交肠病方**

【方药】旧纱帽炙灰 木香 炒山楂炭 红糖炭

【治法】理气通阳。

【主治】交肠病。

处方名:**治交肠病方**

【方药】茯苓 泽泻 猪苓 肉桂 白术 木香 干漆 归尾

【治法】理气通阳。

【主治】交肠病。

处方名:**治交肠病方**

【方药】茯苓 泽泻 猪苓 肉桂 白术 木香 琥珀

【治法】理气通阳。

【主治】交肠病。

处方名:**治交肠病方**

【方药】伏龙肝 炒山楂炭 红糖 龟板 鹿角霜 当归 香附 泽兰梗

【治法】理气通阳。

【主治】交肠病。

处方名:**小青龙汤加减方**

【方药】麻黄 芍药 干姜 半夏 桂枝 炙甘草 细辛 五味子 杏仁 生石膏

【治法】解表散寒,温肺化饮。

【主治】喘咳浮肿证。

处方名:**治浮肿方**

【方药】麻黄 芍药 干姜 半夏 桂枝 炙甘草 细辛 五味子 石膏

【治法】消水利肿。

【主治】浮肿证。

处方名:**春泽汤**

【方药】泽泻 猪苓 茯苓 白术 桂心 人参 柴胡 麦冬 防己 黄芪

【治法】消水利肿。

【主治】浮肿证。

处方名:**治浮肿方**

【方药】防己　茯苓　陈皮　白术　泽泻　牡蛎　紫苏　桑白皮

【治法】消水利肿。

【主治】浮肿证。

处方名:**治浮肿方**

【方药】茯苓　黄芪　防己　桂枝　白术　陈皮　干姜　桑白皮　炙甘草

【治法】消水利肿。

【主治】浮肿证。

处方名:**治浮肿方**

【方药】防己　石膏　白术　茯苓　炙甘草　党参　五加皮　黄芪

【治法】利水消肿。

【主治】浮肿证。

处方名:**防己黄芪汤加减方**

【方药】防己　黄芪　茯苓　桂枝　陈皮　川附子　桑白皮

【治法】利水消肿。

【主治】浮肿证。

处方名:**防己茯苓汤加减方**

【方药】防己　黄芪　桂枝　茯苓　甘草　桑皮　五加皮　橘红　椒目　杏仁　紫菀　苏子

【治法】利水消肿。

【主治】浮肿证。

处方名:**五苓散加减方**

【方药】茯苓　泽泻　猪苓　肉桂　白术　防己　桑白皮　陈皮

【治法】利水消肿。

【主治】浮肿证。

处方名:**治浮肿方**

【方药】白术　陈皮　厚朴　炙甘草　大腹皮　苏子　杏仁　当归　白芍　肉桂　茯苓

【治法】利水消肿。

【主治】浮肿证。

处方名:**治浮肿方**

【方药】羌活　柴胡　前胡　茯苓　荆芥　防风　桔梗　川芎　甘草　黄芩

【治法】利水消肿。

【主治】浮肿证。

处方名:**治浮肿方**

【**方药**】防风 白术 葛根 黄连 黄芩 甘草 茯苓 防己 五加皮

【**治法**】利水消肿。

【**主治**】浮肿证。

处方名:**治浮肿方**

【**方药**】甘草 茯苓 苍术 陈皮 白术 泽泻 猪苓 厚朴 防己

【**治法**】利水消肿。

【**主治**】浮肿证。

处方名:**治浮肿方**

【**方药**】防己 茯苓 桂枝 白术 黄芪 桑白皮 陈皮 生姜皮 大腹皮

【**治法**】利水消肿。

【**主治**】浮肿证。

处方名:**治浮肿方**

【**方药**】防己 白术 陈皮 茯苓皮 生姜皮 桑白皮 大腹皮 旋覆花 地骨皮

【**治法**】利水消肿。

【**主治**】浮肿证。

处方名:**治浮肿方**

【**方药**】茯苓 桂枝 甘草 麻黄 芍药 干姜 半夏 细辛 五味子 制川附

【**治法**】利水消肿。

【**主治**】浮肿证。

处方名:**治浮肿方**

【**方药**】干姜 人参 白术 甘草 茯苓 猪苓 泽泻 肉桂 大腹皮 汉防己 陈皮 苏子 杏仁

【**治法**】利水消肿。

【**主治**】浮肿证。

处方名:**治浮肿方**

【**方药**】防己 茯苓 白术 泽泻 猪苓 五加皮 陈皮 杏仁 桑白皮 苏子 大腹皮 地骨皮

【**治法**】利水消肿。

【**主治**】浮肿证。

处方名:**治浮肿方**

【**方药**】桑白皮 大腹皮 茯苓皮 陈皮 五加皮 杏仁 芥子 车前子 香附 葶苈子

【**治法**】利水消肿。

【主治】浮肿证。

处方名:**四苓散加减方**

【方药】茯苓　猪苓　白术　泽泻　防己　陈皮　厚朴　五加皮　藿香

【治法】利水消肿。

【主治】浮肿证。

处方名:**治浮肿方**

【方药】防己　茯苓　石膏　厚朴　杏仁　泽泻　大腹皮　半夏　桑白皮　莱菔子

【治法】利水消肿。

【主治】浮肿证。

处方名:**治浮肿方**

【方药】茯苓　泽泻　猪苓　肉桂　白术　陈皮　半夏　牛膝

【治法】消水利肿。

【主治】浮肿证。

处方名:**桂苓甘露饮加减方**

【方药】肉桂　白茯苓　白术　猪苓　滑石　寒水石　甘草　泽泻　车前子　牛膝　防风　陈皮

【治法】利水消肿。

【主治】浮肿证。

处方名:**治浮肿方**

【方药】防己　石膏　茯苓皮　桑白皮　五加皮　大腹皮　陈皮　杏仁　甘菊

【治法】利水消肿。

【主治】浮肿证。

处方名:**治颤振方**

【方药】人参　熟地黄　党参　地黄　天冬　茯神　枣仁　归身　橘红　石决明　竹茹　柏子
　　　仁　川贝母　龙齿

【治法】宁心安神。

【主治】颤振症。

处方名:**治颤振方**

【方药】龙齿　人参　归身　远志　茯神　麦冬　生地　橘红　酸枣仁　黄连　陈胆星　半夏
　　　竹沥　秫米　竹茹　石决明

【治法】宁心安神。

【主治】颤振症。

处方名:**治黄疸方**

【方药】苍术　香附　川芎　神曲　山栀子(去穸)　香附　首乌　威灵仙　防风　荆芥穗　仙

灵脾 谷芽 当归

【治法】利湿退黄。

【主治】黄疸证。

处方名：治黄疸方

【方药】苍术 香附 川芎 神曲 山栀子 首乌 威灵仙 地黄 防风 荆芥穗 仙灵脾 延胡索 旋覆花

【治法】利湿退黄。

【主治】黄疸证。

处方名：治黄疸方

【方药】苍术 香附 川芎 神曲 山栀子 茯苓 猪苓 白术 泽泻 炒山楂 防风 秦艽 仙灵脾 荆芥 当归 首乌

【治法】利湿退黄。

【主治】黄疸证。

处方名：治黄疸方

【方药】苍术 香附 川芎 神曲 山栀子 柴胡 人参 黄芩 半夏 甘草 茯苓 猪苓 白术 泽泻 旋覆花 吴茱萸 谷芽

【治法】利湿退黄。

【主治】黄疸证。

处方名：治黄疸方

【方药】茯苓 猪苓 白术 泽泻 防风 橘红 荆芥 当归 谷芽

【治法】利湿退黄。

【主治】黄疸证。

处方名：治黄疸方

【方药】甘草 当归 茯苓 白芍 白术 柴胡 半夏 橘红 白茯苓 藿香 砂仁

【治法】利湿退黄。

【主治】黄疸证。

处方名：治黄疸方

【方药】苍术 香附 川芎 神曲 山栀子 半夏 橘红 白茯苓 甘草 葛花 鸡距子

【治法】利湿退黄。

【主治】黄疸证。

处方名：治黄疸方

【方药】苍术 香附 川芎 神曲 山栀子 赤茯苓 炒山楂 荆芥 防风

【治法】利湿退黄。

【**主治**】黄疸证。

处方名：**治黄疸方**

【**方药**】茯苓　泽泻　猪苓　白术　桂枝　干姜　炙甘草　茵陈　厚朴

【**治法**】利湿退黄。

【**主治**】黄疸证。

处方名：**治黄疸方**

【**方药**】苍术　香附　川芎　神曲　山栀子　防风　荆芥　生地　首乌　威灵仙　当归

【**治法**】利湿退黄。

【**主治**】黄疸证。

处方名：**治黄疸方**

【**方药**】防风　荆芥　生地　首乌　威灵仙　当归　半夏　陈皮　茯苓　甘草　生姜

【**治法**】利湿退黄。

【**主治**】黄疸证。

处方名：**治黄疸方**

【**方药**】苍术　香附　川芎　神曲　山栀子　桃仁　旋覆花　浮石　苏子　橘红　赤茯苓

【**治法**】利湿退黄。

【**主治**】黄疸证。

第七篇　谢映庐医案方集

处方名:**竹叶石膏汤**

【方药】竹叶　石膏　人参　甘草　麦冬　半夏　粳米　生姜

【治法】清热驱寒。

【主治】阳证似阴。

处方名:**半夏泻心汤**

【方药】半夏　黄芩　黄连　甘草　人参　干姜　大枣

【治法】和胃补中,降逆消痞。

【主治】误下呕泄证。

处方名:**五苓散**

【方药】猪苓　泽泻　茯苓　白术　官桂

【治法】利水渗湿,温阳化气。

【主治】误下胀满证。

处方名:**附子泻心汤合温胆汤加减**

【方药】大黄　黄连　黄芩　附子　陈皮　茯苓　竹茹　半夏　甘草　枳实

【治法】温阳通经,清热降火。

【主治】畏寒发热,误治传经。

处方名:**大柴胡汤**

【方药】柴胡　半夏　黄芩　芍药　枳实　大黄　干姜　大枣

【治法】和解少阳,内泻热结。

【主治】阳邪入里证。

处方名:**五积散合麻黄汤加减**

【方药】白芷　陈皮　厚朴　当归　川芎　芍药　茯苓　桔梗　苍术　枳壳　半夏　麻黄　干姜　肉桂　甘草　葱白　大枣　杏仁　桂枝

【治法】温阳利水,理气活血。

【主治】体表发黄证。

处方名:**麻黄连翘赤小豆汤合逍遥散加减**

【方药】麻黄　连翘　杏仁　甘草　赤小豆　生姜　大枣　柴胡　白芍　当归　白术　茯苓　薄荷　煨姜

【治法】辛凉解表,利水清热。

【主治】阴阳寒热失调证。

处方名:**建中汤**

【方药】桂枝 生姜 芍药 甘草 大枣 饴糖 当归

【治法】温中补虚,降气止痛。

【主治】畏寒头疼,发热无汗证。

处方名:**甘草附子汤**

【方药】甘草 附子 桂枝 白术

【治法】温通心经,助阳行气。

【主治】风湿相搏证。

处方名:**升阳散火汤合人参败毒散加减**

【方药】葛根 羌活 防风 升麻 甘草 柴胡 独活 人参 白芍 生姜 大枣 前胡 川芎 枳实 桔梗 茯苓 薄荷

【治法】助阳通经,清热降火。

【主治】湿热内攻证。

处方名:**犀角地黄汤合十全大补汤加减**

【方药】犀角 地黄 白芍 丹皮 地黄 当归 川芎 芍药 人参 白术 茯苓 甘草 黄芪 肉桂

【治法】清热解毒,凉血散瘀,温补气血。

【主治】血热证。

处方名:**黄连阿胶鸡子汤**

【方药】黄连 黄芩 芍药 阿胶 鸡子黄

【治法】滋阴养血,清热息风。

【主治】夏伤于暑证。

处方名:**白虎汤合凉膈散合乌药顺气丸合泻白散加减**

【方药】石膏 知母 甘草 粳米 连翘 薄荷 大黄 山栀子 竹叶 芒硝 黄芩 蜂蜜 乌药 橘红 麻黄 川芎 白芷 桔梗 枳壳 僵蚕 干姜 桑白皮 地骨皮

【治法】清热生津,泻火通便,清泻肺热。

【主治】温热传变证。

处方名:**麻黄人参芍药汤合异功散合生脉散加减**

【方药】麻黄 芍药 黄芪 当归 甘草 人参 麦冬 五味子 桂枝 人参 茯苓 白术 陈皮

【治法】疏表行血,益气生津,行气化滞。

【主治】咳嗽失血证。

处方名:**清暑益气汤**

【方药】黄芪 人参 白术 苍术 神曲 青皮 陈皮 甘草 麦冬 五味子 当归 黄檗 泽
　　　泻 升麻 葛根 生姜 大枣

【治法】清热益气。

【主治】伤暑自汗证。

处方名:**霹雳劫巢汤**

【方药】草乌 牙皂 麻黄 细辛 僵蚕 全蝎 南星 半夏 雄黄 姜汁 竹沥

【治法】除痉解痹。

【主治】中风牙紧舌胀。

处方名:**附方**

【方药】防风 荆芥 薄荷 胆星 桔梗 僵蚕 白芷 矾石 甘草 姜汁 竹沥

【治法】祛风解表。

【主治】中风牙紧咽肿。

处方名:**地黄饮子**

【方药】地黄 巴戟 山茱萸 苁蓉 附子 肉桂 石斛 茯苓 菖蒲 远志 麦冬 薄荷 五
　　　味子 干姜 大枣

【治法】滋补阴阳。

【主治】中风脑鸣肢痹。

处方名:**候氏黑散加玉关丸**

【方药】菊花 防风 白术 桔梗 人参 茯苓 当归 川芎 干姜 桂枝 细辛 牡蛎 矾
　　　石 黄芩 灰面 枯矾 文蛤 五味子 诃子

【治法】除风益气,行血。

【主治】肠风下血证。

处方名:**肝风胎方**

【方药】首乌 胡麻仁 茯神 酸枣仁 钩藤 小麦 菊花 麦冬

【治法】清热凉血,疏肝安神。

【主治】肝风胎痫证。

处方名:**肝风眩晕方**

【方药】当归 白芍 丹参 丹皮 桑叶 川贝 柴胡 薄荷 酸枣仁 黑芝麻 洋参 麦冬
　　　天冬 甘草

【治法】疏肝理血。

【主治】肝风眩晕证。

处方名:**肝风撮指方**

【**方药**】桂枝　白芍　柴胡　姜夏　黄连　干姜　龙胆草　山栀子　甘草

【**治法**】解表疏风。

【**主治**】肝风撮指证。

处方名:**益气聪明汤**

【**方药**】黄芪　人参　白芍　甘草　黄檗　蔓荆子　升麻　葛根

【**治法**】清热解燥,益气升阳。

【**主治**】清阳不升头疼证。

处方名:**滚痰丸合小承气汤加减**

【**方药**】青礞石　大黄　黄芩　沉香　大黄　厚朴　枳实

【**治法**】泻火祛痰。

【**主治**】痰火上攻头疼。

处方名:**附子理中汤合四逆汤合白通汤合当归四逆汤加减**

【**方药**】附子　人参　白术　甘草　干姜　葱白　当归　桂枝　芍药　细辛　通草　大枣　藿
　　　香　白芷　茯苓　橘皮　厚朴　紫苏

【**治法**】温阳驱寒健脾。

【**主治**】寒毒中脏证。

处方名:**益元汤**

【**方药**】附子　艾叶　干姜　麦冬　五味子　知母　黄连　人参　甘草　大枣　童便　葱白

【**治法**】温阳益气。

【**主治**】内寒外热证。

处方名:**理阴煎**

【**方药**】熟地　黑姜　当归　炙甘草

【**治法**】益肾健脾。

【**主治**】阳气虚弱。

处方名:**真武汤合人参养荣汤加减**

【**方药**】附子　白术　茯苓　白芍　生姜　人参　黄芪　甘草　陈皮　桂心　地黄　五味子　远
　　　志　当归　干姜　大枣

【**治法**】温阳利水,益气补血,养心安神。

【**主治**】误表亡阳证。

处方名:**附桂理阴煎合黑锡丸加减**

【**方药**】附子　肉桂　地黄　干姜　当归　甘草　黑锡丸　葫芦巴　沉香　破故纸　小茴香
　　　木香　肉蔻霜　金铃子　阳起石

【治法】温阳助阴。

【主治】误表气脱证。

处方名：**复脉汤**

【方药】甘草 生姜 桂枝 人参 阿胶 地黄 麦冬 麻子仁 大枣

【治法】益气滋阴,通阳复脉。

【主治】寒热如疟证。

处方名：**金匮肾气汤加减**

【方药】熟地 山药 山茱萸 茯苓 丹皮 泽泻 附子 肉桂 车前子 牛膝 熟地 枸杞
　　　山药 菟丝子 鹿角胶 杜仲 当归

【治法】补肾助阳,填精益髓。

【主治】咳嗽喘促证。

处方名：**黄芪建中汤加减**

【方药】黄芪 芍药 肉桂 甘草 煨姜 饴糖 大枣

【治法】温中补气,和里缓急。

【主治】咳嗽喘促证。

处方名：**肾虚不寐方**

【方药】熟地 白术 山茱萸 当归 赤石脂 牡蛎 酸枣仁 山药 肉桂 附子 甘草 枸
　　　杞子

【治法】补泻安神养心。

【主治】肾虚不寐证。

处方名：**虎潜丸加减**

【方药】黄檗 知母 地黄 虎胫 龟板 锁阳 当归 牛膝 白芍 陈皮 羊肉

【治法】清肺热,补阴阳。

【主治】肺热叶焦痿证。

处方名：**大补阴丸加减**

【方药】黄檗 知母 地黄 龟板 猪脊髓

【治法】滋阴降火。

【主治】火烁金伤痿证。

处方名：**内火内湿方**

【方药】桂枝 白芍 槟榔 薄荷 黄芪 石膏 麦冬 白芥 甘遂 竹沥 寒水石

【治法】疏表清热养阴。

【主治】内火内湿痿证。

处方名:**防风通圣散**

【**方药**】防风 荆芥 连翘 麻黄 薄荷 川芎 当归 白芍 白术 山栀 大黄 芒硝 黄芩 石膏 桔梗 甘草 滑石 干姜 大枣

【**治法**】解表祛风。

【**主治**】表里风热痿证。

处方名:**三才封髓丹加减**

【**方药**】天冬 地黄 人参 黄檗 砂仁 甘草

【**治法**】滋阴生髓。

【**主治**】阳强足痿证。

处方名:**加味逍遥散和六味地黄丸加减**

【**方药**】柴胡 当归 白芍 茯苓 甘草 薄荷 煨姜 丹皮 山栀子 地黄 山药 丹皮 泽泻 山茱萸

【**治法**】疏肝清热,滋补肾阴。

【**主治**】阳痿不起证。

处方名:**滋肾丸加减**

【**方药**】黄檗 知母 肉桂

【**治法**】滋补肾阴。

【**主治**】阳缩不伸痿证。

处方名:**清燥救肺汤加减**

【**方药**】葳蕤 首乌 当归 枸杞 薏苡仁 石斛 麦冬 丹皮 黑芝麻 黑阿胶 桑叶 石膏 人参 甘草

【**治法**】清肺救阴。

【**主治**】爆气焚金痿证。

处方名:**白薇汤**

【**方药**】白薇 当归 人参 甘草

【**治法**】清泻虚热。

【**主治**】内热生风痫厥证。

处方名:**二丹丸**

【**方药**】丹参 丹砂 天冬 麦冬 地黄 人参 菖蒲 云茯神 远志 甘草

【**治法**】清三焦,泻火热。

【**主治**】风火内淫痫厥证。

处方名:**星附四君子汤**

【**方药**】天南星 附子 人参 茯苓 白术 甘草

【治法】祛痰健脾补气。

【主治】寒痰诸塞痫厥证。

处方名：**龙胆泻肝汤合当归龙荟丸加减**

【方药】龙胆草 黄芩 山栀子 泽泻 木通 车前子 当归 地黄 柴胡 甘草 黄连 黄
　　　　檗 大黄 青黛 芦荟 木香 麝香

【治法】清理肝胆实热。

【主治】肝火生风痫厥证。

处方名：**乌附散合越鞠丸加减**

【方药】乌药 香附 苍术 川芎 山栀子 神曲

【治法】祛痰理气。

【主治】七情郁结痫厥证。

处方名：**附方**

【方药】牵牛子 桃仁 小茴香 吴茱萸 苦楝子 橘核

【治法】清热凉血。

【主治】湿热阻塞便闭证。

处方名：**八仙丹**

【方药】巴豆霜 天竺黄 木香 皂角 朱砂 丁香 轻粉 生附子

【治法】温阳理气。

【主治】冷积阻格便闭证。

处方名：**八味地黄汤**

【方药】熟地 山药 茯苓 橘皮 厚朴 白术 紫苏 半夏 桔梗 大腹皮 甘草 干姜 大
　　　　枣

【治法】清热滋阴祛痰。

【主治】湿热内阻癃闭证。

处方名：**连理汤**

【方药】人参 干姜 白术 黄连 茯苓 甘草

【治法】清阳利水。

【主治】胃寒肠热吐泻证。

处方名：**温胆汤**

【方药】陈皮 茯苓 竹茹 半夏 枳实 大枣 生姜

【治法】清散温补。

【主治】潮热泄泻,木邪侮土证。

处方名:**黄芪建中汤**

【方药】黄芪 芍药 肉桂 甘草 煨姜 饴糖 大枣

【治法】温中补气,和里缓急。

【主治】劳伤中气证。

处方名:**黄连解毒汤**

【方药】黄连 黄芩 黄檗 山栀子

【治法】清热解毒。

【主治】肠胃积热证。

处方名:**进退黄连汤**

【方药】黄连 干姜 人参 桂枝 半夏 大枣

【治法】缓急止痛。

【主治】小腹绞痛,里及泄泻,木邪侮土。

处方名:**泻黄汤**

【方药】防风 藿香 山栀子 石膏 甘草 蜂蜜

【治法】通泻胃热。

【主治】牙关紧闭风火证。

处方名:**雄黄解毒丸**

【方药】雄黄 郁金 巴豆霜

【治法】清火解毒。

【主治】缠喉风证。

处方名:**控涎丹合茯苓丸加减**

【方药】甘遂 大戟 白芥子 茯苓 半夏曲 枳壳 风化硝

【治法】祛痰逐饮。

【主治】肩臂疼痛痰饮证。

处方名:**平胃散合二陈汤加减**

【方药】苍术 厚朴 陈皮 甘草 半夏 茯苓 陈皮

【治法】燥湿运脾,行气和胃,化痰理气。

【主治】右胁痛痰饮证。

处方名:**升阳散火汤**

【方药】人参 防风 柴胡 葛根 升麻 独活 羌活 白芍 甘草 干姜 大枣

【治法】升举脾阳,补助肾气。

【主治】独热无寒疟证。

处方名:**附方**

【方药】地黄 当归 人参 附子 甘草 干姜 益智仁 肉桂 白术 毕澄茄 半夏

【治法】健脾益气。

【主治】似疟非疟证。

处方名:**升阳益胃汤**

【方药】黄芪 人参 甘草 半夏 白芍 羌活 独活 防风 陈皮 茯苓 泽泻 柴胡 白
术 黄连 干姜 大枣

【治法】升举脾阳,补助肾气。

【主治】阳气不升肿胀证。

处方名:**人参败毒散**

【方药】人参 羌活 独活 柴胡 前胡 川芎 枳壳 桔梗 茯苓 甘草 薄荷 生姜

【治法】益气解表。

【主治】表实上壅肿胀证。

处方名:**升阳益胃汤**

【方药】黄芪 人参 甘草 半夏 白芍 羌活 独活 防风 陈皮 茯苓 泽泻 柴胡 白
术 黄连 干姜 大枣

【治法】益气升阳,清热除湿。

【主治】湿邪内陷肿胀证。

处方名:**附方**

【方药】白术 巴戟 附子 干姜 熟地炭 当归 破故纸 葫芦巴 毕澄茄 小茴香 肉
桂 沉香

【治法】温补脾阳、肾阳。

【主治】脾肾阳虚肿胀证。

处方名:**五皮饮**

【方药】五加皮 地骨皮 桑白皮 大腹皮 生姜皮

【治法】清肺补脾。

【主治】脾虚肺壅肿胀证。

处方名:**六君子汤加减**

【方药】大黄 厚朴 枳壳 苏子 芥子 杏仁 黄芩 山栀子仁 莱菔子 草果

【治法】健脾理气。

【主治】食停中焦肿胀证。

处方名:**理中汤**

【方药】人参 白术 干姜 甘草

【治法】温中祛痰。

【主治】截疟肿胀证。

处方名：**四七汤**

【方药】人参　官桂　半夏　甘草　生姜

【治法】行气散结。

【主治】七情郁结冲逆证。

处方名：**四磨饮**

【方药】人参　槟榔　沉香　乌药

【治法】行气降逆，宽胸散结。

【主治】七情郁结冲逆证。

处方名：**肝木克土方**

【方药】乌药　槟榔　枳壳　木香　沉香　当归　白芍　郁金　延胡索

【治法】行气疏肝。

【主治】肝气郁结冲逆证。

处方名：**《金匮要略》麦冬汤**

【方药】麦冬　半夏　人参　大枣　甘草　粳米

【治法】清养肺胃，降逆下气。

【主治】阴火上冲冲逆证。

处方名：**冷香饮**

【方药】附子　草果　橘皮　甘草　生姜

【治法】温中行气。

【主治】阴浊上干冲逆证。

处方名：**搜风顺气丸**

【方药】大黄　牛膝　火麻仁　郁李仁　山药　独活　山茱萸　菟丝子　防风　槟榔　车前
　　　子　枳壳

【治法】补肾顺气。

【主治】肘膝酸痛诸痛证。

处方名：**桃仁承气汤**

【方药】桃仁　大黄　芒硝　甘草　桂枝

【治法】逐瘀泄热。

【主治】湿热腰痛诸痛证。

处方名：**三奇散**

【方药】黄芪　防风　枳壳

【治法】疏肝理气。

【主治】肝郁胁痛诸痛证。

处方名：**黄连汤**

【方药】黄连　干姜　人参　桂枝　半夏　甘草　大枣

【治法】清热解表理气。

【主治】肝郁胁痛诸痛证。

处方名：**少腹胀痛方**

【方药】当归　附子　肉桂　穿山甲　元胡　桃仁

【治法】活血化瘀,温阳。

【主治】少腹胀痛诸痛证。

处方名：**小建中汤**

【方药】芍药　桂枝　甘草　饴糖　生姜　大枣

【治法】温中补虚,和里缓急。

【主治】宿食腹痛诸痛证。

处方名：**胸脘胁痛方**

【方药】山栀子　淡豆豉　郁金　当归须　降香　新绛　葱管　柏子仁

【治法】活血行气。

【主治】胸脘胁痛诸痛证。

处方名：**归脾汤合天王补心丹加减**

【方药】人参　白术　茯神　茯苓　黄芪　当归　远志　枣仁　木香　甘草　龙眼肉　生地　元
　　　参　丹参　桔梗　柏子仁　天冬　麦冬　五味子

【治法】心脾同补,益气补血,养血安神。

【主治】颊颐浮烂证。

处方名：**鸡鸣散**

【方药】苏叶　吴茱萸　桔梗　木瓜　橘红　槟榔　生姜

【治法】除湿行气化瘀。

【主治】脚气。

处方名：**黑神散合失笑散加减**

【方药】地黄　当归　赤芍　蒲黄　桂心　干姜　甘草　黑豆　童便　蒲黄　五灵脂

【治法】活血通经。

【主治】腹胀便闭产后证。

处方名：**当归生姜羊肉汤**

【方药】黄芪　人参　当归　生姜　羊肉

【治法】温阳补血行气。

【主治】少腹绞痛产后证。

处方名：**养心汤**

【方药】黄芪 茯苓 茯神 当归 川芎 半夏 柏子仁 甘草 枣仁 远志 五味子 人参 肉桂

【治法】补气活血,交通心肾。

【主治】腹痛自汗产后证。

处方名：**崩漏方**

【方药】熟地 枸杞 苁蓉 鹿角霜 补骨脂 茜草 牡蛎 锁阳 海螵蛸 桑螵蛸 鲍鱼汤

【治法】敛血补泻。

【主治】崩漏。

处方名：**四逆散**

【方药】柴胡 白芍 枳实 甘草

【治法】回阳救逆。

【主治】夹食伤寒痉厥证。

处方名：**葛根黄芩黄连汤**

【方药】葛根 黄芩 黄连 甘草 大枣 生姜

【治法】解表清里。

【主治】表里不和痉厥证。

处方名：**附方**

【方药】苍术 黄檗 桂枝 白芍 威灵仙 防风 荆芥 山栀子 防己 寒水石 甘草 生姜 大枣

【治法】疏风解表,导湿清燥。

【主治】风湿相搏痉厥证。

处方名：**达原饮合清脾散加减**

【方药】槟榔 天花粉 草果 白芍 黄芩 知母 甘草 青皮 陈皮 厚朴 柴胡 茯苓 白术 生姜

【治法】清热燥湿化痰。

【主治】热疟似惊痉厥证。

处方名：**红棉散合通关散加减**

【方药】白矾 胭脂 细辛 皂角

【治法】消肿解毒,通关开窍。

【主治】肺窍壅塞痉厥证。

处方名:**甘露饮**

【方药】生熟地黄 茵陈 黄芩 枳壳 麦冬 枇杷叶 石斛 甘草 天冬

【治法】清热滋阴。

【主治】风热内蕴霍乱证。

处方名:**戊己丸**

【方药】黄连 吴茱萸 白芍

【治法】疏肝理脾,清热和胃。

【主治】寒热咳嗽,腹痛泄泻霍乱证。

处方名:**七味白术散合六神散加减**

【方药】人参 白术 云茯苓 木香 藿香 葛根 甘草 人参 山药 扁豆

【治法】健脾和胃。

【主治】脾胃阴虚霍乱证。

处方名:**初方**

【方药】人参 白术 葛根 茯苓 麦冬 乌梅 半夏 代赭石 旋覆花

【治法】降逆胃气。

【主治】胃气不和霍乱证。

处方名:**附方**

【方药】熟地 附子 枸杞 怀山药 白扁豆 山茱萸 赤石脂 甘草 龙眼肉

【治法】阴阳两补。

【主治】阴阳两虚霍乱证。

处方名:**大回生汤**

【方药】人参 白术 黄芪 附子 枣仁 枸杞 干姜 茯苓 肉桂 丁香 白蔻仁 钩藤 全蝎 甘草

【治法】温肾健脾,疏风行气。

【主治】慢脾风。

处方名:**附方**

【方药】熟地 人参 白术 干姜 枸杞 黄芪 菟丝子 牡蛎 五味子 肉桂 鹿茸 甘草 附子 桑螵蛸

【治法】健脾和胃,清虚火。

【主治】消渴证。

处方名:**牛黄夺命散**

【方药】黑牵牛 黄酒 陈枳壳

【治法】疏肺行气。

【主治】哮喘证。

处方名:**指迷七气汤**

【方药】青皮 桔梗 半夏 益智仁 甘草 陈皮 莪术 肉桂 丁香 藿香 香附 生姜 红枣

【治法】调和阴阳,升降气机。

【主治】小儿啼哭证。

处方名:**仲景黄芩汤**

【方药】黄芩 芍药 甘草 大枣

【治法】清热益气。

【主治】五心潮热内伤证。

第八篇 余听鸿医案方集

处方名:**大半夏汤加减**

【方药】半夏 淡苁蓉 牛膝 人参 白蜜 金匮肾气丸

【治法】温阳化气,补脾益肾。

【主治】肝木犯胃克脾之关格。

处方名:**进退黄连汤加减**

【方药】黄连 肉苁蓉 枸杞 当归身 白芍 沙苑子 菟丝子 柏子仁 麻子仁 牛膝 肉
  桂 生姜 大枣

【治法】补肾益精。

【主治】肾虚火旺遗精。

处方名:**阳痿方**

【方药】虎骨 鹿骨 龟板 牛筋 蹄筋 鹿筋 羊胫骨 鸡翅 肉苁蓉 枸杞子 当归 巴
  戟天 猪脊筋

【治法】养血疏肝,温补肾阳。

【主治】血不养肝,肾虚阳痿证。

处方名:**六味地黄汤加减**

【方药】山药 山茱萸 泽泻 猪苓 丹皮 虎骨 龟板 鹿筋 肉苁蓉

【治法】补肾益精。

【主治】痿证。

处方名:**萆薢渗湿汤加减**

【方药】萆薢 猪苓 泽泻 薏苡仁 木通 黄檗 牛膝 土茯苓 丹皮 草梢 桑白皮

【治法】清热利湿,温补肾阳。

【主治】湿热下注,四肢痿软证。

处方名:**治痿方**

【方药】熟地 淡苁蓉 牛膝 龟板 虎骨 蹄筋 麦冬 石斛

【治法】补肾益精。

【主治】痿证。

处方名:**治痿方**

【方药】西洋参 白术 鹿胶 附子 肉桂 小茴香 巴戟天 肉苁蓉 枸杞子 菟丝子

【治法】补肾益气健脾。

【主治】痿证。

处方名:**治痿方**

【方药】人参　白术　附子　肉桂　补骨脂　益智仁　黄芪　枸杞　巴戟天　杜仲　熟地　枳壳

【治法】补益脾肾。

【主治】脾肾两虚痿证。

处方名:**治痿方**

【方药】人参　白术　黄芪　甘草　益智仁　巴戟天　仙灵脾　补骨脂　贯众　桂枝　附子

【治法】温肾健脾。

【主治】脾肾虚寒痿证。

处方名:**香砂六君汤加减**

【方药】人参　茯苓　白术　甘草　木香　砂仁　干姜　附子　刺蒺藜

【治法】健脾疏肝,行气解郁。

【主治】肝郁气滞证。

处方名:**济生肾气丸加减**

【方药】干地黄　山药　山茱萸　桂枝　附子　泽泻　茯苓皮　牡丹皮　车前子　牛膝

【治法】温肾益阳,利水渗湿。

【主治】肾虚水肿。

处方名:**茯苓皮汤加减**

【方药】黄檗　木通　山栀皮　薏苡仁　通草　茯苓皮　竹叶　滑石　杏仁　藿香　陈皮

【治法】清热利湿。

【主治】湿温水肿。

处方名:**呃逆方**

【方药】苏子　藿香　通草　沉香　杏仁　茯苓　薏苡仁　佩兰　半夏　橘皮　竹叶

【治法】清热利湿,降逆止呕。

【主治】气滞湿热,呃逆不止。

处方名:**五苓散加减**

【方药】茯苓　猪苓　泽泻　白术　桂枝

【治法】解表化湿。

【主治】外感风邪,湿热内壅证。

处方名:**大黄甘遂汤加减**

【方药】大黄　甘遂　乌梅丸

【治法】清热利湿。

【主治】湿热水肿证。

处方名:**止汗方**

【**方药**】生地黄 阿胶 麦冬 炙甘草 桂枝 人参 生姜 生白芍 石斛 生牡蛎

【**治法**】养阴补血,通阳解表。

【**主治**】热病后期战汗证。

处方名:**小青龙汤加减**

【**方药**】麻黄 桂枝 生姜 杏仁 半夏 甘草 芍药 五味子

【**治法**】解表化饮。

【**主治**】寒饮停胸证。

处方名:**活命槟榔饮**

【**方药**】橘叶 杉木 槟榔 大腹皮

【**治法**】化湿利水通络。

【**主治**】湿痹。

处方名:**通络方**

【**方药**】地鳖虫 地龙 䗪虫 蜣螂 僵蚕 鼠妇 丝瓜络 络石藤 沉香 木香 檀香

【**治法**】祛风行气,通络止痛。

【**主治**】久痛入络证。

处方名:**干姜附片汤**

【**方药**】干姜 附片 肉桂 猪胆汁 童便

【**治法**】温补阳气。

【**主治**】戴阳证。

处方名:**肾气汤加减**

【**方药**】熟地 党参 黄芪 附子 肉桂

【**治法**】温阳补气。

【**主治**】脱证。

处方名:**桂枝救逆汤加减**

【**方药**】桂枝 龙骨 牡蛎 人参 白芍 甘草 淮小麦 茯神 红枣

【**治法**】补阳益阴。

【**主治**】阴阳两脱证。

处方名:**附子理中汤加减**

【**方药**】干姜 人参 白术 附子 桂枝 龙骨 牡蛎

【**治法**】温中固脱。

【**主治**】中焦虚寒,阴阳两脱证。

处方名:**归脾汤加减**

【方药】熟地　白术　干姜　炙甘草　大枣　黄芪　当归　茯神　远志　酸枣仁　木香

【治法】补气养血,益阴固摄。

【主治】血虚发斑证。

处方名:**当归四逆汤加减**

【方药】当归　附子　干姜　甘草　吴茱萸

【治法】回阳救逆。

【主治】厥阴伤寒证。

处方名:**痉厥方**

【方药】桂枝　羚羊角　干姜　黄连　吴茱萸　钩藤　木瓜　天麻　僵蚕　石决明　竹沥

【治法】平肝止痉。

【主治】痉厥。

处方名:**食厥方**

【方药】莱菔子　橘红　藜芦

【治法】调和阴阳。

【主治】食厥。

处方名:**至宝丹苏合香丸加减**

【方药】竹沥　姜汁　石菖蒲　藜芦　至宝丹　苏和香丸

【治法】疏肝祛痰理气。

【主治】气厥。

处方名:**肝阳吐血方**

【方药】生地　元参　麦冬　蒲黄炭　阿胶　生龟板　石斛　生牡蛎　石决明　牛膝　茜草炭

【治法】引阳入阴,引气纳肾。

【主治】肝阳吐血。

处方名:**胆汁不清方**

【方药】黄连　猪胆汁　山栀

【治法】清热降火。

【主治】胆汁不清。

处方名:**热极似寒方**

【方药】黄连　黄檗　黄芩　石膏　山栀子　淡豆豉　生牡蛎　元参　麦冬　石斛　竹沥　鲜
　　　沙参

【治法】清热泻火,存阴清热。

【主治】热极似寒证。

处方名:**白虎汤加减**

【方药】石膏　知母　犀牛角　生地　人中黄　至宝丹　紫雪丹

【治法】清热泻火,开窍醒神。

【主治】热厥。

处方名:**附子理中汤加减**

【方药】党生　白术　干姜　附子　炙甘草

【治法】除湿止泻,温中除痞。

【主治】呕泻虚痞。

处方名:**大承气汤加减**

【方药】大黄　芒硝　枳实　栝楼　厚朴　莱菔子

【治法】峻下热结。

【主治】结胸证。

处方名:**五苓散加减**

【方药】猪苓　泽泻　白术　茯苓　桂枝　干姜　附子　茵陈

【治法】温中散寒,除湿退黄。

【主治】黄疸。

处方名:**脾泻方**

【方药】山芋　黄土

【治法】健脾益气止泻。

【主治】脾虚泻泄。

处方名:**胃苓散加减**

【方药】猪苓　茯苓　泽泻　白术　桂枝　苍术　厚朴　陈皮　甘草　干姜　薏苡仁　藿香　荷
　　　　叶蒂　大枣

【治法】温阳利湿。

【主治】湿聚便血。

处方名:**便血伤脾方**

【方药】黄土

【治法】渗湿健脾。

【主治】便血伤脾。

处方名:**附子理中汤合建中汤加减**

【方药】党参　白术　干姜　附子　桂枝　当归　白芍　肉苁蓉　枸杞　饴糖　红枣　鹿角霜

【治法】通阳布阴,滑利肠胃。

【主治】不食不便。

处方名:**大便秘结方**

【**方药**】枸杞子　当归　党参　肉苁蓉　麻子仁　陈酒　白蜜　柏子仁

【**治法**】益气润肠通便。

【**主治**】大便秘结证。

处方名:**小便癃闭方**

【**方药**】川楝子　青皮　木香　郁金　橘皮　官桂　葱管

【**治法**】疏肝理气。

【**主治**】小便癃闭。

处方名:**遗精方**

【**方药**】韭菜子　枸杞子　菟丝子　党参　白术　鹿角霜　桑螵蛸　黄芪　仙灵脾　巴戟肉
　　　甘草　大枣　生姜

【**治法**】补气固遗。

【**主治**】遗精。

处方名:**补中益气汤加减**

【**方药**】黄芪　白术　人参　当归　炙甘草　陈皮　升麻

【**治法**】益气升阳。

【**主治**】脾虚目疾证。

处方名:**悬痈方**

【**方药**】升麻　柴胡　当归　黄芪　人参　白术　炙甘草　陈皮　茯苓

【**治法**】疏肝理气,调胃祛湿。

【**主治**】脾虚肝郁,湿热郁结悬痈证。

处方名:**子痫方**

【**方药**】人参　白术　升麻　柴胡　木瓜　肉果　煨姜

【**治法**】补中益气。

【**主治**】子痫。

处方名:**五苓散加减**

【**方药**】桂枝　猪苓　茯苓　泽泻　白术

【**治法**】利水渗湿,温阳化气。

【**主治**】胞阻证。

处方名:**附桂八味丸加减**

【**方药**】附子　肉桂　熟地黄　山药　山茱萸　泽泻　茯苓　牡丹皮

【**治法**】补肾助阳。

【**主治**】滑胎。

处方名:**产后中暑方**

【**方药**】石膏 知母 甘草 粳米 竹叶 白薇 石斛 丹皮 天花粉 荷叶 西瓜翠衣 甘蔗汁

【**治法**】清热益精,解表祛湿。

【**主治**】外感暑湿,内壅里热。

处方名:**产后气脱方**

【**方药**】黄芪 当归 炒枣仁 煅牡蛎 煅龙骨 炙甘草 炒白芍 桂枝 桂圆肉 党参 茯神 红枣

【**治法**】补气生血,温阳收涩。

【**主治**】气随血脱证。

处方名:**产后血脱方**

【**方药**】党参 黄芪 枸杞 当归 白芍 桂枝 炙甘草 龙骨 茯神 红枣 肉桂

【**治法**】益气固血。

【**主治**】气随血脱证。

处方名:**产后溲难方**

【**方药**】生地 麦冬 玄参 阿胶 天冬 石斛 生草梢 生牡蛎 生龟板 西洋参

【**治法**】滋阴养血。

【**主治**】产后小便不利。

处方名:**痛经方**

【**方药**】大黄 桂枝 炙甘草 芒硝 桃仁 红花 陈酒

【**治法**】泄热通瘀。

【**主治**】热结胞宫,瘀滞不通证。

处方名:**黄带方**

【**方药**】黄芪 人参 白术 炙甘草 升麻 柴胡 陈皮 菟丝子 龙骨 牡蛎

【**治法**】健脾渗湿。

【**主治**】湿热下注带证。

处方名:**骨槽风方**

【**方药**】陈皮 茯苓 甘草 桂枝 白术 干姜 五味子 僵蚕 地龙

【**治法**】祛风化痰通络。

【**主治**】风邪阻滞,经络不通证。

处方名:**瘰疬方**

【**方药**】柴胡 木香 白芍 姜半夏 川贝母 海藻 昆布 白术 黄芪 茯神 远志 当归 甘草 酸枣仁

【**治法**】疏肝理气,软坚散结。

【主治】肝气郁结瘰疬。

处方名:**时毒方**

【方药】犀牛角　羚羊角　赤芍　连翘　人中黄　山栀皮　竹叶　石膏　紫草

【治法】清热解表,息风镇静。

【主治】邪热上攻证。

处方名:**齿衄方**

【方药】石膏　熟地　知母　麦冬　牛膝

【治法】清胃热,滋肾阴。

【主治】虚火上炎,迫血外溢证。

处方名:**舌衄方**

【方药】蒲黄　槐花(炒炭)　犀角　生地　芍药　丹皮

【治法】凉血活血。

【主治】心脾壅热,迫血妄行证。

处方名:**喉风方**

【方药】牛蒡子　桔梗　甘草　人中黄　马勃　连翘　山栀子　元参　芦根　竹叶　川贝

【治法】清热解毒祛风。

【主治】喉风症。

处方名:**流痰方**

【方药】干地　山药　山茱萸　桂枝　附子　泽泻　茯苓　丹皮

【治法】补肾阳,益肾气。

【主治】肾气不足流痰证。

处方名:**肺痿方**

【方药】干姜　肉桂　人参　熟地　甘草　大枣　麦冬　麻子仁　薏苡仁　天花粉

【治法】滋阴润燥,宣降肺气。

【主治】燥邪伤肺证。

处方名:**肺痈方**

【方药】韦茎　瓜瓣　薏苡仁　桃仁　桔梗　甘草　芒硝

【治法】清肺化痰逐瘀。

【主治】热毒壅肺证。

处方名:**痞积方**

【方药】枳实　厚朴　槟榔　麦芽　神曲　木香　砂仁　青皮　白术　茯苓

【治法】理气健脾,消食导滞。

【主治】气滞食积证。

处方名:**痞积方**

【**方药**】附子 肉桂 鹿角 枸杞 杜仲 巴戟 茴香 当归 仙灵脾 人参 白术 木香 干姜 大枣

【**治法**】温阳理气,健脾益肾。

【**主治**】寒痰阻滞证。

处方名:**胃痈方**

【**方药**】栝楼 丹皮 酒大黄 甘草 冬瓜仁 薏苡仁 白术 橘皮 生扁豆 石斛 竹叶

【**治法**】清热化脓,健脾利湿。

【**主治**】胃热成脓证。

处方名:**肝痈方**

【**方药**】柴胡 延胡索 川楝子 青皮 当归尾 木香 桃仁 枳实 厚朴 大黄 芒硝

【**治法**】疏肝理气活血。

【**主治**】肝痈证。

处方名:**肠痈方**

【**方药**】桃仁 大黄 枳实 厚朴 当归尾 延胡索 香附 丹皮

【**治法**】清热利湿,凉血行气。

【**主治**】肠腑湿热肠痈证。

处方名:**肾俞发方**

【**方药**】生地 山药 山茱萸 知母 黄檗 桂枝 附子 泽泻 茯苓 丹皮 猪脊髓 牛膝 菟丝子

【**治法**】温肾阳,益肾阴。

【**主治**】肾阳虚火旺肾俞发。

第九篇　张聿青医案方集

处方名:**涤痰汤合人参再造丸加减**

【方药】制半夏 枳实 广橘红 广郁金 菖蒲 赤白苓 炒远志 白僵蚕 白蒺藜 制南星

【治法】熄风化痰,活血通络。

【主治】风痰瘀阻之中风证。

处方名:**半夏栝楼汤合人参再造丸加减**

【方药】制半夏 栝楼仁 菖蒲 枳实 制南星 甜广皮 风华霜 远志 郁金

【治法】熄火止风。

【主治】风痰瘀血之中风证。

处方名:**羚角半夏汤加减**

【方药】羚角片 天竺黄 枳实 茯苓 菖蒲 粉丹皮 广郁金 广橘红 制半夏 白僵蚕 竹沥

【治法】清化痰火。

【主治】痰郁化火之中风证。

处方名:**半夏茯神汤加减**

【方药】制半夏 茯神 天竺黄 白僵蚕 橘红 远志肉 陈胆星 白蒺藜 竹沥 枳实

【治法】化痰醒神开窍。

【主治】痰阻之中风证。

处方名:**化痰解郁汤加减**

【方药】制半夏 竹茹 远志肉 茯神 天竺黄 枳实 陈胆星 栝楼仁 橘红 菖蒲

【治法】清痰解郁。

【主治】痰郁化火之中风证。

处方名:**胆星郁金汤加减**

【方药】陈胆星 菖蒲 橘红 竹茹 茯苓 白蒺藜 制半夏 枳实 郁金 远志 煨天麻

【治法】化痰醒神。

【主治】痰郁化火之中风证。

处方名:**远志半夏汤加减**

【方药】胆星 远志 广橘红 制半夏 天竺黄 枳实 菖蒲 广郁金 竹茹

【治法】祛痰熄火。

【主治】痰火之中风证。

处方名:**养血补气汤加减**

【方药】当归 党参 云茯苓 制半夏 台白术 白芍 黄芪 橘红 桑枝 竹沥

【治法】补血养气。

【主治】气血亏虚之中风证。

处方名:**化痰熄风汤加减**

【方药】制半夏 天竺黄 旋覆花 陈胆星 代赭石 煨天麻 茯神 竹茹 钩藤 濂珠 西黄

【治法】降胃化痰熄风。

【主治】肝风挟痰之中风证。

处方名:**清痰汤加减**

【方药】黄连 白芍 制半夏 代赭石 黄芩 广陈皮 炙柿蒂 煨天麻 旋覆花 鲜竹茹 生姜

【治法】泻火清痰。

【主治】痰热化火之中风证。

处方名:**黄连温胆汤加减**

【方药】黄连 枳实 鲜竹茹 海风藤 煅赭石 橘皮 云茯苓 制半夏 桑寄生 防己 白僵蚕

【治法】重镇降逆。

【主治】呃逆。

处方名:**半夏天麻汤加减**

【方药】党参 制半夏 白茯苓 羚羊片 白僵蚕 生白术 薄橘红 煨天麻 生熟草 竹沥 姜汁

【治法】化痰清络。

【主治】痰阻经络之呃逆证。

处方名:**益胃汤加减**

【方药】党参 生甘草 煨天麻 茯神 生蒺藜 大麦冬 制半夏 陈胆星 黑豆衣 晚蚕沙 女贞子 竹沥 丹皮

【治法】益胃化痰。

【主治】肝风挟痰之呃逆证。

处方名:**涤痰汤加减**

【方药】党参 制半夏 远志肉 郁金 菖蒲 天竺黄 制南星 橘红 白僵蚕 钩藤 苏合香丸

【治法】泄痰熄风宣络。

【主治】肝风挟痰之中风证。

处方名:**地黄饮子加减**

【方药】阿胶珠 归身 炒杞子 黑豆衣 天麻 大生地 白芍 大麦冬 女贞子

【治法】救阴熄风。

【主治】肝阳化风之中风证。

处方名:**竹叶石膏汤加减**

【方药】麦冬 石膏 桑白皮 天花粉 梨肉 制半夏 北沙参 马兜铃 淡竹叶

【治法】清肺化痰。

【主治】痰热蕴肺风温证。

处方名:**清肺降逆汤加减**

【方药】马兜铃 杏仁 炙桑白皮 冬瓜子 栝楼皮 川贝 海浮石 薏苡仁 枇杷叶 凤
　　　华霜 苇茎 竹沥

【治法】清肺降逆。

【主治】痰蕴气逆。

处方名:**清热补阴汤加减**

【方药】马兜铃 冬瓜子 风化硝 栝楼仁 杏仁 海浮石 茯苓 苇茎 鲜竹茹 梨汁 上
　　　濂珠 川贝

【治法】滋阴化痰。

【主治】痰热灼阴之中风证。

处方名:**清气化痰丸加减**

【方药】南北沙参 川贝母 冬瓜子 石斛 滑石 淡天冬 豆豉 猪苓 二泉胶 竹沥 泽
　　　泻 苇茎 濂珠

【治法】清化气热。

【主治】痰火伤阴之中风证。

处方名:**小陷胸汤加减**

【方药】南沙参 盐半夏 竹茹 枇杷叶 栝楼霜 滑石 杏仁 石斛 川贝母 豆豉 芦
　　　根 陈关蛰 大荸荠

【治法】宽胸理气化痰。

【主治】心胸痞满证。

处方名:**温胆汤加减**

【方药】半夏 金沸草 杜苏子 茯苓 豆豉 橘红 杏仁 竹沥 玫瑰花

【治法】燥湿化痰。

【主治】湿痰瘀阻痞满。

处方名:**清气化痰丸加减**

【方药】半夏 云苓 猪苓 薤白 玫瑰花 广陈皮 枳壳 栝楼仁 生熟谷芽

【治法】清凉润燥。

【主治】痰浊阻隔痞满证。

处方名:**藿香正气散加减**

【方药】煨葛根 生甘草 黄芩 滑石 薏苡仁 大豆卷 广陈皮 桔根 通草 泽泻

【治法】泻火润燥。

【主治】湿热交蒸呃逆证。

处方名:**清燥救肺汤**

【方药】前胡 羌活 桔梗 郁金 云茯苓 柴胡 青防风 炒枳壳 薏苡仁 牛蒡子 霜桑叶 天冬 前胡

【治法】清热养阴。

【主治】热邪伤阴呃逆证。

处方名:**竹叶石膏汤加减**

【方药】连翘 黑山栀皮 天竺黄 桔梗 郁金 前胡 晚蚕沙 薄荷 陈胆星 象贝母 桑叶 左金丸

【治法】清火化痰。

【主治】痰瘀化火之呃逆证。

处方名:**射干桔梗汤加减**

【方药】射干 桔梗 石斛 黑山栀 木通 前胡 黄芩 连翘 六一散 茅根 竹叶

【治法】清化肺胃,清肠热。

【主治】肺胃热盛之呃逆证。

处方名:**藿香正气散加减**

【方药】杏仁 郁金 桔梗 藿香 滑石 生薏苡仁 制半夏 通草

【治法】行气化湿。

【主治】湿温证。

处方名:**清热化湿汤加减**

【方药】郁金 石菖蒲 桔梗 豆豉 制半夏 牛蒡子 橘红 杏仁 白蔻仁 黄芩 通草 滑石

【治法】化湿泄热。

【主治】邪湿熏蒸湿温证。

处方名:**清湿化痰汤加减**

【方药】制半夏 炒竹茹 橘红 郁金 泽泻 赤猪苓 炒枳壳 黑山栀 杏仁 陈胆星 生

薏苡仁 炒栝楼

【治法】泄湿化痰。

【主治】湿浊交蒸湿温证。

处方名:**涤痰汤**

【方药】广郁金 杏仁 滑石 薏苡仁 炒竹茹 淡黄芩 赤猪苓 广橘红 桔梗 通草
制半夏

【治法】祛湿化痰。

【主治】痰湿证。

处方名:**枳实导滞汤加减**

【方药】豆卷 广陈皮 杏仁 生薏苡仁 通草 郁金 苦桔梗 赤猪苓 制半夏

【治法】行气导滞。

【主治】气郁痰滞证。

处方名:**泄浊汤加减**

【方药】制半夏 天南星 豆卷 泽泻 桔梗 通草 橘红 枳实 广郁金 枳实 杏仁 薏
苡仁 淡黄芩

【治法】宣气通浊。

【主治】气滞证。

处方名:**化痰通窍汤加减**

【方药】枳实 广郁金 滑石 天竺黄 陈胆星 黄连 杏仁 栝楼仁 石菖蒲 白萝卜 陈
关蛰 芦根

【治法】化痰醒神。

【主治】痰厥。

处方名:**劫痰汤加减**

【方药】黄连 栝楼仁 杏仁 黄芩 淡干姜 佩兰叶 制半夏 陈胆星 莱菔子 郁金 菖
蒲 明矾 明雄精

【治法】泄浊化痰。

【主治】痰蒙神昏证。

处方名:**大承气汤加减**

【方药】鲜首乌 连翘 天花粉 杏仁 广郁金 元明粉 枳实 竹茹 生广军 礞石

【治法】泻下存阴。

【主治】痰湿积蕴证。

处方名:**泄南补北汤加减**

【方药】犀牛角 川贝 阿胶珠 连翘 天冬 鲜石菖蒲 生地 芦根 竹沥 濂珠粉

【治法】泄热透斑。

【主治】神昏痉厥证。

处方名:**生津化痰汤加减**

【方药】豆豉 杏仁 川贝 芦根 滑石 郁金 栝楼皮 陈胆星 石菖蒲 干枇杷叶 天竺黄 竹沥 明矾

【治法】化痰宣窍。

【主治】痰浊昏蒙证。

处方名:**透热救阴化痰汤加减**

【方药】羚羊角 黑山栀 天冬 生地 玄参 连翘 天竺黄 阿胶珠 石菖蒲 滑石 竹叶 芦根

【治法】透热救阴。

【主治】劫津痉厥证。

处方名:**泄热安神汤加减**

【方药】生地 麦冬 杏仁 广郁金 龙胆草 车前子 黑玄参 清竹叶 益元散 黑山栀

【治法】泄热化湿。

【主治】下焦湿热证。

处方名:**增液汤加减**

【方药】生广军 生甘草 麦冬 元明粉 滑石 生地 黑玄参 车前子 青竹叶

【治法】泄热导积。

【主治】下焦湿热证。

处方名:**调味承气汤加减**

【方药】广郁金 杏仁 鲜石斛 鲜首乌 枳实 桔梗 栝楼皮 鲜生地 元明粉 车前子 滑石 生广军 干枇杷叶 芦根

【治法】调和肠胃。

【主治】阳明腑实证。

处方名:**增液汤加减**

【方药】金汁 竹沥 梨汁 苹果汁 芦根汁 五味子

【治法】增液导滞。

【主治】液枯阳明腑实证。

处方名:**豁痰汤加减**

【方药】制半夏 生薏苡仁 天南星 赤猪苓 橘红 黄连 杏仁 白蔻仁 枳实 栝楼仁 玉枢丹 石菖蒲 广郁金

【治法】化湿开郁。

【主治】湿热外伏伏暑证。

处方名:**开窍解痉汤加减**

【方药】淡干姜　广陈皮　槟榔皮　赤白苓　枳实　黄连　香附　竹茹　薏苡仁　制半夏　厚朴

【治法】醒神解痉。

【主治】痉证。

处方名:**化痰行气解郁汤加减**

【方药】干姜　黄连　广郁金　制半夏　枳实　桔梗　杏仁　竹茹　荆芥　橘红　豆豉　礞石

【治法】祛痰化湿。

【主治】痰湿郁证。

处方名:**破浊汤加减**

【方药】郁金　白桔梗　制半夏　橘红　广藿香　大腹皮　杏仁　白蔻仁　炒竹茹　玉枢丹

【治法】芳香破浊。

【主治】湿郁气滞证。

处方名:**清津化湿汤加减**

【方药】橘红　制半夏　郁金　蔻仁　石菖蒲　川雅连　赤白苓　豆豉　淡干姜　桔梗　猪苓　广藿香

【治法】清化湿热。

【主治】湿盛痰郁证。

处方名:**降肺化痰汤加减**

【方药】广郁金　盐橘络　杏仁　滑石　通草　马兜铃　旋覆花　冬瓜子　枳壳　生薏苡仁　青葱管　青芦尖

【治法】降肺化痰。

【主治】痰热蕴肺证。

处方名:**祛湿解蒸汤加减**

【方药】杏仁　六一散　桔梗　枳壳　通草　橘红　连翘　制半夏　广郁金　范志曲　生薏苡仁　炒竹茹　佛手

【治法】泄热化湿。

【主治】湿热证。

处方名:**降气化滞汤加减**

【方药】人参　白芍　上广皮　杏仁　白蒺藜　制半夏　茯苓　竹茹　左金丸

【治法】泄胃柔肝。

【主治】肝火犯胃证。

处方名:**六君子汤加减**

【方药】黄连 制半夏 云茯苓 淡干姜 薤白 砂仁 竹茹 姜汁

【治法】化湿和胃。

【主治】湿滞脾胃证。

处方名:**戊己汤加减**

【方药】人参 白芍 上广皮 杏仁 白蒺藜 制半夏 茯苓 咸竹茹

【治法】滋阴化痞。

【主治】心下痞满证。

处方名:**疏肝行气汤加减**

【方药】人参 杏仁 砂仁 石斛 橘白 半夏曲 云茯苓 白蒺藜 白芍 白术 肉桂

【治法】疏肝行气。

【主治】气阴并亏证。

处方名:**补气滋阴汤**

【方药】人参 白归 杜仲 枸杞子 熟地 山药 淮小麦 大豆 山茱萸 牛膝

【治法】行气益阴。

【主治】气虚阴亏证。

处方名:**复脉汤加减**

【方药】人参 麦冬 火麻仁 肉桂 牛膝 甘草 枸杞子 淮小麦 西洋参 阿胶 炮姜
　　　山茱萸

【治法】益阴复脉。

【主治】津脱证。

处方名:**小柴胡汤加减**

【方药】柴胡 草果 槟榔 赤茯苓 橘红 黄芩 制半夏 枳壳 制厚朴 竹茹

【治法】清解表里。

【主治】少阳疟疾。

处方名:**白虎加桂汤加减**

【方药】桂枝 知母 甘草 云茯苓 枳实 广郁金 杏仁 石膏 当归 鳖甲煎丸

【治法】宣通搜络。

【主治】阴阳不交疟疾证。

处方名:**和中化痰汤加减**

【方药】半夏 枳实 桂枝 白术 石膏 橘红 泽泻 白茯苓 竹茹

【治法】和中化痰,调和营卫。

【主治】痰湿不运疟疾。

处方名:**温胆汤加减**

【方药】半夏 石斛 广陈皮 黄连 益元散 丹皮 栝楼 茯神 枳实 山栀 荷梗 竹茹

【治法】清热化痰。

【主治】痰热蕴盛疟疾。

处方名:**半夏竹茹汤加减**

【方药】半夏 竹茹 桂枝 橘红 云苓 香附 砂仁 熟薏苡仁 二妙丸

【治法】祛湿化痰。

【主治】痰湿证。

处方名:**祛痰化湿汤加减**

【方药】苍术 泽泻 广陈皮 姜汁 制半夏 桂枝 云苓 白术 竹茹 谷芽 熟薏苡仁

【治法】祛痰化湿。

【主治】湿热证。

处方名:**辛寒汤加减**

【方药】桂枝 杏仁 橘红 半夏 竹茹 石膏 茯苓 枳实 生姜 红枣

【治法】开阴泄热。

【主治】日甫热盛证。

处方名:**蠲饮化痰汤加减**

【方药】半夏 茯苓 竹茹 猪苓 南星 上广皮 枳实 薏苡仁 老姜

【治法】散寒开痰。

【主治】痰饮证。

处方名:**温中汤加减**

【方药】桂枝 云茯苓 上广皮 姜竹茹 霞天曲 白术 半夏 薏苡仁 老生姜

【治法】运化痰湿。

【主治】痰饮证。

处方名:**化痰开窍汤加减**

【方药】制半夏 旋覆花 杏仁 赤白苓 枳实 白蔻仁 橘红 淡干姜 黄连 香附

【治法】祛痰开窍。

【主治】痰迷心窍证。

处方名:**消食化痰汤加减**

【方药】制半夏 橘红 香附 淡干姜 黄连 杏仁 旋覆花 炒苏子 竹茹 白蔻仁 豆卷

【治法】消食化痰。

【主治】食痰证。

处方名:**黄连汤加减**

【**方药**】党参 甘草 淡干姜 黄连 桂枝 焦山楂炭 车前子 橘皮 辟温丹

【**治法**】芳化开闭。

【**主治**】阳厥证。

处方名:**黄连汤加减**

【**方药**】生石膏 滑石 官桂 茯苓 寒水石 猪苓 白术 泽泻 鲜荷叶 紫雪丹

【**治法**】清热化湿滋阴。

【**主治**】热盛霍乱证。

处方名:**犀角地黄汤加减**

【**方药**】犀牛角 鲜生地 粉丹皮 大青叶 金银花 霜桑叶 大力子 黑玄参 薄荷 金
汁 芦根

【**治法**】泄热生津。

【**主治**】热盛化火丹痧证。

处方名:**清营汤加减**

【**方药**】连翘 黑山栀 粉丹皮 淡黄芩 白桔梗 人中黄 玄参 大力子 荆芥 芦根

【**治法**】解热利咽。

【**主治**】热邪犯喉证。

处方名:**银翘散加减**

【**方药**】霜桑叶 牛蒡子 射干 象贝母 郁金 前胡 杏仁 蝉衣 丹参 山楂炭 枳壳

【**治法**】疏散风热。

【**主治**】风热袭肺证。

处方名:**清营汤加减**

【**方药**】大力子 前胡 荆芥蕙 甘草 连翘 丹参 贝母 茯苓 桔梗 青蒿

【**治法**】清热和营。

【**主治**】热入营血证。

处方名:**滋阴敛血汤**

【**方药**】生地 玄参 石斛 牛蒡子 丹皮 青蒿 丹参 冬瓜子 前胡 贝母 梨肉 枇杷叶

【**治法**】泄热清凉。

【**主治**】热盛血出证。

处方名:**麦冬汤加减**

【**方药**】人参 云茯苓 桑白皮 杏仁 川贝 麦冬 甘草 地骨皮 白粳米 枇杷叶

【**治法**】补气滋阴。

【**主治**】虚损证。

处方名:**麦冬汤合增液汤加减在**

【方药】人参　甘草　茯苓　淡芩　地骨皮　半夏　川贝　桑白皮　知母　枇杷叶

【治法】疏肝理气。

【主治】肺虚证。

处方名:**旋覆代赭汤合麦冬汤加减**

【方药】人参　生扁豆　桑白皮　蛤黛散　麦冬　石斛　代赭石　半夏　甘草　地骨皮　茯
　　　　神　粳米汤

【治法】调和阴阳。

【主治】阴阳不和虚损证。

处方名:**异功散加减**

【方药】人参　上广皮　炙黑草　砂仁　茯苓　川贝　白芍　海蛤粉　谷芽

【治法】和胃平肝。

【主治】伤风伏饮虚损证。

处方名:**宣络化瘀汤加减**

【方药】旋覆花　瓦楞子　南山楂炭　当归尾　泽泻　桃仁　郁金　香曲　香附　青葱管

【治法】行气通络。

【主治】络阻气滞证。

处方名:**宣肺化痰汤加减**

【方药】前胡　马兜铃　牛蒡子　茯苓　橘红　炒杏仁　竹沥　冬瓜子　象贝

【治法】宣肺化痰。

【主治】伤风咳嗽证。

处方名:**清气肃肺汤加减**

【方药】山栀皮　川贝　杏仁　炒枳壳　桔梗　冬瓜子　马兜铃　炒杏仁　枇杷膏

【治法】肃肺清热。

【主治】风温外感咳嗽证。

处方名:**清肺汤加减**

【方药】沙参　贝母　杏仁　枳壳　桔梗　冬瓜子　马兜铃　竹茹　枇杷膏

【治法】清金润肺。

【主治】风热外感咳嗽证。

处方名:**葶苈子汤加减**

【方药】葶苈子　橘红　半夏　苏子　砂仁　杏仁　白茯苓　旋覆花　薏苡仁

【治法】降肺化痰。

【主治】痰热阻肺咳嗽证。

处方名:**左金丸加减**

【方药】山栀皮 冬瓜子 栝楼皮 竹茹 茯苓 贝母 蛤黛散 石斛 桑叶 地骨皮 枇杷叶

【治法】清肝泻火。

【主治】肝火犯肺咳嗽证。

处方名:**苓甘五味姜辛汤加减**

【方药】半夏 广陈皮 茯苓 栝楼霜 桔梗 薤白 桂枝 枳壳 炒莱菔

【治法】温化寒痰。

【主治】寒痰伏肺咳嗽证。

处方名:**止血汤加减**

【方药】女贞子 茯神 黑豆衣 牡蛎 白薇 川贝 石斛

【治法】泄热止血。

【主治】吐血证。

处方名:**降气行血汤加减**

【方药】郁金 侧柏炭 丹皮炭 磨三七 茜草炭 黑山栀 代赭石 赤芍 当归 鲜藕

【治法】降气行血。

【主治】气逆出血证。

处方名:**祛瘀汤加减**

【方药】旋覆花 元胡 赤芍 红花 大黄 郁金 桂枝 土鳖虫

【治法】祛瘀宣肺。

【主治】瘀阻肺络吐血证。

处方名:**膈下逐瘀汤加减**

【方药】白术 乌药 当归 五灵脂 赤芍 桔梗炭 桃仁 党参 麦芽 延胡索 香附

【治法】活血祛瘀。

【主治】膈下蓄血证。

处方名:**和营化瘀汤加减**

【方药】当归炭 粉丹皮 炒槐花 黄连炭 荆芥炭 山楂炭 延胡索 赤芍 血余炭 川军

【治法】调气化瘀。

【主治】便血证。

处方名:**芍药汤加减**

【方药】白术 黄连 荆芥炭 鸡冠花 防风 白芩 香附 黄檗 泽泻 猪苓 龙齿 夜交藤

【治法】活血行气。

【主治】火热伤阴证便血。

处方名:**萆薢分清汤加减**

【方药】海金沙 当归炭 萆薢 泽泻 生地 滑石 丹皮 茯苓

【治法】清热利湿。

【主治】溲血证。

处方名:**补虚止血汤加减**

【方药】生地 当归 萆薢 泽泻 山茱萸 甘草 丹皮 山药

【治法】清热止血。

【主治】尿血证。

处方名:**清热汤加减**

【方药】生地 当归 蒲黄 牛膝 甘草 丹皮 山药

【治法】清热利湿。

【主治】膀胱湿热尿血证。

处方名:**二陈汤加减**

【方药】制南星 赤白苓 淡干姜 制半夏 煨天麻 白蒺藜 炒枳壳 竹茹

【治法】祛痰化湿。

【主治】痰湿蕴脾痰饮证。

处方名:**理中汤加减**

【方药】党参 炮姜 制附片 白术 甘草 茯苓 木香

【治法】健脾止泻。

【主治】脾虚泄泻痰饮证。

处方名:**六君加味汤加减**

【方药】人参 上广皮 茯苓 淡干姜 炒白术 炒半夏 炙甘草 麦芽

【治法】温阳散气。

【主治】痰湿蕴脾,痰湿痰气证。

处方名:**益胃汤加减**

【方药】西洋参 杏仁 茯神 半夏曲 石斛 竹茹 芦根

【治法】甘凉益胃。

【主治】胃阴不足证。

处方名:**逍遥散加减**

【方药】柴胡 白芍 香附 茯苓 香橼皮 当归 川楝子 粉丹皮 延胡索 枳壳 橘叶

【治法】调肝散郁。

【主治】肝郁气滞证。

处方名:**香附散加减**

【方药】香附 肉豆蔻 枳壳 女贞子 麦芽 广陈皮 佛手 沉香 当归 逍遥丸

【治法】疏肝和胃。

【主治】肝气犯胃证。

处方名:**清肺滋阴汤加减**

【方药】丹皮 阿胶珠 白芍 青蛤散 川贝 煅磁石 白蒺藜 生地 女贞子 枇杷叶

【治法】滋水养肝。

【主治】气郁证。

处方名:**黛蛤散加减**

【方药】桑叶 青蒿 女贞子 代赭石 茯神 丹皮 川贝 龟板 枇杷叶

【治法】清肺滋阴。

【主治】肺阴虚证。

处方名:**黄连阿胶汤加减**

【方药】清阿胶 黄连 白芍 地骨皮 生地 丹皮 女贞子 石斛 萱花

【治法】养血泻火。

【主治】肝郁化火证。

处方名:**麦冬汤加减**

【方药】生地 阿胶 煨石膏 石决明 黑豆衣 麦冬 天花粉 知母

【治法】涵育阴津。

【主治】内热证。

处方名:**清热汤加减**

【方药】生地 甘草 粉丹皮 阿胶 麦冬 白芍 地骨皮 钩藤 石决明 黄连 鸡子黄

【治法】滋阴泄热。

【主治】阴津耗伤内热证。

处方名:**救阴泄热汤加减**

【方药】西洋参 半夏 甘草 天花粉 麦冬 煨石膏 黑豆衣 石斛 女贞子

【治法】清热滋阴。

【主治】火热证。

处方名:**西洋参汤加减**

【方药】西洋参 天花粉 丹皮 黑山栀 麦冬 桑叶 更衣丸

【治法】泄热和胃。

【主治】胸膈燥证。

处方名:**清热解郁汤加减**

【方药】西洋参　麦冬　黑山栀　黑豆衣　桑叶　天花粉　黄芩　石斛　菊花　丹皮

【治法】清热解郁。

【主治】胃燥证。

处方名:**补阴汤加减**

【方药】川楝子　沉香　白芍　石斛　天冬　香附　柑橘叶　磁石　阿胶珠

【治法】解渴补阴。

【主治】伤阴证。

处方名:**熄风汤加减**

【方药】酸枣仁　龙骨　茯神　白芍　地骨皮　黑豆衣　茯苓　菊花　半夏　橘白　甘草　谷芽

【治法】熄肝合营。

【主治】肝热化风证。

处方名:**疏肝和胃汤加减**

【方药】石斛　白蒺藜　黑豆衣　茯苓　菊花　半夏　橘白　甘草

【治法】理肝和胃。

【主治】肝胃不和肝风证。

处方名:**化痰平肝汤加减**

【方药】桑叶　远志肉　白僵蚕　菊花　丹皮　黑山栀　石菖蒲　天麻　钩藤　青果

【治法】平肝泄热。

【主治】肝热证。

处方名:**平肝阳汤加减**

【方药】生龟板　煅磁石　杭白芍　阿胶珠　生牡蛎　猪苓　茯神　菊花　黑豆衣　钩藤　淮
　　　　小麦

【治法】平肝阳。

【主治】眩晕证。

处方名:**牡蛎散加减**

【方药】石斛　麦冬　生牡蛎　白芍　白蒺藜　小黑豆　女贞子　阿胶珠　干橘叶

【治法】平肝滋肾。

【主治】眩晕证。

.处方名:**温胆汤加减**

【方药】蚕沙　白蒺藜　僵蚕　天麻　栝楼仁　杏仁　白左金丸

【治法】祛痰行气。

【主治】头晕目眩证。

处方名:化痰通阳汤加减

【方药】制半夏 橘红 苏子 白蒺藜 僵蚕 白茯苓 制南星 桂枝 煨天麻 煨姜

【治法】化痰通阳。

【主治】头昏眩晕证。

处方名:降气化痰汤加减

【方药】白术 桂枝 补骨脂 干姜 炙草 橘红 白茯苓 制半夏 五加皮

【治法】降气化痰。

【主治】痰气交阻眩晕证。

处方名:四逆汤加减

【方药】上广皮 薏仁 茯苓 制半夏 附片 淡干姜 竹茹 谷芽

【治法】补中益气。

【主治】痰涎蕴胃眩晕证。

处方名:六君子汤加减

【方药】制半夏 炒白术 上广皮 竹茹 佩兰 白茯苓 谷芽

【治法】益胃健脾。

【主治】脾虚眩晕证。

处方名:石决明汤加减

【方药】生地 菊花 粉归身 川芎 煨决明 白芍 白僵蚕 藁本 粉丹皮 黑山栀

【治法】补虚泄邪。

【主治】头痛证。

处方名:清肝汤加减

【方药】川芎 白僵蚕 连翘 羚羊角 白芷 菊花 丹皮 焦山栀

【治法】清肝通络。

【主治】肝火头疼。

处方名:熄肝化痰汤加减

【方药】制半夏 白蒺藜 炒竹茹 煨天麻 菊花 橘红 钩藤 石决明 茯苓 白左金丸

【治法】平肝化痰。

【主治】头痛眩晕证。

处方名:化痰泄热汤加减

【方药】龟板 牡蛎 白菊花 白蒺藜 枸杞子 生地 黑豆衣 粉丹皮 煨天麻

【治法】育阴阳。

【主治】肝肾阴虚头痛证。

处方名:**选奇汤加减**

【方药】淡豆豉　黄芩　黑豆衣　石斛　青防风　菊花　藁本　竹茹　荷叶

【治法】祛风通窍。

【主治】头痛证。

处方名:**连理汤加减**

【方药】黄连　党参　淡干姜　延胡索　川楝子　白术　制香附　香橼皮

【治法】温胃泻火。

【主治】胃寒脘痛证。

处方名:**颠倒木金散加减**

【方药】香附　旋覆花　炒栝楼　香橼皮　橘皮　枳壳　郁金香　青葱管

【治法】散气解郁。

【主治】胸胁痛证。

处方名:**和胃汤加减**

【方药】白术　制半夏　薏苡仁　煨姜　云茯苓　陈皮　泽泻

【治法】温胃驱寒。

【主治】胃寒腹痛。

处方名:**独活寄生汤加减**

【方药】桂枝　秦艽　独活　橘皮　威灵仙　萆薢　薏苡仁　防风　桑寄生

【治法】理湿祛风。

【主治】风湿袭络腰痛证。

处方名:**补肝益肾汤加减**

【方药】桂枝　杜仲　牛膝　丝瓜络　独活　旋覆花　薏苡仁　橘红　青葱管

【治法】益肝肾,和络气。

【主治】肝肾两虚腰痛证。

处方名:**祛湿和络汤加减**

【方药】白蒺藜　猪苓　广陈皮　独活　制半夏　薏苡仁　秦艽　通草　白术　桑白皮　泽泻　萆薢

【治法】祛湿和络。

【主治】身痛证。

处方名:**苓桂术甘汤加减**

【方药】制半夏　上广皮　桂枝　丁香　藿香　淡干姜　白蔻仁　白茯苓

【治法】温化寒痰。

【主治】呕吐证。

处方名:**白芍麦冬汤加减**

【**方药**】熟地 牡蛎 白芍 茯神 麦冬 橘白 煅磁石 半夏

【**治法**】降逆胃气。

【**主治**】呕吐证。

处方名:**越鞠丸**

【**方药**】制半夏 干姜 茯苓 白芍 橘红 旋覆花 枳实 竹茹

【**治法**】肝阳犯胃。

【**主治**】呕吐证。

处方名:**半夏茯苓汤加减**

【**方药**】制半夏 炙黑草 枳实 桂枝 白茯苓 干姜 竹茹

【**治法**】肝阳犯胃。

【**主治**】呕吐证。

处方名:**小半夏汤加减**

【**方药**】制半夏 炒枳实 杏仁 白蒺藜 茯苓 上广皮 竹茹 山栀子

【**治法**】胃气上逆。

【**主治**】呕吐证。

处方名:**二陈汤加减**

【**方药**】二陈去甘草 制香附 延胡索 白蒺藜 高良姜 瓦楞子 白蔻仁 公丁香 黑白丑

【**治法**】水饮停胃。

【**主治**】呕吐证。

处方名:**茯苓半夏汤加减**

【**方药**】黄连 制半夏 淡干姜 茯苓 广陈皮 炒枳实 竹茹 川军 公丁香 白蔻仁

【**治法**】痰湿阻胃。

【**主治**】呕吐证。

处方名:**桂枝汤加减**

【**方药**】桂枝 制半夏 茯苓 白蔻仁 公丁香 广藿香 淡干姜 橘皮 猪苓 伏龙肝

【**治法**】寒痰停聚。

【**主治**】呕吐证。

处方名:**半夏白术汤**

【**方药**】制半夏 白术 公丁香 茯苓皮 广陈皮 吴茱萸 晚蚕沙 栝楼皮

【**治法**】肝火犯逆。

【**主治**】呕吐证。

处方名:**左金丸加减**

【方药】阿胶珠 杭白芍 黑豆衣 池菊 茯神 炒枸杞子 女贞子 左金丸

【治法】养肝熄肝。

【主治】呕吐证。

处方名:**砂仁泽泻汤加减**

【方药】炙黑草 砂仁 炒山药 炒枸杞子 制半夏 泽泻 白茯苓 焦麦芽 炒扁豆

【治法】脾胃两虚。

【主治】呕吐证。

处方名:**越鞠丸加减**

【方药】制半夏 天麻 甘菊 白蒺藜 丹皮 广陈皮 炒枣仁 石决明 竹茹

【治法】肝阳上逆。

【主治】呕吐证。

处方名:**白芍黄连汤加减**

【方药】黄连 炒乌梅 炒川椒 川楝子 吴茱萸 杭白芍 半夏 白蒺藜 红石榴子 枇杷叶 鲜竹茹

【治法】蛔虫阻胃。

【主治】呕吐证。

处方名:**延胡索汤加减**

【方药】延胡索 五灵脂 制香附 桃仁 炒枳壳 瓦楞子 炒苏子 炒竹茹 降香 湘军

【治法】理气解郁活血。

【主治】瘀血阻滞噎膈证。

处方名:**竹茹半夏汤加减**

【方药】黄连 制半夏 橘皮 白檀香 淡干姜 广郁金 竹茹 上沉香 公丁香

【治法】温运脾阳。

【主治】胃阳不运噎膈证。

处方名:**桃仁汤加减**

【方药】延胡索 乌药 三棱 瓦楞子 桃仁 黑白丑 旋覆花 五灵脂

【治法】活血化瘀。

【主治】气滞血瘀噎膈证。

处方名:**半夏汤加减**

【方药】延胡索 瓦楞子 制香附 旋覆花 五灵脂 乌药 益智仁 生姜汁

【治法】理气解郁。

【主治】气郁交阻噎膈证。

处方名:**茯苓竹茹汤加减**

【**方药**】竹沥 半夏 炒竹茹 黄连 淡黄芩 淡干姜 白茯苓 桑叶 池菊 白蒺藜 白檀香

【**治法**】疏肝和胃。

【**主治**】肝气犯胃噎膈证。

处方名:**左金丸加减**

【**方药**】代赭石 白茯苓 广郁金 竹茹 旋覆花 炒苏子 白桔梗 左金丸 竹沥

【**治法**】除湿祛痰。

【**主治**】痰涎上阻噎膈证。

处方名:**吴茱萸汤加减**

【**方药**】代赭石 炒苏子 制香附 淡吴茱萸 旋覆花 炒枳壳 砂仁 沉香 槟榔

【**治法**】疏肝和胃。

【**主治**】肝气犯胃噎膈证。

处方名:**延胡索汤加减**

【**方药**】五灵脂 川郁金 大黄 土鳖虫 生蒲黄 延胡索 穿山甲

【**治法**】除湿祛痰。

【**主治**】湿痰瘀滞噎膈证。

处方名:**小半夏汤加减**

【**方药**】制半夏 淡吴茱萸 公丁香 橘皮 竹茹 茯苓 炮黑姜 广藿香 伏龙肝

【**治法**】补益胃气。

【**主治**】胃气不足噎膈证。

处方名:**茯苓泽泻汤加减**

【**方药**】上广皮 云茯苓 黄连 防风根 炒薏苡仁 炮姜 滑石 泽泻 荷叶边

【**治法**】益胃补脾。

【**主治**】脾胃虚弱泄泻证。

处方名:**半夏茯苓汤加减**

【**方药**】制半夏 云茯苓 淡干姜 瓦楞子 黄连 生熟草 人参 桂枝

【**治法**】祛湿利饮止泻。

【**主治**】饮邪停聚泄泻。

处方名:**半夏泽泻汤加减**

【**方药**】制半夏 南山楂炭 炮姜 猪苓 熟附片 上广皮 范志曲 泽泻 焦白术

【**治法**】温阳祛痰止泄。

【**主治**】泄泻证。

处方名:**吴茱萸汤加减**

【方药】吴茱萸 川楝子 南山楂炭 广陈皮 砂仁 杭白芍 白蒺藜 广木香 香橼皮 青皮

【治法】健脾疏肝止泄。

【主治】脾弱木旺泄泻证。

处方名:**半夏茯苓汤加减**

【方药】制厚朴 上广皮 云茯苓 范志曲 砂仁 制半夏 枳实炭 广木香 焦白术 香薷 黄连 炮姜

【治法】疏肝止泄。

【主治】泄泻证。

处方名:**党参茯苓汤加减**

【方药】党参 扁豆衣 白茯苓 炮姜 炙黑草 益智仁 炒薏苡仁 猪苓

【治法】养心健脾止泄。

【主治】心脾两虚泄泻证。

处方名:**柴胡茯苓汤加减**

【方药】煨木香 泽泻 川芎 羌独活 茯苓 上广皮 砂仁(后下) 桔梗 前胡 柴胡

【治法】祛邪理气止泄。

【主治】邪郁气逆泄泻证。

处方名:**茯苓泽泻汤加减**

【方药】白术(土炒) 范志曲 茯苓 泽泻 炒黄干姜 葛花 白蔻仁 砂仁 煨木香

【治法】温阳健脾止泻。

【主治】湿困脾阳泄泻证。

处方名:**白术羌活汤加减**

【方药】葛花 白术 羌活 广陈皮 滑石 煨木香 泽泻 通草 云茯苓 防风 猪苓 生熟薏苡仁

【治法】祛湿温阳止泻。

【主治】湿郁腑中泄泻证。

处方名:**木香泽泻汤加减**

【方药】大腹皮 生熟薏苡仁 厚朴 木香 泽泻 煨姜 炒椒目 广陈皮 草果仁 炒冬瓜皮 猪苓

【治法】健脾祛湿止泻。

【主治】脾虚湿郁泄泻证。

处方名:**五磨饮子加减**

【方药】川楝子 白芍 刀豆子 左金丸 炒枳壳 干橘叶 煨天麻 竹茹 炙柿蒂

【治法】平肝调气。

【主治】肝气犯胃之中风证。

处方名:**旋覆代赭汤加减**

【方药】川楝子 干橘叶 旋覆花 刀豆子 栝楼仁 杏仁 延胡索 煅赭石 炒枳壳 车
　　　前子 鲜竹茹 炙柿蒂

【治法】调气降胃。

【主治】呃逆。

处方名:**平胃散加减**

【方药】川贝母 杏仁 茯神 鲜竹茹 蛤黛散 栝楼皮 广郁金 夜交藤 干橘叶 川楝
　　　子 枇杷叶 更衣丸

【治法】清肺平肝。

【主治】肝气犯肺之呃逆证。

处方名:**香附白芍汤加减**

【方药】川楝子 香附 茯神 炒酸枣仁 白蒺藜 天麻 炒白芍 砂仁 沉香

【治法】清热化积止泻。

【主治】邪热积聚泄泻证。

处方名:**藿香茯苓汤加减**

【方药】厚朴 六一散 缩砂仁 藿香 白茯苓 上广皮 鲜佛手 煨木香 猪苓

【治法】清暑健脾止泻。

【主治】暑湿浸脾泄泻证。

处方名:**六一散加减**

【方药】六一散 省头草 炒红曲 土炒陈皮 生熟薏苡仁 白茯苓 广木香 小温中丸
　　　黄连 吴茱萸

【治法】清利湿热止泻。

【主治】湿热内蕴泄泻证。

处方名:**泽泻茯苓汤加减**

【方药】广木香 砂仁 泽泻 郁金 香橼皮 广陈皮 白芍 吴茱萸 茯苓 枳壳

【治法】理气解郁止泻。

【主治】脘痞气滞泄泻证。

处方名:**白术防风汤加减**

【方药】白术 炒木瓜片 炒黑当归 土炒白芍 炒防风 炙黑草 菟丝子 肉桂

【治法】疏肝补脾止泻。

【主治】肝强土弱泄泻证。

处方名：**甘草茯苓汤加减**

【**方药**】党参　炙甘草　广陈皮　炮姜　炒白术　淡吴茱萸　云茯苓　制半夏　杭白芍　伏龙肝

【**治法**】抑肝健脾止泻。

【**主治**】肝强土弱泄泻证。

处方名：**黄檗黄连汤加减**

【**方药**】杭白术　白蒺藜　甜广皮　炒当归　青皮　黄檗炭　黄连炭　肉桂

【**治法**】抑肝补脾。

【**主治**】肝木偏亢痢疾证。

处方名：**黄芩葛根汤加减**

【**方药**】淡黄芩　煨葛根　桔梗　生甘草　南山楂炭　枳壳炭　范志曲　木香　白茯苓　炙鸡内金　广陈皮

【**治法**】消食和胃止痢。

【**主治**】伤食痢疾证。

处方名：**茯苓甘草汤加减**

【**方药**】白术　白芍　炙甘草　党参　猪苓　当归炭　枳实　茯苓　木香　泽泻　木香槟榔丸

【**治法**】除湿温阳止痢。

【**主治**】湿积脾阳痢疾证。

处方名：**滑石白芍汤**

【**方药**】党参　滑石　白芍　淡干姜　黄连　香稻根　黄芩　猪苓　砂仁　木香

【**治法**】清热利湿。

【**主治**】湿热蕴滞痢疾证。

处方名：**木香黄连汤加减**

【**方药**】党参　炒黄连　广陈皮　竹茹　广木香　生姜汁　茯苓　藕汁　白粳米

【**治法**】清暑止痢。

【**主治**】胃气遏伏痢疾证。

处方名：**砂仁汤加减**

【**方药**】广陈皮　砂仁　枳壳　白芍　生甘草　香连丸　木香　滑石　厚朴　黄芩　生薏苡仁

【**治法**】清热止痢。

【**主治**】暑湿郁肠痢疾证。

处方名：**茯苓黄连汤**

【**方药**】清阿胶　炒生地　茯苓　橘红　黄连　竹茹　白荷花　佛手　川贝　西黄

【**治法**】养阴健脾止痢。

【主治】下痢伤阴痢疾证。

处方名:**黄芩丹皮汤加减**

【方药】西洋参 北沙参 生扁豆 淡黄芩 麦冬 粉丹皮 黄连 白荷花 佛手

【治法】清热润燥止痢。

【主治】湿热化燥痢疾证。

处方名:**枳实白术汤加减**

【方药】厚朴 枳实 白术 茯苓皮 砂仁 广陈皮 香附 泽泻 小温中丸

【治法】健脾祛湿止痢。

【主治】脾虚湿滞痢疾证。

处方名:**泽泻砂仁汤加减**

【方药】枳壳 广陈皮 厚朴 广木香 当归炭 泽泻 砂仁 茯苓 白芍

【治法】渗湿利水,行气和中。

【主治】湿热瘀滞痢疾证。

处方名:**白术砂仁汤加减**

【方药】生熟白芍 广陈皮 砂仁 炒竹茹 滋肾丸 木香 吴茱萸 黄连 磨刀豆子

【治法】热邪阻滞。

【主治】痢疾证。

处方名:**甘草升麻汤加减**

【方药】黄芪 生白术 炙升麻 炙甘草 白归身 党参 炙柴胡 广陈皮

【治法】升清阳止痢。

【主治】清阳不举痢疾证。

处方名:**当归生姜汤加减**

【方药】当归炭 人参 生姜 炙甘草 茯神 木瓜皮 淮山药 白芍 大生地 黑大枣

【治法】健脾止痢。

【主治】痢疾证。

处方名:**当归黄连汤加减**

【方药】炒黄连 当归 麦冬 北沙参 淡黄芪 云茯神 丹皮炭 白荷花

【治法】清利湿热止痢。

【主治】湿热痢疾证。

处方名:**半夏茯苓汤加减**

【方药】南沙参 黄芩 半夏 赤白苓 广橘白 滑石 黄连 木通 白荷花 佛手

【治法】清热止痢。

【主治】痢疾证。

处方名:砂仁木香汤加减

【方药】砂仁　磨木香　陈皮　白芍　枳实　茯苓　黄连　炮姜

【治法】理气健脾止痢。

【主治】湿热瘀滞痢疾证。

处方名:茯苓白芍汤加减

【方药】厚朴　枳实　砂仁　白芍　范志曲　陈皮　茯苓　木香　香连丸

【治法】清热利湿止痢。

【主治】湿热熏蒸痢疾证。

处方名:当归木香汤加减

【方药】当归炭　广木香　杭白芍　枳壳　白茯苓　生甘草　丹皮炭　枳壳　补中益气丸
　　　驻车丸

【治法】清热补气止痢。

【主治】湿热伤营痢疾证。

处方名:天冬川贝汤加减

【方药】阿胶珠　炒黑豆衣　杭白芍　甘草　天冬　炒木瓜皮　炒川贝　竹茹　大补阴丸

【治法】清利湿热健脾止痢。

【主治】脾胃湿热痢疾证。

处方名:生地茯苓汤加减

【方药】炙生地　茯苓　炒槐花　侧柏叶　白芍　阿胶珠　枸杞子　炒丹皮　当归炭　黄檗
　　　黄连　肉桂

【治法】清利健脾止痢。

【主治】痢疾证。

处方名:半夏茯苓汤加减

【方药】制半夏　生熟薏苡仁　枳壳　丹皮炭　台白术　白茯苓　桔梗　防风　香连丸

【治法】利湿止痢。

【主治】痰湿热盛痢疾证。

处方名:半夏葛根汤加减

【方药】制半夏　煨葛根　桔梗　防风根　广陈皮　枳壳　泽泻　茯苓　薏苡仁

【治法】祛痰利湿止痢。

【主治】痰湿热盛痢疾证。

处方名:黄檗泽泻汤加减

【方药】炒白术　黄檗炭　生薏苡仁　黄连炭　制茅术　炒槐花　丹皮炭　白茯苓　防风
　　　炭　泽泻　鸡冠花

【治法】清利湿热止痢。

【主治】湿热熏蒸痢疾证。

处方名：**当归白芍汤加减**

【方药】当归炭 炒槐花 杭白芍 驻车丸 丹皮炭 白茯苓 半夏 淡黄芪 广橘白

【治法】清热利湿止痢。

【主治】湿热痢疾证。

处方名：**白术茯苓汤加减**

【方药】奎党参 炙黑草 扁豆衣 白芍 生白术 白茯苓 当归炭 炒半夏曲 橘白 驻
车丸

【治法】解郁止痢。

【主治】腑阳郁热痢疾证。

处方名：**茯苓泽泻汤加减**

【方药】白茯苓 扁豆衣 生白术 炒山药 生薏苡仁 泽泻

【治法】理气止痢。

【主治】腑阳郁热痢疾证。

处方名：**茯苓甘草汤加减**

【方药】盐菟丝子 炒建曲 炙黄芪 炒薏苡仁 盐补骨脂 炒扁豆衣 云茯苓 炙黑草
杭白芍 党参 炒谷芽 土炒白术 土炒怀山药 炒枸杞子 煨益智仁 橘白

【治法】清解湿热止痢。

【主治】腑阳郁热痢疾证。

处方名：**麻子仁丸加减**

【方药】鲜苁蓉 栝楼仁 火麻仁 杏仁 白芍 茯神 风化硝 炒枣仁

【治法】润燥通便。

【主治】腑阳转燥便闭证。

处方名：**半夏桔梗汤加减**

【方药】淡豆豉 制半夏 白桔梗 杏仁 黑山栀 广郁金 炙紫菀 栝楼仁 风化硝 枇
杷叶

【治法】清热通便。

【主治】便闭证。

处方名：**茵陈汤加减**

【方药】厚朴 杏仁 广藿香 大腹皮 茵陈 陈皮 赤猪苓 范志曲 焦麦芽 通草 小温
中丸

【治法】清热利湿消肿。

【主治】湿热蕴滞肿胀证。

处方名:**越鞠丸加减**

【方药】黄连　砂仁　炙鸡内金　广陈皮　厚朴　炒枳壳　制香附　淡干姜　越鞠丸

【治法】利水消肿。

【主治】湿气停胃肿胀。

处方名:**茵陈汤加减**

【方药】厚朴　猪苓　大腹皮　茵陈　通草　陈皮　杏仁　范志曲　桃仁　建泽泻　鸡内金

【治法】清热利湿消肿。

【主治】湿热内滞肿胀证。

处方名:**茵陈汤加减**

【方药】杏仁　范志曲　茯苓皮　瞿麦　猪苓　桃仁　茵陈　新会皮　川椒目　通草　小温中丸

【治法】利湿消肿。

【主治】肿胀证。

处方名:**小温中丸加减**

【方药】制厚朴　木香　广藿香　大腹皮　上广皮　猪苓　泽泻　桃仁　范志曲　瞿麦　白茯苓　砂仁　茵陈　小温中丸

【治法】利湿消肿。

【主治】湿气停胃肿胀证。

处方名:**越鞠丸加减**

【方药】党参　木香　杭白芍　野白术　肉桂　泽泻　猪苓　制香附　淡吴茱萸　姜衣　鸡内金

【治法】健脾消肿。

【主治】脾虚不运肿胀证。

处方名:**越鞠丸加减**

【方药】野白术　砂仁　制香附　生薏苡仁　木香　土炒广皮　炒白芍　茯苓皮　肉桂　瞿麦　生姜衣　陈米

【治法】健脾消肿。

【主治】脾虚不运肿胀证。

处方名:**理中丸加减**

【方药】制香附　炒当归　川楝子　制乌梅肉　炒木瓜皮　杭白芍　川楝子　干橘叶　陈米

【治法】健脾消肿。

【主治】脾虚不运肿胀证。

处方名:**健脾丸加减**

【**方药**】黄连 吴茱萸 川楝子 乌梅 青皮 炒木瓜皮 归身 香附 陈米

【**治法**】健脾消肿。

【**主治**】脾虚不运肿胀证。

处方名:**舟车丸加减**

【**方药**】白术炭 广陈皮 制香附 木香 猪苓 茯苓皮 砂仁 建泽泻 舟车丸

【**治法**】清热利湿消肿。

【**主治**】湿热蕴滞肿胀证。

处方名:**小温中丸加减**

【**方药**】淡吴茱萸 陈皮 伏苓皮 炒枳壳 猪苓 川楝子 盐香附 霞天曲 鸡内金 泽
　　　　泻 小温中丸

【**治法**】温阳健脾消肿。

【**主治**】脾阳不足肿胀证。

处方名:**桂枝汤加减**

【**方药**】桂枝 炙麻黄 杏仁 大腹皮 制半夏 广陈皮 煨石膏 茯苓皮 炒苏子 炒
　　　　枳壳

【**治法**】利水消肿。

【**主治**】水湿泛溢肿胀证。

处方名:**实脾饮加减**

【**方药**】葶苈子 汉防己 磨槟榔 香附 茯苓皮 广陈皮 大腹皮 莱菔子 炙鸡内金

【**治法**】利水健脾消肿。

【**主治**】水湿泛溢肿胀证。

处方名:**胃苓汤加减**

【**方药**】蜜炙麻黄 防风 大腹皮 泽泻 茯苓皮 瞿麦 姜衣 炒冬瓜皮 生薏苡仁

【**治法**】健脾利水消肿。

【**主治**】脾虚湿盛肿胀证。

处方名:**调营汤加减**

【**方药**】大腹皮 新会皮 猪苓 葶苈子 茯苓皮 杏仁 黑山栀 白通草 香豆豉 建泽
　　　　泻 生熟薏苡仁 枇杷叶

【**治法**】温阳健脾消肿。

【**主治**】脾阳不足肿胀证。

处方名:**茵陈汤加减**

【**方药**】生熟薏苡仁 藿香 上广皮 猪苓 建泽泻 赤茯苓 厚朴 茵陈 大腹皮 木

通草

【治法】清热利湿消肿。

【主治】湿热内滞肿胀证。

处方名:**中满分消丸加减**

【方药】大腹皮　厚朴　缩砂仁　茯苓皮　野白术　广陈皮　鸡内金　甘遂　千金子

【治法】健脾疏肝消肿。

【主治】脾虚木旺肿胀证。

处方名:**牡蛎泽泻散加减**

【方药】牡蛎　泽泻　蜀漆　葶苈子　栝楼根　商陆根　海藻

【治法】利水消胀。

【主治】饮邪停胃肿胀证。

处方名:**一贯煎加减**

【方药】党参　菟丝子　制半夏　茯苓　熟附片　煨益智仁　补骨脂　陈皮　炒白术　炒谷
　　　芽　玫瑰花

【治法】利痰消肿。

【主治】停聚肿胀证。

处方名:**茵陈汤加减**

【方药】茵陈　制厚朴　赤白苓　泽泻　青蒿　山栀子　广橘皮　制半夏　猪苓　川军

【治法】清热利湿退黄。

【主治】湿热蕴遏黄疸证。

处方名:**茵陈汤加减**

【方药】茵陈　白术　泽泻　砂仁　黑山栀　川军　橘皮　猪苓　厚朴　官桂　制半夏　焦麦芽

【治法】清热利湿退黄。

【主治】湿热黄疸证。

处方名:**茵陈五苓散加减**

【方药】官桂　豆豉　黑山栀　制半夏　猪苓　杏仁　茵陈　白术炭　赤白苓　杏仁　泽泻

【治法】清热利湿退黄。

【主治】湿热黄疸证。

处方名:**茵陈五苓散加减**

【方药】野白术　广陈皮　猪苓　云苓　茵陈　泽泻　焦麦仁　官桂　制半夏

【治法】清热退黄。

【主治】湿热黄疸证。

处方名:**茵陈汤加减**

【**方药**】官桂 赤白苓 黑山栀 范志曲 陈皮 厚朴 猪苓 茯苓 泽泻 茵陈

【**治法**】利湿化浊退黄。

【**主治**】湿热蕴遏黄疸证。

处方名:**茵陈汤加减**

【**方药**】制半夏 炒青蒿 茵陈 厚朴 川军 赤白苓 黑山栀 广陈皮 猪苓 焦麦芽 泽泻

【**治法**】利湿化浊。

【**主治**】黄疸证。

处方名:**茵陈五苓散加减**

【**方药**】黑山栀 赤白苓 猪苓 厚朴 大腹皮 泽泻 枳壳 制半夏 麦芽 广陈皮 川军 茵陈

【**治法**】利湿化浊退黄。

【**主治**】湿热蕴遏黄疸证。

处方名:**茵陈汤加减**

【**方药**】制半夏 范志曲 赤猪苓 郁金 焦麦芽 上广皮 锦茵陈 砂仁 大腹皮 焦麦芽

【**治法**】利湿清热退黄。

【**主治**】湿热黄疸证。

处方名:**茵陈汤加减**

【**方药**】茵陈 黑山栀 泽泻 神曲 大腹皮 青蒿 官桂 赤白苓 厚朴 广陈皮 焦麦芽

【**治法**】利胆退黄。

【**主治**】胆腑瘀热黄疸证。

处方名:**茵陈汤加减**

【**方药**】制厚朴 陈皮 杏仁 范志曲 泽泻 大腹皮 茵陈 通草 焦麦芽 鲜佛手

【**治法**】利湿退黄。

【**主治**】湿热瘀滞黄疸证。

处方名:**茵陈五苓散加减**

【**方药**】炒白术 制半夏 秦艽 泽泻 晚蚕沙 猪苓 云茯苓 焦麦芽 白蒺藜

【**治法**】健脾养血,利湿退黄。

【**主治**】脾虚湿滞黄疸证。

处方名:**犀角散加减**

【**方药**】广陈皮 桃仁 延胡索 广郁金 制半夏 生薏苡仁 归尾 焦枳实 旋覆花 青葱管

【**治法**】利湿退黄。

【主治】热重于湿黄疸证。

处方名：**茵陈汤加减**

【方药】白术　生熟薏苡仁　干姜　陈皮　范志曲　茯苓　砂仁　泽泻

【治法】利湿退黄。

【主治】脾虚湿滞黄疸证。

处方名：**茵陈汤加减**

【方药】茵陈　茯苓　上广皮　泽泻　生熟薏苡仁　炒干姜　猪苓　煨木香　理中丸

【治法】利湿退黄。

【主治】脾虚湿滞黄疸证。

处方名：**茵陈五苓散加减**

【方药】白术　猪苓　泽泻　生薏苡仁　焦麦芽　茵陈　范志曲　广皮　桑枝　砂仁

【治法】利湿退黄。

【主治】脾虚湿滞黄疸证。

处方名：**补中益气汤**

【方药】炒白术　陈橘皮　炒竹茹　制半夏　白茯苓　生薏苡仁　炒枳实　缩砂仁　生熟谷芽

【治法】升清降浊。

【主治】脾胃虚弱痞证。

处方名：**越鞠丸**

【方药】川楝子　白蒺藜　广郁金　广陈皮　砂仁　白芍　制香附　炒枳壳　茯苓　炒枣仁　香橼皮

【治法】疏肝解郁,和胃消痞。

【主治】肝胃不和痞证。

处方名：**平胃散加减**

【方药】制香附　云茯苓　陈皮　沉香片　砂仁　制半夏　建泽泻　煨天麻　猪苓

【治法】除湿化痰。

【主治】痰湿中阻证。

处方名：**平胃散加减**

【方药】制半夏　制香附　栝楼仁　淡干姜　黄连　云茯苓　炒竹茹　白左金丸

【治法】除湿化痰。

【主治】痰湿中阻证。

处方名：**半硫丸加减**

【方药】上安桂　制香附　制半夏　连皮苓　山楂炭　半硫丸

【治法】补气健脾。

【主治】脾胃虚弱痞证。

处方名：**平胃散加减**

【方药】党参 蜜炙干姜 生薏苡仁 橘白 泽泻 炒白术 云茯苓 制半夏 玫瑰花

【治法】理气和中。

【主治】气滞脾胃中阻证。

处方名：**泻心汤加减**

【方药】制半夏 橘皮 广藿香 炒枳实 姜竹茹 白茯苓 生熟谷芽 缩砂仁 玫瑰花

【治法】除湿化痰。

【主治】痰湿中阻证。

处方名：**平胃散加减**

【方药】制半夏 干姜 茯苓 焦麦芽 竹茹 上广皮 黄连 泽泻 佩兰叶

【治法】理气和中。

【主治】痰湿中阻证。

处方名：**平胃散加减**

【方药】黄连 制半夏 茯神 川楝子 延胡索 广陈皮 炒竹茹

【治法】除湿化痰。

【主治】痰湿中阻证。

处方名：**泻心汤加减**

【方药】川楝子 制香附 制半夏 鲜竹茹 延胡索 小青皮 左金丸

【治法】和胃消痞。

【主治】脾胃虚弱痞证。

处方名：**泻心汤加减**

【方药】白蒺藜 蜜炒青皮 黑山栀 郁金 半夏 川楝子 土炒白芍 炒杏仁 竹茹

【治法】清热化湿。

【主治】湿热阻胃痞证。

处方名：**二陈汤加减**

【方药】制半夏 郁金 黄连 炒枳实 佩兰叶 栝楼皮 炒竹茹

【治法】疏肝解郁。

【主治】肝胃不和证痞。

处方名：**半夏汤加减**

【方药】藿香 制半夏 广陈皮 茯苓 佩兰叶 厚朴 大腹皮 栝楼皮 枳实 鲜佛手 竹茹

【治法】补中健脾。

【主治】脾胃阳虚痞证。

处方名:**益胃汤加减**

【方药】香豆豉 炒杏仁 黑山栀 栝楼皮 厚朴 制半夏 炒枳壳 生姜汁

【治法】和胃消痞。

【主治】脾胃虚弱痞证。

处方名:**越鞠丸加减**

【方药】人参 制半夏 橘白 佩兰叶 炒谷芽 益智仁 云茯苓 玫瑰花

【治法】疏肝解郁。

【主治】肝胃不和痞证。

处方名:**益胃汤加减**

【方药】人参 淡姜渣 茯苓 佩兰叶 玫瑰花 益智仁 制半夏

【治法】和胃消平痞。

【主治】脾胃不和痞证。

处方名:**枳术丸加减**

【方药】制半夏 黄连 藿香 枳实 佩兰叶 橘皮 干姜 茯苓 竹茹

【治法】疏肝和胃。

【主治】肝胃不和痞证。

处方名:**逍遥散加减**

【方药】制半夏 瓦楞子 茯苓皮 橘红 九香虫 大腹皮 淡干姜 枳壳 砂仁

【治法】行气消聚。

【主治】肝气郁结积聚证。

处方名:**逍遥散加减**

【方药】制香附 杭白芍 朱茯神 青皮 川楝子 白归身 白蒺藜 香橼皮

【治法】行气消聚。

【主治】肝气郁结积聚证。

处方名:**逍遥散加减**

【方药】官桂 制香附 川楝子 山楂炭 延胡索 砂仁 广陈皮 茯苓皮 泽泻 猪苓

【治法】疏肝解郁。

【主治】肝气郁结积聚证。

处方名:**八珍汤加减**

【方药】当归 乌药 山楂炭 赤茯苓 制香附 郁金 桂枝 延胡索 川楝子 炒蓬术

【治法】化瘀消积。

【主治】正虚瘀结积聚证。

处方名:**膈下逐瘀汤加减**

【方药】川桂木 延胡索 香附 白术 炒蓬术 当归 乌药 山楂炭

【治法】祛瘀软坚。

【主治】瘀血内结积聚证。

处方名:**膈下逐瘀汤加减**

【方药】桂木 川楝子 延胡索 苏梗 当归 乌药 前胡 杏仁 香附

【治法】祛瘀软坚。

【主治】瘀血内结积聚证。

处方名:**六磨汤加减**

【方药】制香附 制半夏 广陈皮 白术 青葱管 白茯苓 旋覆花 茯苓丸

【治法】理气化痰。

【主治】食滞痰阻积聚证。

处方名:**六磨汤加减**

【方药】桂枝 焦麦芽 猪苓 范志曲 广陈皮 茯苓 延胡索 白术

【治法】健脾益气。

【主治】脾气虚弱积聚证。

处方名:**柴胡疏肝散加减**

【方药】柴胡 归尾 延胡索 制香附 白芍 川楝子 广陈皮 柏子仁 砂仁 乌药

【治法】理气活血。

【主治】气滞血阻积聚证。

处方名:**膈下逐瘀汤加减**

【方药】当归 川桂木 广郁金 乌药 川楝子 制香附 延胡索

【治法】祛瘀软坚。

【主治】瘀血内结积聚证。

处方名:**参苓白术散加减**

【方药】制半夏 生熟薏苡仁 云茯苓 台白术 焦苍术 上广皮

【治法】健脾升清。

【主治】脾胃虚弱瘘证。

处方名:**参苓白术散加减**

【方药】制半夏 猪苓 白术 桂枝 白茯苓 建泽泻 炒竹茹 老生姜

【治法】补中益气。

【主治】脾胃虚弱瘘证。

处方名:**参苓白术散加减**

【方药】制半夏 白术 泽泻 猪苓 大腹皮 陈皮 老生姜 官桂 云茯苓

【治法】健脾升清。

【主治】脾胃虚弱痿证。

处方名:**加味二妙散加减**

【方药】生薏苡仁 赤白苓 陈皮 制半夏 猪苓 炒黄檗 泽泻 桂枝

【治法】清热利湿。

【主治】湿热浸淫痿证。

处方名:**虎丸加减**

【方药】当归 黑豆衣 泽泻 生薏苡仁 虎丸 女贞子 白芍 丹皮

【治法】补益肝肾。

【主治】肝肾亏虚痿证。

处方名:**加味二妙散加减**

【方药】泽泻 薏苡仁 独活 桂枝 制半夏 赤白苓 杏仁 二妙丸

【治法】清热利湿。

【主治】湿热浸淫痿证。

处方名:**加味二妙散加减**

【方药】大豆卷 生薏苡仁 秦艽 木瓜 桂枝 制半夏 杏仁 独活 建泽泻 二妙丸

【治法】清热利湿。

【主治】湿热浸淫痿证。

处方名:**消渴方加减**

【方药】煨石膏 玄参 冬瓜子 沙参 地骨皮 芦根

【治法】生津止渴。

【主治】肺热伤津消渴证。

处方名:**消渴方加减**

【方药】天花粉 蛇床子 秋石 天麦冬 覆盆子 海金沙 炙鸡内金

【治法】生津止渴。

【主治】消渴。

处方名:**消渴方加减**

【方药】海金沙 秋石 滑石 茯苓 泽泻 车前子 炒牛膝 黄檗

【治法】养阴增液。

【主治】湿热蕴结消渴证。

处方名:**消渴方加减**

【方药】煅石膏 栝楼皮 煅磁石 黑山栀 川贝母 酸枣仁 黄连 茯苓 黑大豆 夜交
藤 淡竹叶

【治法】清热润肺。

【主治】肺热消渴证。

处方名:**消渴方加减**

【方药】天花粉 煅石膏 淡天冬 麦冬 知母 云茯苓 淡黄芩 桔梗 枇杷叶

【治法】生津止渴。

【主治】消渴证。

处方名:**麦冬汤加减**

【方药】煅石膏 知母 麦冬 枇杷叶 淡天冬 天花粉 川楝子 甜桔梗

【治法】养阴增液。

【主治】气阴亏虚消渴证。

处方名:**淋浊方加减**

【方药】别直参 野白术 炙柴胡 沙苑子 泽泻 炙升麻 广陈皮 煅牡蛎

【治法】理气导滞。

【主治】气淋证。

处方名:**淋浊方**

【方药】秋石 牛膝 生薏苡仁 官桂 磨沉香 甘草梢 车前子 藕汁

【治法】利湿去淋。

【主治】阴虚湿热淋证。

处方名:**淋浊方**

【方药】海金沙 木通 炒小蓟 甘草梢 山栀子 丹皮 滑石 当归炭 牛膝梢 生地 上
沉香

【治法】利湿去淋。

【主治】湿热留恋淋证。

处方名:**淋证方**

【方药】炒白术 益智仁 泽泻 制半夏 沙苑子 赤白苓 橘皮 二妙丸

【治法】利湿去淋。

【主治】湿热未清淋证。

处方名:**淋证方**

【方药】党参 茯苓 白术炭 生薏苡仁 炒枳壳 茅术炭 制半夏 泽泻

【治法】清热通淋。

【主治】气虚湿陷淋证。

处方名：**虚淋方**

【方药】海金沙　建泽泻　白茯苓　淡秋石　滑石　磨沉香　沙苑子

【治法】补脾益肾。

【主治】脾肾亏虚淋证。

处方名：**膏淋方**

【方药】海金沙　滑石　猪苓　泽泻　淡秋石　赤猪苓　黑山栀　磨沉香

【治法】清热利湿。

【主治】膏淋。

处方名：**膏淋方**

【方药】车前子　茯苓　泽泻　甘草梢　木通　制半夏　橘皮　瞿麦　牛膝　淡竹叶　朴硝

【治法】利湿通淋。

【主治】湿热阻滞膏淋。

处方名：**石淋方**

【方药】萆薢　橘皮　生薏苡仁　猪苓　制半夏　滑石　建泽泻　二妙丸

【治法】分清降浊。

【主治】石淋。

处方名：**血淋方**

【方药】木通　滑石　牛膝　赤猪苓　丹皮　车前子　甘草梢　泽泻　瞿麦　淡竹叶　沉香

【治法】清热通淋。

【主治】血淋。

处方名：**血淋方**

【方药】秋石　磨沉香　滑石　瞿麦　牛膝　官桂　木通　黑山栀　木香　甘草梢

【治法】清热利湿。

【主治】湿热阻滞血淋证。

处方名：**劳淋方**

【方药】木通　滑石　黑山栀　甘草梢　车前子　牛膝梢　制香附　磨沉香　砂仁

【治法】健脾补肾。

【主治】劳淋。

处方名：**劳淋方**

【方药】制香附　砂仁　广陈皮　萆薢　沉香片　广木香　泽泻　白芍　香橼皮　川楝子

【治法】利湿补气。

【主治】湿热蕴结劳淋。

处方名:**劳淋方**

【方药】萆薢 车前子 云茯苓 苍术 滑石 制半夏 广皮 湘军 沉香

【治法】降浊补气。

【主治】劳淋。

处方名:**热淋方**

【方药】制夏 广陈皮 泽泻 羌活 赤白苓 苦参 知母 丹皮 防风 山栀子 二妙丸

【治法】清热利湿通淋。

【主治】热淋。

处方名:**热淋方**

【方药】人参 玉竹 炒白术 广陈皮 大生地 枸杞子 白茯苓 炒山药 制首乌 制半夏 女贞子 杜仲 白归身 杭白芍 生熟草 牛膝 车前子 丹皮 泽泻 建莲肉

【治法】健脾益肾。

【主治】脾肾亏虚热淋。

处方名:**热淋方**

【方药】黑山栀 车前子 知母 泽泻 龙胆草 滑石 瞿麦 木通 猪苓 淡竹叶

【治法】清热利湿通淋。

【主治】湿热下注热淋。

处方名:**热淋方**

【方药】人参 野白术 广陈皮 赤白苓 制半夏 萆薢 猪苓 杜仲

【治法】清热利湿通淋。

【主治】湿热下注热淋。

处方名:**血淋方**

【方药】海金沙 丹皮炭 黑山栀 淡黄芩 甘草梢 车前子 炒小蓟 赤茯苓 淡竹叶 上沉香

【治法】凉血止血。

【主治】血淋。

处方名:**癃闭方**

【方药】滑石 甘草梢 泽泻 瞿麦 磨湘军 黑山栀 车前子 萹蓄 滋肾通关丸

【治法】清利湿热。

【主治】膀胱湿热癃闭。

处方名:**癃闭方**

【方药】炙黄芪 白术 党参 炙升麻 炙柴胡 甘草

【治法】清利湿热。

【主治】膀胱湿热癃闭。

处方名：**癃闭方**

【方药】桔梗 赤白苓 猪苓 冬葵子 车前子 木通 甘草梢 泽泻

【治法】清利湿热。

【主治】膀胱湿热癃闭。

处方名：**癃闭方**

【方药】木通 萹蓄 甘草梢 车前子 磨湘军 瞿麦 滑石 黑山栀 牛膝梢 泽泻

【治法】清利湿热。

【主治】膀胱湿热癃闭。

处方名：**不寐方**

【方药】杭白术 炙香附 炒半夏 炒枳壳 木瓜皮 广木香 广陈皮 白蒺藜

【治法】疏肝泻火。

【主治】肝火扰心不寐。

处方名：**不寐方**

【方药】大腹皮 茯苓皮 砂仁 炒砂仁 生薏苡仁 上广皮 川楝子 香附 冬瓜皮 炙
　　　鸡内金

【治法】疏肝泻火。

【主治】肝郁化火不寐。

处方名：**不寐方**

【方药】竹沥 半夏 橘红 煅龙齿 枳实 茯神 酸枣仁 竹茹 陈胆星 黑山栀 夜交
　　　藤 姜汁

【治法】补益心脾。

【主治】心脾两虚不寐。

处方名：**不寐方**

【方药】炙龟板 茯神 石菖蒲 党参 煅龙骨 白归身 远志肉 炒枣仁 柏子霜 龙
　　　眼肉

【治法】补益心肾。

【主治】心肾两虚不寐。

处方名：**不寐方**

【方药】制半夏 炒枳实 茯神 白蒺藜 泽泻 橘红 陈胆星 海蛤壳 白僵蚕 姜汁

【治法】疏肝泻火。

【主治】肝火扰心不寐。

处方名：**不寐方**

【方药】人参 炒枳实 甜广皮 煅牡蛎 晚蚕沙 茯神 炒竹茹 炒枣仁 煅龙齿 白蒺
　　　藜 上濂珠 川贝母

【治法】益气镇惊。

【主治】心胆气虚不寐。

处方名：**不寐方**

【方药】人参 炒枣仁 远志肉 白蒺藜 茯神 炒竹茹 煅龙齿 珍珠母

【治法】益气镇惊。

【主治】心胆气虚不寐。

处方名：**不寐**

【方药】玳瑁 珍珠母 炙鳖甲 煅牡蛎 煅龙齿 海蛤粉 白芍 女贞子 朱茯神 泽泻

【治法】滋阴降火。

【主治】心肾不交不寐。

处方名：**不寐方**

【方药】制半夏 广陈皮 枳实 煅龙齿 知母 茯苓 白蒺藜 竹茹 肉桂 黄连

【治法】补益脾胃。

【主治】脾胃两虚不寐。

处方名：**不寐**

【方药】制半夏 橘皮 炒竹茹 煅龙齿 枳实 茯神 夜合花 远志

【治法】清化痰热。

【主治】痰热扰心不寐。

处方名：**不寐方**

【方药】朱茯神 夜交藤 川贝母 冬瓜子 炒枣仁 煅龙齿 海蛤粉 天花粉

【治法】交通心肾。

【主治】心肾不交不寐。

处方名：**不寐方**

【方药】制半夏 炒竹茹 白茯苓 广橘红 夜交藤 陈胆星 炒枳实 炒枣仁 炒苏子
　　　竹沥

【治法】安神定志。

【主治】心胆气虚不寐。

处方名：**不寐方**

【方药】枣仁 煅龙齿 白芍 石决明 夜交藤 甘草 朱茯神 柏子仁 朱砂安神丸

【治法】镇心安神。

【主治】肝火扰心不寐。

处方名：**不寐方**

【方药】桂枝　杭白芍　煅龙齿　牡蛎　制半夏　生姜　大枣

【治法】交通心肾。

【主治】心肾不交不寐。

处方名：**止汗方**

【方药】地骨皮　滑石　茯苓　泽泻　猪苓　枇杷叶　浮小麦

【治法】化湿和营。

【主治】邪热郁蒸自汗。

处方名：**止汗方**

【方药】生甘草　杏仁　茯苓　橘红　党参　淮小麦　胡桃肉　南枣

【治法】滋阴降火。

【主治】阴虚火旺盗汗。

处方名：**止汗方**

【方药】炙黄芪　炙黑草　菟丝子　牛膝　党参　白茯苓　山茱萸　都气丸

【治法】滋阴降火。

【主治】阴虚火旺盗汗。

处方名：**止汗方**

【方药】阿胶　白芍　牡蛎　玉竹　生草　蛤黛粉　川贝母　碧桃干　淮小麦　南枣　枇杷叶

【治法】补血养心。

【主治】心血不足自汗。

处方名：**止汗方**

【方药】玉竹　川贝母　生白芍　青蛤散　生甘草　阿胶　生地　牡蛎　南枣　淮小麦　炙枇杷叶

【治法】疏肝泻火。

【主治】肝火旺盛出汗。

处方名：**止汗方**

【方药】大生地　杭白芍　蛤黛粉　玉竹　煅牡蛎　阿胶　川贝母　大麦冬　淮小麦　南枣枇杷叶

【治法】疏肝泻火。

【主治】肝火旺盛出汗。

处方名：**止汗方**

【方药】生白术　柏子仁　煅牡蛎　麻黄根　半夏　炙五味子　炒枣仁　北沙参　浮小麦

【治法】滋阴降火。

【主治】阴虚火旺盗汗。

处方名:**止汗方**

【方药】地骨皮 桂枝 赤茯苓 生薏苡仁 建泽泻 滑石 沉香曲 猪苓 淡黄芩 草薢 制半夏 通草 上广皮 淮小麦

【治法】清肝泄热。

【主治】邪热郁蒸自汗。

处方名:**止汗方**

【方药】阿胶 白芍 牡蛎 玉竹 生草 蛤黛粉 川贝母 碧桃干 淮小麦 炙枇杷叶

【治法】清肝泄热。

【主治】邪热郁蒸出汗。

处方名:**癫痫方**

【方药】制半夏 茯苓 僵蚕 白蒺藜 远志 橘红 陈胆星 天麻

【治法】开窍醒神。

【主治】肝风挟痰癫痫。

处方名:**癫痫方**

【方药】生龟板 白芍 川贝母 茯苓 生牡蛎 磁石 橘红 阿胶

【治法】开窍醒神。

【主治】肝风挟痰癫痫。

处方名:**癫痫方**

【方药】制半夏 广橘红 黑山栀 朱茯神 炒枣仁 橘红 陈胆星 夜交藤

【治法】泄热涤痰熄风。

【主治】痰蒙清窍癫痫。

处方名:**癫痫方**

【方药】竹沥 半夏 广橘红 黑山栀 朱茯神 炒枣仁 炒知母 鲜竹茹 珍珠母

【治法】泄热涤痰。

【主治】痰蒙清窍癫痫。

处方名:**癫痫方**

【方药】竹沥半夏 陈胆星 茯苓 猪胆汁炒枣仁 夜交藤 知母 枳实

【治法】涤痰熄风。

【主治】上蒙清窍癫痫。

处方名:**癫痫方**

【方药】猪胆汁炒枣仁 粉丹皮 黑山栀 竹沥 半夏 夜交藤 茯苓 生地 黄连 灯芯

【治法】化痰宁心。

【主治】肝火痰热癫痫。

处方名:**癫痫方**

【方药】代赭石 煅牡蛎 旋覆花 白芍 香附 橘叶 煅龙骨 白蒺藜 炒竹茹

【治法】化痰宁心。

【主治】肝火痰热癫痫。

处方名:**癫痫方**

【方药】制半夏 茯神 珍珠母 广郁金 天南星 炒枳实 炒竹茹 青果汁

【治法】化痰宁心。

【主治】肝火痰热癫痫。

处方名:**癫痫方**

【方药】麦冬 朱茯神 炒栝楼皮 青蛤散 杏仁 粉丹皮 广郁金 枇杷叶

【治法】化痰宁心。

【主治】肝火痰热癫痫。

处方名:**呃逆方**

【方药】香豆豉 炒杏仁 白桔梗 橘皮 竹茹 黑山栀 广郁金 川楝子 柿蒂

【治法】降逆止呃。

【主治】气机郁滞呃逆。

处方名:**呃逆方**

【方药】橘皮 茯苓 白蔻仁 枳实 佛手 竹茹 杏仁 制半夏 通草

【治法】清化湿热。

【主治】胃火上逆呃逆。

处方名:**呃逆方**

【方药】人参 熟附片 公丁香 云茯苓 泽泻 广木香 制半夏 竹茹

【治法】降逆止呃。

【主治】脾胃阳虚呃逆。

处方名:**呃逆方**

【方药】黄连 乌梅 川楝子 代赭石 砂仁 吴茱萸 香附 延胡索 旋覆花 香橼皮 刀豆子

【治法】顺气解郁。

【主治】气机郁滞呃逆。

处方名:**呃逆方**

【方药】公丁香 制半夏 木香 山楂炭 陈皮 泽泻 台首乌 云茯苓 猪苓 炙柿蒂

【治法】和胃降逆。

【主治】气机郁滞呃逆。

处方名:**呃逆方**

【方药】黄连 乌梅 川楝子 代赭石 砂仁 吴茱萸 香附 延胡索 旋覆花 香橼皮 刀豆子

【治法】顺气解郁。

【主治】肝气郁滞呃逆。

处方名:**呃逆方**

【方药】旋覆花 橘皮 制半夏 淡干姜 炒枳壳 代赭石 竹茹 云茯苓 大枣 刀豆子

【治法】和胃降逆。

【主治】肝气犯胃呃逆。

处方名:**呃逆方**

【方药】代赭石 公丁香 橘皮 制半夏 云茯苓 香附 旋覆花 厚朴 炒竹茹 干姜

【治法】温补脾胃。

【主治】脾胃阳虚呃逆。

处方名:**呃逆方**

【方药】制半夏 广郁金 射干 桔梗 橘皮 香豆豉 杏仁 通草 竹茹 鲜枇杷叶

【治法】顺气解郁。

【主治】气机郁滞呃逆。

处方名:**呃逆方**

【方药】煅龙骨 菖蒲 远志肉 竹茹 炒枣仁 甜广皮 制半夏 炒枳实 龟板

【治法】胃失和降。

【主治】脾胃阳虚呃逆。

处方名:**呃逆方**

【方药】厚朴 青陈皮 莱菔子 槟榔 砂仁 枳实 范志曲 台乌药 焦山楂肉 焦麦芽

【治法】降逆止呃。

【主治】胃阴不足呃逆。

处方名:**呃逆方**

【方药】台参 茯苓 蛤壳 生牡蛎 生白术 熟地 白芍 煅磁石 山茱萸 丹皮 怀山药

【治法】顺气解郁。

【主治】气机郁滞呃逆。

处方名:**调经方**

【方药】全当归 白蒺藜 紫丹参 杭白芍 菟丝子 炒牛膝 制香附 炒川断

【治法】益气养血。

【主治】气血亏虚月经不调。

处方名：**调经方**

【方药】大熟地　泽泻　黄芩　橘皮　白芍　茯神　炒山药　生熟谷芽　粉丹皮　制香附

【治法】调气养营。

【主治】气血不固月经不调。

处方名：**调经方**

【方药】川楝子　香附　砂仁　炒白芍　佛手　乌贼骨　茯苓　当归炭　八珍丸　广陈皮

【治法】调气和胃。

【主治】肝胃失和月经不调。

处方名：**调经方**

【方药】延胡索　瓦楞子　炒赤芍　台乌药　山楂肉　土鳖虫　桃仁　降香

【治法】益气养血。

【主治】气血不足月经不调。

处方名：**调经方**

【方药】阿胶　丹皮　大生地　黄芩　女贞子　朱茯神　白芍　香附　川楝子　橘叶　黑豆
衣　生决明子

【治法】益气养血。

【主治】气血亏虚月经不调。

处方名：**调经方**

【方药】阿胶珠　柏子霜　炙甘草　地骨皮　煅牡蛎　生白芍　乌贼骨　淮小麦　南枣　女
贞子

【治法】泻火熄风。

【主治】阴虚月经不调。

处方名：**调经方**

【方药】制香附　苏梗　丹参　乌药　川芎　山楂炭　全当归　川断　藿香　正气丸

【治法】益气养血。

【主治】气血亏虚月经不调。

处方名：**调经方**

【方药】党参　茯苓　炒山药　白芍　炒扁豆　沙苑子　白术　炒木瓜皮　菟丝子　枸杞子

【治法】健脾益气。

【主治】脾气亏虚月经不调。

处方名:**调经方**

【方药】炙黄芪 山萸萸 炒山药 党参 远志肉 炒扁豆 制首乌 菟丝子 巴戟肉 枸杞子 制香附 沙苑子 广陈皮 大熟地 制半夏 归身 杜仲 杭白芍 紫丹参 泽泻 大生地 酸枣仁

【治法】健脾益肾。

【主治】脾胃虚弱月经不调。

处方名:**调经方**

【方药】桂枝 制香附 炒枳壳 紫丹参 桃仁 白芍 全当归 砂仁末 香橼皮

【治法】调理肝气。

【主治】肝气郁结月经不调。

处方名:

【方药】大生地 当归炭 制香附 丹皮炭 黄芩 乌贼骨 老苏梗 玄参

【治法】补气和血。

【主治】气血不足月经不调。

处方名:**调经方**

【方药】当归 砂仁 制香附 川断 老苏梗 降香 丹参 川芎 广陈皮

【治法】活血化瘀。

【主治】气滞血瘀月经不调。

处方名:**调经方**

【方药】淡萸萸 炒当归 苏梗 延胡索 降香 蒲黄 南山楂炭 香附 炒赤芍

【治法】瘀血阻滞。

【主治】冲脉不通。

处方名:**带下方**

【方药】阿胶珠 土炒白术 炒川贝 生山药 炒木瓜皮 海蛤粉 炙甘草 生牡蛎 杜仲 沙苑子 盐竹茹

【治法】涩精止带。

【主治】肾阳虚衰带下。

处方名:**带下方**

【方药】党参 生山药 沙苑子 菟丝子 阿胶珠 生牡蛎 杜仲 芡实

【治法】涩精止带。

【主治】肾阳虚衰带下。

处方名:**带下方**

【方药】公丁香 炙艾叶 沙苑子 白芍 香附 菟丝子 炒小茴香 炒山药 杜仲 干橘叶

【治法】升阳除湿。

【主治】脾阳虚带下。

处方名:**带下方**

【方药】白芍　乌贼骨　阿胶珠　川断　当归炭　生地　茯苓　艾炭　丁香　砂仁

【治法】清热利湿止带。

【主治】湿热下注带下。

处方名:**带下方**

【方药】人参　白茯苓　黄连　池菊花　生白术　车前子　黑豆衣　白芍　愈带丸

【治法】清热利湿止带。

【主治】湿热下注带下。

处方名:**带下方**

【方药】制半夏　广陈皮　赤白芍　萆薢　竹茹　炙艾叶　公丁香　白蔻仁

【治法】调和脾胃。

【主治】脾胃气滞带下。

处方名:**带下方**

【方药】党参　茯神　炒椿皮　杜仲　香附　菟丝子　女贞子　狗脊　白术炭　愈带丸

【治法】温肾助阳。

【主治】肾阳虚带下。

处方名:**带下方**

【方药】半夏　海蛤粉　女贞子　橘白　茯神　沙苑子　愈带丸

【治法】养阴祛湿。

【主治】阴虚夹湿带下。

处方名:**带下方**

【方药】海蛤壳　萆薢　泽泻　杜仲　煅石决明　茯神　炒菊花　伏龙肝

【治法】清热利湿止带。

【主治】湿热下注带下。

处方名:**带下方**

【方药】白术炭　枳实　柴胡　焦苍术　制半夏　炙升麻　猪苓　广陈皮

【治法】健脾益气。

【主治】脾阳虚带下。

处方名:**产后病方**

【方药】磨郁金　杏仁　生牛膝　炒川断　射干　蜜炙香附　大贝母　卷柏　延胡索　桃仁　橘络

【治法】益气摄血固冲。

【主治】气虚产后病。

处方名:**产后病方**

【方药】延胡索 砂仁 茯苓 山楂炭 乌药 煨木香 广陈皮 赤砂糖 泽兰 伏龙肝

【治法】行气祛瘀。

【主治】气瘀交阻产后病。

处方名:**产后病方**

【方药】延胡索 广郁金 乌药 山楂炭 降香 砂仁 炒青蒿 制香附

【治法】活血祛瘀。

【主治】产后血瘀证。

处方名:**产后病方**

【方药】广陈皮 煨木香 泽泻 南山楂炭 茯苓 炒枳实 乌药 生薏苡仁 赤芍 砂仁

【治法】行气祛湿。

【主治】气湿不宣产后病。

处方名:**产后病方**

【方药】柴胡 延胡索 川楝子 台乌药 焦麦芽 当归炭 炒赤芍 川郁金 南山楂炭

【治法】行气散寒。

【主治】营气阻滞产后病。

处方名:**产后病方**

【方药】全当归 荆芥 川芎 五灵脂 莪术 台乌药 延胡索 紫丹参 泽泻 乳香 没药 益母草

【治法】祛风解表。

【主治】风邪袭表产后病。

处方名:**产后病方**

【方药】丹参 荆芥 五灵脂 全归 泽兰 川芎 延胡索 赤茯苓 生蒲黄 益母草

【治法】开窍醒神。

【主治】邪热扰神产后病。

处方名:**产后病方**

【方药】延胡索 川楝子 焦山楂炭 炒赤芍 火麻仁 乌药 香附 归尾 香橼皮 肉桂

【治法】行气活血。

【主治】气血凝滞产后病。

处方名:**产后病方**

【方药】南沙参 杏仁 煅蛤粉 炒苏子 炙紫菀 川贝母 旋覆花 白茯苓 盐橘红

【治法】清热化痰。

【主治】外感产后证。

处方名：**产后病方**

【方药】全当归　川断　茜草　白蒺藜　茯神　川贝　乌贼骨　紫丹参　泽兰叶　南枣

【治法】祛瘀除滞。

【主治】瘀浊产后病。

处方名：**产后病方**

【方药】木香　乌药　泽兰　土炒白芍　五灵脂　生蒲黄　乳香　延胡索　山楂　赤白苓　炮姜　伏龙肝　赤砂糖

【治法】化郁除湿。

【主治】湿热瘀滞产后病。

处方名：**产后病方**

【方药】台参　乌药　广陈皮　苏木　延胡索　赤砂糖　熟附片　公丁香　茯苓　乳香　粳米　伏龙肝

【治法】活血祛瘀。

【主治】瘀血阻滞产后病。

处方名：**产后病方**

【方药】炙龟板　丹皮炭　白蒺藜　火麻仁　紫丹参　杏仁　当归　秦艽　泽泻　白芍

【治法】补益气血。

【主治】气血亏虚产后病。

处方名：**产后病方**

【方药】焦白术　厚朴　草果仁　茯苓皮　泽泻　熟附片　广陈皮　炮姜　猪苓　煨木香

【治法】健脾益气。

【主治】脾运无权产后病。

处方名：**产后病方**

【方药】云茯苓　丹参　猪苓　泽泻　泽兰　上广皮　砂仁　金匮肾气丸

【治法】健脾益气。

【主治】脾气不足产后病。

处方名：**产后病方**

【方药】大熟地　老生姜　制川乌　延胡索　炒蜀椒　川郁金　全当归　桃仁　熟附片

【治法】行气导滞。

【主治】阴气凝聚产后病。

处方名:**产后病方**

【**方药**】大生地 生牡蛎 麦冬 鳖甲 清阿胶 炒白薇 丹参 茯神 炙龟板 杭白芍

【**治法**】熄风止痉。

【**主治**】肝阳上亢产后病。

处方名:**乳癖方**

【**方药**】川楝子 冬桑叶 制香附 粉丹皮 山栀子 白蒺藜 砂仁 枳壳 炒白芍 青皮
逍遥丸

【**治法**】疏肝行气。

【**主治**】肝郁气滞乳癖。

处方名:**乳癖方**

【**方药**】胡黄连 白芍 郁金 川楝子 丹皮 香附 山栀子 降香 柴胡 川芎

【**治法**】和胃降逆。

【**主治**】胃气阻滞乳癖。

处方名:**乳癖方**

【**方药**】制半夏 白蒺藜 胡黄连 炒枣仁 茯神 上广皮 煅石决明 炒竹茹

【**治法**】疏肝和胃。

【**主治**】肝气犯胃乳癖。

处方名:**乳癖方**

【**方药**】青皮 郁金 蒲公英 香橼皮 制香附 川芎 枳壳 白芷 制半夏

【**治法**】化痰行气。

【**主治**】痰气郁阻乳癖。

处方名:**防风羌活汤加减**

【**方药**】厚朴 泽泻 广陈皮 大腹皮 防风 羌活 川芎 猪苓 防己 五加皮 桂枝 姜
衣 炙鸡内金

【**治法**】解表消肿。

【**主治**】肿胀证。

处方名:**苍术泽泻汤加减**

【**方药**】苍术 厚朴 五加皮 茯苓皮 炒冬瓜皮 广陈皮 薏苡仁 羌活 白僵蚕 猪苓
泽泻

【**治法**】温阳利水消肿。

【**主治**】寒湿内泛肿胀证。

处方名:**麻黄汤加减**

【**方药**】炙麻黄 细辛 煨石膏 制半夏 橘红 桂枝 淡干姜 杏仁 生甘草 大腹皮

【治法】健脾利水消肿。

【主治】脾虚湿盛肿胀证。

处方名：**小温中丸加减**

【方药】黄连 吴茱萸 云茯苓 炒杏仁 大腹皮 木通草 厚朴 生薏苡仁 广陈皮 炒
神曲 滑石 鸡内金 小温中丸

【治法】祛湿利水消肿。

【主治】湿邪困脾肿胀证。

处方名：**健脾丸加减**

【方药】厚朴 大腹皮 炒杏仁 海金沙 上广皮 范志曲 炙鸡内金 焦麦芽

【治法】清热利湿消肿。

【主治】湿热闭阻肿胀证。

处方名：**麻黄汤加减**

【方药】生甘草 茯苓皮 炙鸡内金 煨石膏 大腹皮 生麻黄 陈橘皮 老姜

【治法】解表消肿。

【主治】肿胀证。

处方名：**越脾汤加减**

【方药】防风 川芎 猪苓 泽泻 羌活 大腹皮 茯苓皮 厚朴 广陈皮

【治法】健脾利湿消肿。

【主治】脾虚湿聚肿胀证。

处方名：**舟车丸加减**

【方药】大腹皮 广陈皮 赤小豆 木通 羌活 制厚朴 川椒目 云茯苓 建泽泻 舟车丸

【治法】健脾利水消肿。

【主治】脾虚湿盛肿胀证。

处方名：**乳癖方**

【方药】制香附 炒枳壳 黑山栀 沉香油 白芷 白茯苓 砂仁 川芎 炒当归

【治法】化痰和胃。

【主治】痰湿阻胃乳癖。

处方名：**乳癖方**

【方药】川楝子 延胡索 沉香 川军 香附 枳壳 青皮 郁金 皂荚子

【治法】疏肝和胃。

【主治】肝逆犯胃乳癖。

处方名：**乳癖方**

【方药】制香附 蒲公英 炒竹茹 全当归 小青皮 川芎 枳壳 广郁金 紫丹参

【治法】行气活血。

【主治】气血郁滞乳癖证。

处方名:**乳癖方**

【方药】制半夏 白蒺藜 青皮 香附 枳壳 云茯苓 川贝母 香橼皮 郁金 砂仁

【治法】化痰行气。

【主治】痰气阻滞乳癖。

处方名:**乳癖方**

【方药】紫丹参 杭白芍 小青皮 当归炭 川断 炒枳壳 白蒺藜 川芎 香附 郁金

【治法】调气和营。

【主治】风寒表虚乳房病。

处方名:**凉肝熄风汤加减**

【方药】羚羊角 玄参 黑豆衣 栝楼 石决明 菊花 鲜生地 鲜竹茹 大荸荠

【治法】平肝熄风。

【主治】肝阳化风之中风证。

处方名:**理中汤加减**

【方药】葶苈子 大腹皮 瞿麦 焦苍术 猪苓 茯苓皮 泽泻 新会皮 炙鸡内金 车前子 炒冬瓜皮

【治法】健脾利湿消肿。

【主治】水湿内停肿胀证。

处方名:**救阴汤加减**

【方药】阿胶珠 生地 川贝母 西洋参 生牡蛎 大麦冬 白芍 朱茯神 濂珠粉

【治法】救阴泄热,清护神明。

【主治】痰火劫阴之中风证。

处方名:**平肝熄风汤加减合左金丸**

【方药】石斛 半夏曲 白蒺藜 钩藤 女贞子 天冬 川贝母 石决明 濂珠粉

【治法】育阴化痰,和胃平肝。

【主治】肝风之中风证。

处方名:**导赤散加减合凉膈散**

【方药】大生地 甘草梢 石斛 煨蛤粉 青竹叶 木通 鲜竹茹 凉膈散 白茯苓

【治法】清解心胃。

【主治】心胃热盛之中风证。

处方名:**黄连温胆汤**

【方药】黄连 半夏 竹茹 柿蒂 橘皮 枳实 白茯苓 枇杷叶

【治法】清热和胃。

【主治】胃热火盛之呃逆证。

处方名:**麻子仁丸加减**

【方药】杏仁 紫菀肉 广郁金 制香附 南山楂炭 栝楼仁 炒枳壳 皂荚子 枇杷叶

【治法】理气通便。

【主治】便闭证。

处方名:**麻子仁丸加减**

【方药】鲜苁蓉 火麻仁 杏仁 松子仁 当归 柏子仁 炒牛膝 鲜首乌 生山药

【治法】润肠通便。

【主治】血枯不润便闭证。

处方名:**防风羌活汤加减**

【方药】制半夏 通草 防风 白僵蚕 羌活 茯苓 生薏苡仁 泽泻 陈皮

【治法】利湿淡渗消胀。

【主治】水湿停聚肿胀。

处方名:**麻子仁丸加减**

【方药】鲜苁蓉 栝楼仁 杏仁 牛膝 川楝子 杭白芍

【治法】解郁通便。

【主治】木旺肠枯便闭证。

处方名:**麻子仁丸加减**

【方药】生地 大麦冬 生白芍 郁李仁 白蜜 玄参 火麻仁 柏子仁 枸杞子 更衣丸

【治法】润肠通便。

【主治】便闭证。

处方名:**白芍天冬汤加减**

【方药】杭白芍 生甘草 白茯苓 青果 川楝子 天冬 干橘叶 白蒺藜 左金丸

【治法】清热养阴通便。

【主治】热盛伤阴便闭。

处方名:**更衣丸加减**

【方药】杏仁 川楝子 茯苓 天花粉 大天冬 白芍 更衣丸

【治法】养阴清热通便。

【主治】热盛伤阴便闭证。

处方名:**白芍天冬汤加减**

【方药】阿胶珠 生地 生甘草 天冬 橘叶 天花粉 川楝子 杭白芍 黄连

【治法】清热养阴通便。

【主治】热盛伤阴便闭证。

处方名：**小温中丸加减**

【方药】砂仁 郁金 广陈皮 藿梗 紫菀 枳壳 桔梗 杏仁 小温中丸

【治法】清热通便。

【主治】湿热燥结便闭。

处方名：**半夏汤加减**

【方药】别直参 制半夏 炒椒目 炮姜 炙鸡内金 土炒野白术 茯苓 肉桂 炒苏子
橘红 熟附片 泽泻

【治法】温补脾肾消胀。

【主治】脾肾阳衰肿胀证。

处方名：**小温中丸加减**

【方药】制半夏 广陈皮 泽泻 赤猪苓 小温中丸 广郁金 白蔻仁 沉香 大腹皮

【治法】清热利湿通便。

【主治】湿热瘀滞便闭。

处方名：**麻子仁丸加减**

【方药】大生地 当归炭 炒丹皮 火麻仁 生山药 炒白芍 缩砂仁 左金丸 润肠丸

【治法】清肝养血通便。

【主治】肝火便闭证。

处方名：**小温中丸加减**

【方药】冬瓜子 杏仁 生薏苡仁 青芦管 小温中丸

【治法】泻浊通便。

【主治】浊滞腑中便闭证。

处方名：**小温中丸加减**

【方药】冬瓜子 杏仁 青芦管 小温中丸 盐竹茹 云茯苓

【治法】理气通便。

【主治】气滞肠腑便闭证。

处方名：**麻子仁丸加减**

【方药】炒熟地 五味子 杏仁 当归 砂仁 盐菟丝子 青蛤散 制半夏 广陈皮

【治法】养阴通便。

【主治】便闭证。

处方名：**越鞠丸加减**

【方药】炒苏子 杏仁 炒枳壳 羌活 磨沉香 云茯苓 越鞠丸 青防风

【治法】理气降逆消肿。

【主治】阳气上逆肿胀证。

处方名：**泽泻白芍汤加减**

【方药】白当归　广陈皮　土炒东白芍　炒川椒　制香附　建泽泻　猪苓　川楝子　砂仁　茯苓皮　肉桂

【治法】理气消胀。

【主治】肿胀证。

处方名：**泽泻茯苓汤加减**

【方药】制香附　新会皮　泽泻　云茯苓　猪苓　广郁金　沉香　肉桂　木香　砂仁　川军

【治法】利湿消胀。

【主治】寒湿内阻肿胀证。

处方名：**桂枝汤加减**

【方药】党参　野白术　川桂木　炮姜　泽泻　炙黄芪　熟附片　淡吴萸　茯苓　牛膝

【治法】温阳健脾消胀。

【主治】脾肾阳虚肿胀证。

处方名：**枳实泽泻汤加减**

【方药】厚朴　茯苓皮　建泽泻　大腹皮　炒白术　草果仁　炒枳实　熟附片　猪苓　炙鸡内金　老姜衣

【治法】健脾温阳消胀。

【主治】脾阳不振肿胀证。

处方名：**舟车丸加减**

【方药】葶苈子　大腹皮　炒苏子　槟榔　猪苓　杏仁　桑白皮　建泽泻　舟车丸　竹沥达痰丸

【治法】利水消胀。

【主治】肿胀证。

处方名：**宣络化瘀汤加减**

【方药】当归　延胡索　乌药　桃仁　瓦楞子　郁金　香附　甜广皮　桂木　旋覆花　青葱管

【治法】宣络化瘀。

【主治】内伤劳倦证。

第十篇　朱枕山医案方集

处方名:呕吐方

【方药】旋覆花　新绛　葱管　竹茹　枇杷叶　生蛤壳　制洋参　茯苓　橘红

【治法】疏肝和胃,降逆止呕。

【主治】肝失疏泄,横逆犯胃,胃失和降之呕吐。

处方名:**白虎汤加减**

【方药】生石膏　鲜生地　生扁豆　黄檗　连翘心　知母　石斛　丝瓜子

【治法】清利湿热。

【主治】湿热蕴结之心悸气逆,遗精滑精。

处方名:**滋阴清热方**

【方药】上青黛　羚羊角　丹皮　芦根　忍冬藤　料豆衣　旱莲草　石斛　白薇

【治法】滋阴清热。

【主治】阴虚发热之遗精。

处方名:**咯血方**

【方药】炒丝瓜络　北沙参　石斛　紫菀茸　慈孝竹箬　西瓜子　菩提根

【治法】养阴清肺,凉血止血。

【主治】热伤血络之咯血。

处方名:**滋阴方**

【方药】旱莲子　霍山石斛　女贞炭　燕窝　料豆衣　新绛　大黑黄豆　菩提根

【治法】滋阴清热,益气养胃。

【主治】热耗伤阴,气血虚弱之遗精。

处方名:**实脾饮加减**

【方药】生黄芪　白茯苓　防己　炒沙蚕　桂枝　牛膝　苦参　通草　车前子

【治法】健脾温阳制水。

【主治】脾阳虚衰之水肿。

处方名:**咯血方**

【方药】霍山石斛　生白扁豆　燕窝　慈孝竹箬　北沙参　清阿胶　丝瓜络　款冬花　菩提株根

【治法】滋阴润肺。

【主治】咯血。

处方名: **肃金补肾方**

【方药】霍山石斛 炒枸杞子 白薇 乌贼骨 北沙参 焦元参 胡桃肉 菩提珠根 枇杷叶

【治法】清宿肺热,补肾填精。

【主治】肺热咳嗽,肾虚遗精。

处方名: **咳嗽方**

【方药】制首乌 川贝母 白茯苓 橘皮 糯壳 檀香 菩提根 桑葚子 北沙参

【治法】滋阴燥湿,扶正祛邪。

【主治】湿邪乘袭,肺热咳嗽。

处方名: **泄泻方**

【方药】煅赤石脂 禹余粮 党参 枸杞子炭 树叶炭 新会皮 新绛炭 玉兰蒂 川断

【治法】滋阴补肾,利水化湿。

【主治】湿困脾胃,肾虚泄泻。

处方名: **眩晕方**

【方药】制首乌 生薏苡仁 稽豆衣 桑葚子 红花 黄明胶 白蒺藜 桑寄生

【治法】滋阴潜阳,通脉络。

【主治】眩晕。

处方名: **噎膈方**

【方药】白蜜 松子肉 鸡谷袋 苏子浆 丁香 制半夏 杏仁 鲜韭白 柏子仁

【治法】滋阴清热,润燥生津。

【主治】津亏热结之噎膈。

处方名: **噎膈方**

【方药】鸡谷袋 生姜 细麻骨 生地 苏子浆 丁香 福白蜜 乌药

【治法】润燥生津。

【主治】津亏热结之噎膈。

处方名: **苓桂术甘汤**

【方药】肉桂 生白术 炒牛膝 枳实 郁金 茯苓 车前子 檀香

【治法】益气健脾,温补肾阳。

【主治】脾肾虚弱所致的腹部胀满。

处方名: **萆薢分清饮加减**

【方药】生薏苡仁 桑葚子 萆薢 桑寄生 白茯苓 棉花子炒 木瓜 炒牛膝

【治法】清热燥湿,运脾益肾。

【主治】湿邪壅遏阳气。

处方名:**气逆方**

【**方药**】枇杷叶 旱莲子 桑叶 麻骨 新绛 绿豆 煅青铅 桑葚子

【**治法**】清肺降逆。

【**主治**】气纳不下。

处方名:**痞满方**

【**方药**】土坼檀香炒 枳实皮 车前子 槟榔 牛膝 木通 生茅术 炒砂仁

【**治法**】除湿化痰,理气和中。

【**主治**】痰湿中阻之痞满。

处方名:**吐血方**

【**方药**】桃仁 粉丹皮 紫菀茸 鲜芦根 生薏苡仁 丝瓜络 白薇 蒲黄炭

【**治法**】清热益阴,化瘀止血。

【**主治**】吐血。

处方名:**旋覆汤加减**

【**方药**】杏仁 新绛 丁香 鲜韭白 枇杷叶 旋覆花

【**治法**】温中降逆,和胃止呕。

【**主治**】噎膈,呕吐。

处方名:**大补阴丸加减**

【**方药**】炙龟板 猪脊 旱莲子 女贞炭 白薇 川贝母 南花粉

【**治法**】滋阴清热,补益气血。

【**主治**】阴虚内热,气血耗伤。

处方名:**独活寄生汤加减**

【**方药**】杜仲 牛膝 木瓜 川断 棉花子炒焦 福泽泻 茯苓 薏苡仁

【**治法**】益气补肾强筋,祛风胜湿止痛。

【**主治**】肾气不连,风湿之邪,腰膝酸楚。

处方名:**当归补血汤加减**

【**方药**】制首乌 新会皮 牛膝 焦白芍 归身 黄芪 防风 焦谷芽

【**治法**】补益肝肾,益气活血。

【**主治**】肾气不足之腰膝疼痛。

处方名:**九味肾气味加减**

【**方药**】草薢 茯苓 焦半曲 生薏苡仁 霍梗 泽兰叶 丹皮 牛膝 通草 地栗子 车前子

【**治法**】补肾助阳,通络止痛。

【**主治**】肾阳不足,经阻腹痛。

处方名:利水渗湿方

【方药】制香附　黑山栀　泽泻　肉桂　枳实皮　牡蛎　厚朴　猪苓　生茅术

【治法】软坚散结,利水渗湿。

【主治】腹胀痞满,湿邪停滞。

处方名:止血方

【方药】旱莲子　女贞炭　石斛　竹沥　橘红　紫菀茸　菩提根　鲜地骨皮　丝瓜络

【治法】滋阴清热,凉血止血。

【主治】内伤郁热之出血。

处方名:栝楼薤白半夏汤加减

【方药】旋覆花　薤白　枇杷叶　制半夏　晚蚕沙

【治法】通阳泄浊,理气痹。

【主治】胸痹之胸部疼痛。

处方名:实脾饮加减

【方药】生芪皮　炒牛膝　通草　白茯苓　防己　生薏苡仁　炒蚕沙　车前子

【治法】祛风胜湿,补气健脾。

【主治】湿邪伤脾。

处方名:枳实厚朴汤加减

【方药】炒厚朴　枳实皮　牛膝　牡蛎　车前子　大腹皮　生白术　泽泻

【治法】利水渗湿,行气消结。

【主治】湿邪为患,腹部胀满。

处方名:清热方

【方药】旱莲子　女贞炭　菩提根　白薇　石斛　生蛤壳　款冬花　川贝母　生扁豆

【治法】滋阴清热。

【主治】热盛伤阴。

处方名:滋阴方

【方药】炙龟板　忍冬藤　冬瓜子　橘红　芡实　稽豆衣　天花粉　川贝母　牡蛎

【治法】理气化滞,滋阴清热。

【主治】阴虚热盛气滞。

处方名:消风散加减

【方药】白芷　茯苓皮　甘草　白鲜皮　苍耳子　炒天虫　黄芪皮

【治法】疏风清热,解表止痒。

【主治】瘾疹不透。

处方名:**沙参麦冬汤加减**

【方药】鲜地骨皮 鲜沙参 冬瓜子 半夏 石斛 栝楼仁 枇杷叶 穭豆衣

【治法】清热益阴,宣肺止咳。

【主治】咳嗽,咯血。

处方名:**通阳泄满方**

【方药】炒车前子 通草 鸡内金 檀香 牛膝 地枯蒌 大腹绒 鲤尾 茯苓

【治法】温阳消肿,运脾除满。

【主治】浮肿,痞满。

处方名:**葶苈汤加减**

【方药】葶苈子 杏仁 青黛 川椒目 瓦楞子 生黄芪 商陆根 地栗壳

【治法】肃肺降气,利水消肿。

【主治】肿满。

处方名:**调气行水方**

【方药】生蛤壳 甘遂 青黛 葶苈子 川椒目 葱根

【治法】调气行水。

【主治】气逆,水肿。

处方名:**己椒苈黄丸加减**

【方药】葶苈子 苦参 防己 桑白皮 赤茯苓 椒目 瞿麦穗 马鞭草

【治法】泻下逐水消肿。

【主治】水肿。

处方名:**五皮饮加减**

【方药】紫丹参 苦参 茯苓皮 马鞭草 葶苈子 代赭石 防己 桑白皮

【治法】通阳利水,化湿消肿。

【主治】水肿。

处方名:**水肿方**

【方药】桑白皮 防己 嫩石苇 谷精根 川椒目 麝香 桃树皮 葶苈子

【治法】健脾温阳利水。

【主治】脾阳不足,伴有湿困脾胃水肿。

处方名:**水肿方**

【方药】炒牛蒡子 桑白皮 海金沙 萝卜 紫苏 猪苓 赤茯苓 琥珀 葫芦子

【治法】降肺气,淡渗利水。

【主治】风遏水阻之水肿。

处方名:**水肿方**

【方药】海金沙 嫩石苇 制半夏 泽泻 淡元参 猪苓 黄连 木香

【治法】健运脾阳,利水渗湿。

【主治】湿困脾胃之水肿。

处方名:**五茯苓加减**

【方药】沉香 琥珀 莱菔子 楮实子 茯苓 葫芦子 当归 泽泻 大腹皮

【治法】温肾助阳,化气行水。

【主治】肾阳虚损,水气不化之水肿。

处方名:**咳嗽方**

【方药】制首乌 稽豆衣 生薏苡仁 云茯苓 地骨皮 丹皮 党参 广陈皮 川贝

【治法】清肃肺热,益气和胃。

【主治】咳嗽。

处方名:**胸痹方**

【方药】通草 茯苓 细辛 生蛤壳 桂枝 竹沥 防己 归须

【治法】祛湿化痰,通络理气。

【主治】痰湿痹阻之胸痹。

处方名:**防己黄芪汤加减**

【方药】车前子 炒牛膝 生黄芪 防己 茯苓 通草 炒蚕沙 荆芥

【治法】降肺气,利水渗湿。

【主治】风遏水阻之头面浮肿。

处方名:**胸痹方**

【方药】防己 茯苓 延胡索 硝石 川楝子 桑寄生 蚕沙 薏苡仁

【治法】祛湿化痰,行气散结。

【主治】气滞心胸之胸痛,水肿。

处方名:**泻下逐水方**

【方药】地骨皮 青黛 绿豆 生扁豆 竹叶 通草 川贝母 瓦楞子

【治法】清热利湿,泻下逐水。

【主治】湿热水肿。

处方名:**萆薢分清饮加减**

【方药】通草 车前子 生茅术 萆薢 茯苓 炒蚕沙 牛膝 生薏苡仁 郁金

【治法】通阳燥湿,利水消肿。

【主治】面浮趾肿。

处方名:**桑白皮汤加减**

【方药】牛蒡子 桑白皮 泽泻 葶苈子 杏仁 川椒目 琥珀 猪苓 大腹皮

【治法】发汗,通利小便。

【主治】通体浮肿。

处方名:**扶正补脾方**

【方药】党参 新会皮 云茯苓 焦半曲 制首乌 枸杞子炭 川断 生扁豆

【治法】补脾益气。

【主治】脾胃虚弱,运化不畅。

处方名:**旋覆汤合橘皮竹茹汤加减**

【方药】旋覆花 新绛 焦半曲 党参 淡竹茹 新会皮 杏仁 枇杷叶

【治法】降逆止呕,理气和胃。

【主治】嗳气,恶心呕吐。

处方名:**栝楼泻白半夏汤加减**

【方药】栝楼皮 薤白 制半夏 延胡索 川楝子 白茯苓 晚蚕沙 白檀香

【治法】通阳泻浊,理气痹。

【主治】胸痹之心痛彻肾,背痛彻心。

处方名:**痞满方**

【方药】黄连 枳实 牡蛎 藿香 党参 归须 干姜 制半夏

【治法】温中和胃,行气散结。

【主治】腹部痞满。

处方名:**杏苏散加减**

【方药】前胡 杏仁 橘红 淡竹茹 胡桃肉 补骨脂 苏子

【治法】疏肝理气,和胃止呕。

【主治】咳嗽气逆,恶心呕吐。

处方名:**治疟方**

【方药】青蒿梗 桂枝 半夏 陈皮 丹皮 鲜藿梗 荷叶 佩兰

【治法】清热除湿,和解解疟。

【主治】疟疾。

处方名:**痹症方**

【方药】黄明胶 红花 桑寄生 桑葚子 白蒺藜 姜黄 威灵仙 晚蚕沙 通草

【治法】祛风散寒,除湿通络。

【主治】风寒湿痹症。

处方名:**感冒方**

【方药】桑根皮 淡竹茹 玫瑰花 西洋参 橘红 杏仁 鲜生地 丹皮 川贝母 茅根肉

【治法】轻宜肺气,解表达邪。

【主治】感冒。

处方名:**开郁济阴方**

【方药】生谷芽 川贝母 鲜石斛 丹参 炒枣仁 玫瑰花 蛤壳 茯苓 陈皮 麻骨 绿豆 煎水代

【治法】清热解郁,滋阴祛邪。

【主治】营亏气滞,邪郁难。

处方名:**胃痛方**

【方药】荷叶 栝楼仁 橘红 归须 白蒺藜 老蒿梗 制半复 竹茹 川楝子

【治法】清化热湿,理气和胃。

【主治】湿热中阻之胃痛。

处方名:**益胃汤加减**

【方药】新绛 穭豆衣 石斛 淡竹 制半夏 橘红 紫丹参 白茯苓 石菖蒲根

【治法】养阴益胃。

【主治】胃阴不足之胃痛。

处方名:**独活寄生汤加减**

【方药】桑寄土 云台菜 虎胫骨 生薏苡仁 木瓜 牛膝 独活炭 通草 黄松节

【治法】培补肝肾,通络止痛。

【主治】痹症。

处方名:**截疟方**

【方药】柴胡 桂枝 青蒿梗 西洋参 茯苓 生石膏 炙甘草 新会皮 焦半曲 糯稻根

【治法】清热利湿,和胃截疟。

【主治】疟疾。

处方名:**咳嗽方**

【方药】石斛 鲜地骨皮 淡元参 辰砂 川贝母 旱莲子 天花粉 北沙参

【治法】滋阴润肺,化痰止咳。

【主治】咳嗽日久,肺阴亏耗。

处方名:**青蒿鳖甲汤加减**

【方药】炒车前子 通草 青蒿梗 丹皮 块滑石 鲜芦根 淡竹叶 槟榔

【治法】利水燥湿,解表和里。

【主治】咳嗽发热,足面浮肿,腹满。

处方名:**茯苓丸加减**

【方药】炒牛膝 生薏苡仁 草薢 黄松节 云茯苓 栝楼仁 制半夏 防己

【治法】利水渗湿。

【主治】饮停胸胁。

处方名:**独活寄生汤加减**

【方药】川牛膝 桑寄生 黄松节 木通 生薏苡仁 甘草 生茅术 荆条 独活

【治法】培补肝肾,通络止痛。

【主治】痹症。

处方名:**独活寄生汤加减**

【方药】桑寄生 独活 云台子 生薏苡仁 虎胫骨 牛膝 木瓜 黄明胶 黄松节 桑枝

【治法】补益肝肾,通利经脉。

【主治】关节痹症。

处方名:**栝楼泻白半夏汤加减**

【方药】防己 竹沥姜 桂枝 桑葚子 元参 制半夏 通草 当归 栝楼仁

【治法】通阳泻浊,理气痹。

【主治】痰浊闭阻之胸痹。

处方名:**祛风散热饮子加减**

【方药】谷精珠 决明子 淡元参 蜜蒙花 白鲜皮 天花粉 夜明沙 白菊炭 龙衣 蛤粉

【治法】疏风清热,祛痰退翳。

【主治】赤膜。

处方名:**淋证方**

【方药】川楝子 野菊根 延胡索 阿胶 甘草梢 海金沙 瓦楞子 沉香

【治法】清热利湿,排石通淋。

【主治】淋证。

处方名:**失笑散合丹参饮加减**

【方药】晚蚕沙 地枯蒌 归须 栝楼仁 白檀香 半夏

【治法】化瘀通络,理气和胃。

【主治】瘀停胃络之胃痛。

处方名:**滋阴方**

【方药】旱莲草 牡蛎 穞豆衣 忍冬藤 淡竹叶 女贞子 元参 石斛 知母

【治法】清热滋阴。

【主治】喉燥咽痛。

处方名:**眩晕方**

【方药】石决明　白芥子　白蒺藜　橘红　新绛　海浮石　黄菊花　稽豆皮

【治法】平肝熄风,燥湿化痰。

【主治】头晕目眩。

处方名:**青蒿鳖甲汤加减**

【方药】荷叶　生鳖甲　丹皮　竹茹　橘红　黄连　半夏　青蒿

【治法】清热解表,和中止呕。

【主治】咳嗽失音,恶心呕吐。

处方名:**羚角钩藤汤加减**

【方药】钩藤　淡竹沥　白蒺藜　粉丹皮　羚羊角　通草　桑寄生

【治法】清热化痰,平肝熄风。

【主治】痰热风动之颤证。

处方名:**咳嗽方**

【方药】牡蛎　冬瓜子　杏仁　栝楼仁　象贝母　枳实皮　柴胡

【治法】祛邪利肺止咳。

【主治】外感咳嗽。

处方名:**和中止痛方**

【方药】川断　葛根　枸杞子　椿根皮　桑葚子　玫瑰花　红曲炭　冬瓜皮　松粉花

【治法】和胃止痛,清热止痢。

【主治】下利腹痛。

处方名:**藿香正气散加减**

【方药】藿香梗　焦半曲　淡干姜　炒蚕沙　煨葛根　通草　陈香薷　云茯苓　黄连

【治法】疏邪解表,化浊和中。

【主治】外感风寒,内伤湿滞之呕吐与泄泻并作。

处方名:**咳嗽方**

【方药】粉丹皮　炒白芥子　生黄芪　防己　桂枝　生蛤壳　栝楼仁　茯苓

【治法】调和营卫,肺止咳。

【主治】咳嗽。

处方名:**栝楼薤白半夏汤加减**

【方药】女贞子　旱莲草　石斛　生蛤壳　栝楼仁　橘红　海浮石　制半夏

【治法】滋阴润肺,化痰止咳。

【主治】咳嗽。

处方名:**寒热交作方**

【**方药**】稆豆衣 制半夏 钩藤 茯苓 橘红 生蛤壳 石斛 粉丹皮 荠菜根

【**治法**】滋阴益气,健脾理气。

【**主治**】寒热交作。

处方名:**右归丸合归丸加减**

【**方药**】棉花子 鹿角霜 杜仲 胡桃肉 补骨脂 鳖脊骨 炒牛膝 桑葚子 炒枸杞子

【**治法**】补肾益精。

【**主治**】肾虚腰痛。

处方名:**分利寒热方**

【**方药**】青蒿 石斛 桂枝 生薏苡仁 柴胡 云茯苓 牡蛎 萆薢

【**治法**】清解里热,散寒透表。

【**主治**】寒热往来。

处方名:**人参养荣汤加减**

【**方药**】紫丹参 新会皮 当归身 木通 生白术 藿梗 云茯苓 霞天曲

【**治法**】补血养营,益气调经。

【**主治**】月经后期。

处方名:**沙参麦冬汤加减**

【**方药**】北沙参 麦冬肉 百合 焦半曲 新会皮 龟脊骨 补骨脂 山茱萸 鹿角霜

【**治法**】滋阴润肺,补肾益阴。

【**主治**】肺肾阴虚,月经后期。

处方名:**止血方**

【**方药**】石斛 稆豆衣 旱莲草 川贝 女贞子 牡蛎 焦元参 软白薇

【**治法**】滋阴清热,凉血止血。

【**主治**】血热妄行之出血。

处方名:**茜根散加减**

【**方药**】炙龟板 霍山石斛 牡蛎 茜草根 旱莲草 嫩白薇 女贞炭 川贝 西瓜子

【**治法**】清热泻火,凉血止血。

【**主治**】血热吐血。

处方名:**独活寄生汤**

【**方药**】桑寄生 白扁豆 防己 当归身 炒牛膝 红花 生薏苡仁 黄明胶 藿梗

【**治法**】培补肝肾,活血通络。

【**主治**】日久痹症。

处方名:**软坚散结方**

【方药】钩藤 白蒺藜 忍冬藤 粉丹皮 冬桑叶 元参 栝楼仁 象贝母 淡海藻 通草

【治法】软坚散结,和中行气。

【主治】肿块结节。

处方名:**黄连温胆汤加减**

【方药】黄连 晚蚕沙 通草 半夏 石斛 栝楼仁 杜藿梗 枳实皮

【治法】清热化湿,和胃消痞。

【主治】湿热困脾之痞满。

处方名:**三子养清汤**

【方药】生黄芪 生薏苡仁 生白术 胡桃肉 云茯苓 款冬花 菟丝子 白芥子 补骨脂

【治法】燥湿化痰,滋阴止咳。

【主治】阴虚夹湿之咳嗽。

处方名:**痛泻要方**

【方药】焦白芍 炙甘草 炒防风 生扁豆 煨葛根 石莲肉 陈米 禹余粮 蚕豆花 玫瑰花

【治法】抑肝扶脾,理气和中。

【主治】腹痛泄泻。

处方名:**小半夏汤**

【方药】桂枝 制半夏 黄连 橘红 柴胡 杏仁 竹茹

【治法】温化痰饮,和胃降逆。

【主治】胃气上逆之呕吐。

处方名:**消肿散结方**

【方药】天花粉 蝉衣 参心 海藻 红花 钩藤 生黄芪 防风 大贝母

【治法】行气祛瘀,软坚散结。

【主治】结节肿块。

处方名:**吐血方**

【方药】桃仁 白薇 鲜芦根 川贝母 淡竹茹 丝瓜络 橘红 竹茹 石斛 枇杷叶

【治法】滋阴润肺,宁洛止血。

【主治】咳嗽咯血。

处方名:**痹汤加减**

【方药】炒牛膝 黄松节 生薏苡仁 淡附子 木瓜 黄明胶 防己 桑寄生

【治法】祛瘀通络,痹止痛。

【主治】手足痹症。

处方名:**化湿方**

【方药】藿梗 车前子 白扁豆 蚕豆花 生薏苡仁 石斛 茯苓皮

【治法】清热利湿。

【主治】湿热熏蒸内蕴。

处方名:**调和营卫方**

【方药】柴胡 天花粉 丹皮 玫瑰花 白薇 半夏 黄连 茅根肉

【治法】调和营卫,和解攻里。

【主治】寒热不解,里热胜于表热。

处方名:**苏子降气汤**

【方药】嫩前胡 橘红 杏仁 枇杷叶 炒苏子 新绛 莱菔子 旋覆花 淡竹茹

【治法】肃肺顺气,降逆止呕。

【主治】咳嗽呕吐。

处方名:**和解分离方**

【方药】车前子 粉丹皮 茯苓 通草 青蒿梗 生薏苡仁 萆薢 新会皮 牛膝

【治法】清解里热,散瘀透表。

【主治】寒热往来证。

处方名:**呕逆方**

【方药】桂枝 藿梗 防己 新会皮 钩藤 栝楼仁 青蒿梗 杏仁 半夏 竹茹

【治法】温中和胃,降逆止呕。

【主治】呕吐呃逆。

处方名:**益气养血方**

【方药】鲜桑白皮 生黄芪 百合 阿胶 陈松花 通草 川贝母 橘红

【治法】清热化痰,益气养血。

【主治】气血不足,风热侵袭。

处方名:**羚角钩藤汤加减**

【方药】煎羚羊角 象贝母 整玉竹 忍冬藤 冬瓜子 软白薇 钩藤 冬桑叶 桑白皮

【治法】解表散热,平肝熄风。

【主治】肝火犯肺治咳嗽。

处方名:**和解方**

【方药】软柴胡 佩兰叶 青蒿梗 生薏苡仁 丹皮 藿梗 白蒺藜 萆薢 茯苓

【治法】通阳泄浊,解表和里。

【主治】寒热间作。

处方名:**防己黄芪汤加减**

【方药】桑枝 生黄芪 防风 防己 桑寄生 虎胫骨 元红花 炒淡荆芥 生薏苡仁

【治法】清热通络,祛风除湿。

【主治】风湿热痹。

处方名:**止泻方**

【方药】旱莲草 红曲炭 川断 生白术 菟丝子 炒防风 枸杞子 云茯苓 生薏苡仁

【治法】清热利湿,益气健脾。

【主治】湿热泄泻。

处方名:**截疟方**

【方药】西洋参 青蒿梗 川贝母 制首乌 生谷芽 生薏苡仁 炙新会皮 柴胡 佩兰叶

【治法】通阳泄浊,清热除邪。

【主治】疟疾之寒热交作。

处方名:**三子养亲汤加减**

【方药】钩藤 炒苏子 粉丹皮 莱菔子 当归须 生蛤壳 制香附 白芥子 红花

【治法】降气化浊,理气通滞。

【主治】腹痛咳嗽。

处方名:**咯血方**

【方药】西瓜子 云茯苓 石斛 忍冬藤 料豆衣 生薏苡仁 藕节炭 橘红 川贝母

【治法】滋阴润肺,宁洛止血。

【主治】咳嗽咯血。

处方名:**沙参麦冬汤加减**

【方药】女贞炭 炒知母 旱莲草 川贝母 败龟板 北沙参 淡天冬 丝瓜络 石斛

【治法】滋阴润肺,益气止血。

【主治】咳嗽咯血。

处方名:**半夏竹茹汤加减**

【方药】青蒿梗 制半夏 丹皮 石斛 淡竹茹 天花粉 橘红 西洋参 茅根肉

【治法】清热解表。

【主治】热邪侵袭呕吐。

处方名:**胃痛方**

【方药】旋覆花 新会皮 炒枣仁 青葱 党参 川贝母 新绛 桑葚子 枇杷叶 荆芥
穗子

【治法】益阴养胃,和营止痛。

【主治】胃痛嘈杂。

处方名:**葛根芩连汤加减**

【**方药**】黄连 料豆衣 煨木香 橘红 石斛 淡竹茹 煨葛根 生扁豆 川断

【**治法**】清热利湿,渗湿止泻。

【**主治**】湿热泄泻。

处方名:**栝楼薤白半夏汤加减**

【**方药**】制半夏 通草 栝楼仁 煨葛根 干薤白 云茯苓 红曲炭 川断

【**治法**】温中和胃,健脾止泻。

【**主治**】胃痛,泄泻。

处方名:**小建中汤加减**

【**方药**】桂枝 干薤白 炙甘草 川楝子 焦白芍 制半夏 全栝楼 延胡索

【**治法**】温中散寒,行气痹。

【**主治**】胃脘闷痛。

处方名:**噎膈方**

【**方药**】鸡谷袋 石斛 松子肉 檀香 青阿胶 丁香 菩提根

【**治法**】滋阴清热,润燥生津。

【**主治**】津亏热结之噎膈。

处方名:**化痰方**

【**方药**】川贝母 青防风 生黄芪 海浮石 青盐 半夏 杜橘红 北沙参 松花粉

【**治法**】燥湿化痰,理气和中。

【**主治**】痰气阻滞胸中。

处方名:**篓薤白半夏汤加减**

【**方药**】栝楼仁 炒蚕沙 干薤白 黄连 制半夏 刺猬皮 川楝子 炒延胡索

【**治法**】温中行气止痛。

【**主治**】胸痛。

处方名:**清热方**

【**方药**】通草 生薏苡仁 生蛤壳 软白薇 淡竹茹 石斛 白茯苓 甘蔗皮 橘红

【**治法**】清热泻火。

【**主治**】热邪炽盛。

处方名:**胸满方**

【**方药**】青蒿梗 制半夏 粉丹皮 野菊叶 橘红 鲜藿梗 炒荷叶 炒枳壳

【**治法**】和中泄热。

【**主治**】胸部满闷。

处方名:**寒热方**

【方药】青蒿梗　栝楼皮　粉丹皮　野菊叶　橘红　制半夏　炒荷叶　料豆衣

【治法】清解里热,散寒透表。

【主治】寒热间作。

处方名:**降逆方加减**

【方药】竹茹　枇杷叶　紫石英　扁豆　旋覆花　橘红　炒川贝

【治法】降逆止呕,清肺顺气。

【主治】气逆咳嗽,呕吐。

处方名:**养心汤加减**

【方药】大熟地　西洋参　炒半曲　归身　白术　广陈皮　丹皮　茯苓　枣仁　远志　山药　茯神　石斛　木香　红枣

【治法】滋阴清火,养心和络。

【主治】心肾阴虚。

处方名:**防风汤加减**

【方药】青黛　干荷叶　冬瓜子　钩藤　苦丁茶　忍冬藤　川贝母　生蛤壳　冬桑叶　枇杷叶

【治法】祛风通络。

【主治】风邪侵袭之聤耳咳嗽。

处方名:**血府逐瘀汤加减**

【方药】延胡索　元红花　月季花　杜仲　棉花子　川断　制半夏　炒牛膝　炒丹皮

【治法】理血化滞,补肾固冲。

【主治】月经期。

处方名:**腹痛方**

【方药】煨果肉　焦半曲　广藿梗　橘红　荸荠　党参　云茯苓　谷树皮　陈海蜇

【治法】温中散寒。

【主治】腹痛泄泻。

处方名:**羚角钩藤汤加减**

【方药】羚羊角　钩藤　干菊花　苦丁茶　杏仁　粉丹皮　桑叶　象贝母　茅根肉

【治法】清肺泄肝,顺气降火。

【主治】肝火犯肺之咳嗽。

处方名:**栝楼薤白半夏汤加减**

【方药】桂枝　全栝楼　橘红　防己　旋覆花　新绛　半夏

【治法】温中化痰,行气止痛。

【主治】痰浊中阻之胃痛。

处方名:**圣愈加减汤**

【方药】牛膝 木瓜 黄松节 云台子 防己 红花 桑寄生 生薏苡仁 荆条

【治法】益气养营,活血行瘀。

【主治】痿证。

处方名:**咯血方**

【方药】女贞炭 软白薇 霍山石斛 藕节炭 丝瓜络 淡菜 旱莲草 菩提根 西瓜子

【治法】清热润肺,宁络止血。

【主治】咳嗽,咯血。

处方名:**腹胀方**

【方药】通草 白扁豆 阿胶 车前子 红曲炭 鸡距子 云茯苓 炒葛花 陈柳条 松香

【治法】清热利湿,行气利水。

【主治】腹胀。

处方名:**三子养亲汤加减**

【方药】炒松花 白芥子 杜苏子 莱菔子 枳壳 栝楼仁 川贝母 甘菊

【治法】理气化痰,清热息风。

【主治】风热痰湿蕴结。

处方名:**胃痛方**

【方药】旋覆花 新绛 橘红 川贝 石决明 明天麻 黄甘菊 海浮石 枇杷叶

【治法】疏肝理气,理气和中。

【主治】肝气犯胃之胃痛。

处方名:**栝楼薤白半夏汤加减**

【方药】旋覆花 防己 新绛 通草 青葱管 栝楼仁 延胡索 新会皮 制半夏 淡竹茹

【治法】行气痹。

【主治】痹症疼痛。

处方名:**栝楼薤白半夏汤加减**

【方药】云茯苓 栝楼皮 炒蚕沙 制半夏 桂枝 薤白 防己 白芥子

【治法】通阳泄浊,豁痰宜痹。

【主治】痰浊闭阻之胸痹。

处方名:**青蒿鳖甲汤加减**

【方药】青蒿梗 北沙参 炙鳖甲 川贝母 制首乌 生蛤壳 凤眼草 桑葚子 菩提根

【治法】滋阴清热,降逆止呕。

【主治】咳嗽。

处方名:**苓桂术甘汤合小半夏茯苓汤加减**

【方药】栝楼仁 半夏 白芥子 茯苓 苏子 橘红 生薏苡仁 通草

【治法】温脾化饮。

【主治】脾阳虚弱,清阳不升之痰饮。

处方名:**止呃方**

【方药】旋覆花 新绛 杜橘红 竹茹 枇杷叶 党参 炒杏仁 刀豆子 荔枝核

【治法】温中散寒,降逆止呕。

【主治】含蓄中焦,气机不利之呃逆。

处方名:**清热利湿方**

【方药】淡竹沥 生地 乌药 青阿胶 生姜 鲜藕 陈柳条 石斛

【治法】滋阴清热,利水渗湿。

【主治】湿热中阻之呃逆。

处方名:**咯血方**

【方药】整玉竹 女贞炭 软白薇 料豆衣 石斛 丝瓜络 合欢花

【治法】清热润肺,宁络止血。

【主治】咯血。

处方名:**青蒿鳖甲汤加减**

【方药】柴胡 党参露 新会皮 竹茹 炒杏仁 首乌 青蒿梗 川贝母 丹皮 枇杷叶

【治法】清解里热,散寒透表。

【主治】疟疾。

处方名:**丁香散加减**

【方药】杏仁 党参露 扁豆 生地 丁香 生姜 川贝 杵头糠 鸡谷袋

【治法】滋阴润燥,补虚益气。

【主治】气虚阴亏呕逆。

处方名:**疝气方**

【方药】荔枝核 干菖蒲 炒青皮 败笔头 胡桃壳 石斛 生香附 黄檗

【治法】清热利湿,行气消肿。

【主治】腹股沟疝。

处方名:**便血方**

【方药】炒黄檗 火腿骨 椿根皮 知母 松花粉 木香炭 红曲炭 茯苓皮 檀香

【治法】清化湿热,凉血止血。

【主治】肠道湿热之便血。

处方名:**疝气方**

【方药】木香 生白术 甘草 枳壳 炒青皮 干菖蒲 豆豉炭 九香虫

【治法】清热燥湿,行气消肿。

【主治】腹股沟疝。

处方名:**涤饮方**

【方药】党参露 桂枝 白茯苓 代赭石 新会皮 川贝母 防己 旋覆花 半夏曲

【治法】泄肺祛饮,理气合络。

【主治】饮停胸胁。

处方名:**涤痰降逆方**

【方药】旋覆花 制半夏 通草 枇杷叶 新绛 新会皮 云茯苓 栝楼仁

【治法】祛痰降逆,肺平喘。

【主治】痰浊雍肺,肺失降。

处方名:**中风方**

【方药】鲜首乌 石斛 牛膝 车前子 广陈皮 钩藤 苦丁茶 焦半曲 炒荆松条 茯苓皮 败笔头

【治法】镇肝息风,育阴潜阳。

【主治】风热上扰之中风。

处方名:**痹汤加减**

【方药】牛膝 甘草 淡附子 茯苓 棉花子 薏苡仁 防己 黄明胶 桑椹子

【治法】温经散寒,除湿通络。

【主治】风寒湿痹证。

处方名:**半夏白术天麻汤加减**

【方药】生鳖甲 海浮石 通草 秦艽 决明子 姜冲竹沥 橘红 黄甘菊 半夏

【治法】息风化痰,活血通络。

【主治】风痰瘀阻之中风。

处方名:**茵陈五苓散合甘露消毒丹加减**

【方药】青蒿梗 荷叶 新会皮 晚蚕沙 薏苡仁 生首乌 钩藤 茯苓皮 粉丹皮 白蒺藜

【治法】清热通腑,利湿退黄。

【主治】黄疸。

处方名:**沙参麦冬汤加减**

【方药】生地 淡豆豉 鲜沙参洗 清阿胶 粉丹皮 忍冬藤 钩藤 鲜地骨皮 麦冬

【治法】滋阴润燥,清热生津。

【主治】伏气化热,内已化燥。

处方名:淋证方

【方药】生白术　广木香　半夏曲　广陈皮　茯苓　通草　薏苡仁　牛膝　杏仁

【治法】清热利湿,分清泄浊。

【主治】淋证。

处方名:清热方

【方药】荆芥　青蒿　牛膝　黄檗　赤芍　薏苡仁　粉丹皮　甘草

【治法】清热泻火。

【主治】火热炽盛证。

处方名:咳嗽方

【方药】石斛　鲜首乌　生姜　淡竹茹　天花粉　杏仁　杵头糠　枇杷叶　白扁豆

【治法】燥湿化痰,滋阴润肺,理气止咳。

【主治】咳嗽日久。

处方名:旋覆花加减汤

【方药】旋覆花　新绛　桂枝　防己　檀香　天麻泡　枇杷叶　黄甘菊　白芥子　胡桃叶

【治法】疏肝理气,豁痰宜痹。

【主治】痰气痹阻而痛。

处方名:半夏厚朴汤加减

【方药】厚朴　黄连　藿香　神曲　广陈皮　麦芽　通草　滑石　淡竹茹

【治法】理气化滞,温阳和中。

【主治】气滞气逆。

处方名:中风方

【方药】蝉衣　荷叶　杏仁　鲜桑根皮　蚕沙　橘红　淡竹茹　生株粉　桑寄生　茅根肉

【治法】清肝息风,豁痰开窍。

【主治】中风。

处方名:咳嗽方

【方药】清阿胶　黄连　生首乌　紫丹参　淡竹沥　白芥子　煅龙齿　辰茯神　荷叶筋　茅根肉

【治法】清热肃肺,豁痰止咳。

【主治】痰热郁肺之咳嗽。

处方名:桑杏汤加减

【方药】鲜桑白皮　蜜炙天麻　杏仁　草薢　车前子　新会皮　茯苓　牛膝　竹茹

【治法】利湿消肿,行气化浊。

【主治】湿浊阻滞之癃阻。

处方名:**嗳气方**

【**方药**】桔梗 杏仁 川贝母 新会皮 枇杷叶 枳壳 辰砂 通草 党参 淡竹茹

【**治法**】顺气解郁,理气降逆。

【**主治**】频频嗳气。

处方名:**牡蛎散加减**

【**方药**】党参露 牡蛎 整玉竹 软白薇 冬瓜子 霍山石斛 川贝母 糯稻根 薏苡根

【**治法**】补气健脾,升清降浊。

【**主治**】脾胃虚人之痞证。

处方名:**排脓方**

【**方药**】生白术 干莲房 广木香 黄檗 薏苡仁 牛膝 枸杞子炭 当归身 川断

【**治法**】清热解毒,托弄外出。

【**主治**】肉腐化脓。

处方名:**茵陈五苓散合甘露消毒丹加减**

【**方药**】老青蒿梗 鲜荷叶 木通 焦神曲 焦麦芽 飞滑石 绵茵陈 白扁豆 炒葛花 茯苓皮

【**治法**】清热通腑,利湿退黄。

【**主治**】湿热中阻治黄疸。

处方名:**羚角钩藤汤加减**

【**方药**】钩藤 羚羊角 天竺黄 煅龙骨 全栝楼 制半夏 杜橘红 粉归身 紫丹参 辰砂 茯神

【**治法**】泄肺祛饮,理气和络。

【**主治**】饮停胸胁。

处方名:**痞满方**

【**方药**】牛膝 车前子 生白术 广木香 枳实皮 葶苈子 茯苓 通草 炒丹皮 炙鸡内金

【**治法**】理气和胃,消中调脾。

【**主治**】胸腹痞满不舒。

处方名:**呕吐方**

【**方药**】旋覆花 新绛 白术 木香 新会皮 焦半曲 土炒当归 茯苓 枇杷叶

【**治法**】疏肝和胃,降逆燥湿。

【**主治**】肝气犯胃,湿困脾胃之呕吐。

处方名:**安冲汤加减**

【**方药**】益母炭 紫石英 生白术 茯苓 薏苡仁 霞天曲 新会皮 牛膝 车前子 月季花

【**治法**】补气升提,固冲止血。

【主治】月经过多。

处方名:**行气燥湿方**

【方药】石斛　滑石　败蒲炭　神曲炭　通草　茯苓皮　炒葛花　薏苡仁　生蛤壳

【治法】行气燥湿。

【主治】以湿阻气,气不蕴湿。

处方名:**秦艽鳖甲散加减**

【方药】苏木　山楂肉炭　生鳖甲　荷叶筋　秦艽　蚕沙　归尾　泽兰

【治法】祛瘀通络,益气养血。

【主治】祛痰阻络之中风。

处方名:**青蒿鳖甲汤加减**

【方药】鲜首乌　青蒿梗　稽豆衣　党参露　钩藤　炒秕谷　生鳖甲　扁豆衣　黑芝麻　玫瑰花　蚕豆叶

【治法】清热生津,益气驱邪。

【主治】热邪耗伤精液。

处方名:**万代汤加减**

【方药】川断　牛膝　生白术　广木香　干莲房　云茯苓　薏苡仁　土炒当归　月季花

【治法】健脾益气,升阳除湿。

【主治】脾阳虚质,带下过多。

处方名:**桂枝茯苓丸加减**

【方药】桂枝　姜黄　防己　桑寄生　甘草　通草　淡竹沥　茯苓皮　海桐皮

【治法】痛经活络,理气和中。

【主治】邪祖经络,刚柔失常。

处方名:**旋覆花汤加减**

【方药】旋覆花　新绛　焦半曲　新会皮　茯苓　薏苡仁　青葱管　白芥子　炒蚕沙

【治法】升清降浊。

【主治】邪郁阻止,清阳不升。

处方名:**薏苡仁汤加减**

【方药】鲜芦根　薏苡仁　丝瓜络　冬瓜子　地骨皮　鲜首乌　川贝　陈皮　淡竹茹　荷叶

【治法】清肺化痰,滋阴补肾。

【主治】痰浊雍肺,肾阴亏虚。

处方名:**解表方**

【方药】杏仁　鲜桑白皮　淡元参　南花粉　冬瓜子　象贝母　鲜芦根　连翘

【治法】辛温散寒解表。

【主治】风热犯表,复感寒邪。

处方名:**痰饮方**

【方药】阿胶 生首乌 党参 淡竹茹 生蛤壳 当归身 料豆衣 新会皮 云茯苓 生熟
     枣仁

【治法】温脾化饮。

【主治】痰饮之脾阳虚弱。

处方名:**补虚方**

【方药】淡竹沥 白芥子 制半夏 桑葚子 阿胶 石斛 杜橘红 麦冬 生黄芪 桑
     寄生

【治法】补气益营,化痰祛浊。

【主治】气营两虚,痰浊中聚。

处方名:**化湿祛浊方**

【方药】荷叶筋 阿胶 鲜首乌 当归身 紫丹参 牛膝 薏苡仁 云茯苓 新会皮 嫩
     钩藤

【治法】通阳理气,化湿祛浊。

【主治】湿浊蕴于气道。

处方名:**小半夏汤加减**

【方药】淡竹茹 新会皮 制半夏 栝楼仁 茯苓 通草 枇杷叶 丝瓜络 白薇

【治法】温化痰饮,和胃降逆。

【主治】痰饮内阻治恶心呕吐。

处方名:**橘皮竹茹汤加减**

【方药】鲜首乌 淡竹茹 元参 石斛 清阿胶 橘红 花粉 生蛤壳

【治法】和胃降逆。

【主治】精血虚于下,痰浊举于中。

处方名:**沙参麦冬汤加减**

【方药】杏仁 川贝母 鲜首乌 清阿胶 软白薇 鲜石斛 丝瓜叶 麦冬肉 玉竹

【治法】滋阴润肺,化痰止咳。

【主治】肺阴亏耗咳嗽。

处方名:**补血方**

【方药】大熟地炭 煅灵磁石 清阿胶 柏子仁 枇杷叶 川贝母 黑山栀 薤白 栝楼仁

【治法】补血益气,清肺降逆。

【主治】阴血亏虚。

处方名:**旋覆花汤加减**

【方药】旋覆花 新绛 核桃肉 川断 熟地炭 煅青铅 党参露 川贝母 炒杏仁 枇杷叶

【治法】滋阴益气,清肺止咳。

【主治】气阴亏之咳嗽。

处方名:**癫狂方**

【方药】天竺黄 煅龙齿 麻骨 紫丹参 云茯苓 归身 清阿胶 鸡子黄 代赭石 石菖蒲

【治法】镇静安神,豁痰开窍。

【主治】痰浊上蒙之癫狂。

处方名:**新香薷饮加减**

【方药】鲜首乌 陈香薷 蝉衣 鲜佛手 石斛 钩藤 荷叶 炒蚕沙 白扁豆 鲜藿梗 生麦芽

【治法】和阳息风,涤浊舒气。

【主治】痰浊上蒙,肝风内动。

处方名:**化湿方**

【方药】荷叶筋 新会皮 天花粉 淡竹茹 白蒺藜 鲜首乌 玫瑰花 鳖甲 柴胡 鲜薏苡根

【治法】芳香燥湿,理气化痰。

【主治】痰湿蕴蒸内阻。

处方名:**尿血方**

【方药】益母草炭 琥珀 海金沙 败蒲炭 败笔头 细辛 清阿胶 胡桃壳

【治法】清热利湿,凉血止血。

【主治】下焦湿热尿血。

处方名:**救逆汤加减**

【方药】桂枝 牡蛎 云茯苓 蜀漆炭 紫丹参 龙齿 炙甘草 生铁落

【治法】和阳温中,豁痰祛浊。

【主治】痰浊蒙蔽心神。

处方名:**和阳疏风方**

【方药】辛夷 马勃 忍冬藤 苦丁茶 菊叶 茅针花 墨旱莲 山栀皮

【治法】清热疏风,和解少阳。

【主治】风热上攻。

处方名:**桑杏汤加减**

【方药】鲜桑白皮 杏仁 全栝楼 通草 忍冬藤 晚蚕沙 丝瓜叶 象贝母 黄芩 白
芥子

【治法】清热息风,理气化痰。

【主治】风邪内盛之邪痹。

处方名:**羚角钩藤汤加减**

【方药】蝉衣 秦艽 钩藤 羚羊角 当归身 枳壳 生铁落 莱菔子

【治法】疏风解表,理气导滞。

【主治】风邪袭表,气滞胸痛。

处方名:**羚角钩藤汤加减**

【方药】羚羊角 鲜首乌 飞青黛 天花粉 炒天虫 鸡内金 辰砂 元参 橘红

【治法】息风化浊,开窍醒神。

【主治】风邪痰浊上扰之神志不清。

处方名:**羚角钩藤汤加减**

【方药】羚羊角 全蝉衣 忍冬藤 淡元参 杏仁 连翘 天花粉 粉丹皮 生麦芽

【治法】发汗息风,滋阴清热。

【主治】风热之邪内盛。

处方名:**青蒿鳖甲汤加减**

【方药】秦艽 谷精珠 生鳖甲 炒蚕沙 青蒿 丹皮 霍山石斛 南花粉 白薇 荷叶

【治法】辛凉解表,滋阴清热。

【主治】热邪未尽,表邪未除。

处方名:**秦艽鳖甲散加减**

【方药】钩藤 冬桑叶 荷叶 川贝母 冬瓜子 杏仁 秦艽 丹皮 鳖甲

【治法】滋阴清热,润肺止咳。

【主治】肺阴亏耗之咳嗽。

处方名:**羚角钩藤汤加减**

【方药】羚羊角 淡竹茹 蝉衣 橘红 天花粉 枇杷叶 荷叶 益元散 钩藤 连翘

【治法】邪热存津。

【主治】风温邪气侵袭。

处方名:**独活寄生汤加减**

【方药】木瓜 威灵仙 牛膝 元红花 薏苡仁 川独活 桑寄生 甘草 黄松节

【治法】培补肝肾,通络止痛。

【主治】痹症。

处方名:**消风散加减**

【方药】鲜桑白皮　干葛根皮　沙参　连翘　甘草　蝉衣　杏仁　荷叶筋　通草　茅根肉

【治法】疏风驱邪,解表止痒。

【主治】风邪袭表。

处方名:**桑杏汤加减**

【方药】荷叶筋　粉丹皮　钩藤　秦艽　通草　天花粉　鲜地骨皮　鲜桑白皮　杏仁

【治法】清热利湿,生津止痒。

【主治】湿热蕴肤,咳嗽。

处方名:**半夏注入汤加减**

【方药】嫩前胡　新会皮　钩藤　炒蚕沙　黄连　石斛　制半夏　淡竹茹　荷叶

【治法】和中理气,降逆止呕。

【主治】恶心呕吐。

处方名:**滋阴清热方**

【方药】鲜石斛　青蒿梗　元参　竹茹　软白薇　天花粉　丹皮　陈皮　杏仁　丝瓜叶

【治法】清热祛邪,滋阴生津。

【主治】热邪炽盛,耗灼津液痛痹。

处方名:**羚角钩藤汤加减**

【方药】钩藤　淡荆条　白芥子　牛膝　羚羊角　鲜首乌　桑寄生　甘草　荷叶

【治法】清热息风,祛湿止痛。

【主治】风湿热痛痹。

处方名:**独活寄生汤加减**

【方药】黄明胶　牛膝　石斛　薏苡仁　当归身　桑寄生　木瓜　威灵仙　羌活　荆条

【治法】祛风散寒,除湿通络。

【主治】风寒湿痹痛。

处方名:**滋阴方**

【方药】鲜首乌　料豆衣　忍冬藤　炒牛膝　地骨皮　知母　桑寄生　钩藤　薏苡仁　甘
　　　草梢

【治法】滋阴生津,清热泻火。

【主治】邪热耗灼津液痹痛。

处方名:**和中清热方**

【方药】天花粉　冬瓜子　清阿胶　淡竹茹　石斛　地骨皮　钩藤　连翘　象贝母　软白薇

【治法】解表清热,和中祛邪。

【主治】热邪内蕴痹痛。

处方名:**咳嗽方**

【**方药**】整玉竹 鲜生地 丹参 淡竹茹 软白薇 鲜芦根 橘红 甜瓜子

【**治法**】清热解表,理气止咳。

【**主治**】风温咳嗽。

处方名:**苏子降气汤加减**

【**方药**】忍冬藤 海浮石 明天麻 黄甘菊 炒苏子 新绛 钩藤 炒杏仁 新会皮

【**治法**】滋阴息风,祛邪化痰。

【**主治**】阴虚风动,内生痰邪。

处方名:**滋阴补阳方**

【**方药**】党参露 红丝绵灰 谷树 淡苁蓉 枸杞子炭 玉兰蒂 十大功劳 白元米 制
首乌

【**治法**】阴中求阳,阳中固阴。

【**主治**】阴阳俱虚阳痿。

处方名:**银翘散加减**

【**方药**】鲜桑白皮 蝉衣 杏仁 钩藤 芦根 知母 元参 连翘 花粉

【**治法**】辛凉解表。

【**主治**】风热化标之感冒。

处方名:**桑白皮汤加减**

【**方药**】紫丹参 半夏 鲜桑皮 防风 生黄芪 广陈皮 杏仁 天花粉

【**治法**】清热肺,理气化浊。

【**主治**】浊热壅肺。

处方名:**二陈汤加减**

【**方药**】鲜首乌 橘红 料豆衣 通草 决明子 黄甘菊 云茯苓 忍冬藤 麻骨 淡竹沥

【**治法**】理气化痰。

【**主治**】化痰理气,生津止风之呃逆。

处方名:**旋覆花汤加减**

【**方药**】苏梗 淡竹茹 核桃肉 广陈皮 荔枝核 杏仁 紫石英 旋覆花 棉花子 青葱管

【**治法**】顺气解郁,和胃降逆。

【**主治**】胃气上逆之呃逆。

处方名:**丁香散加减**

【**方药**】淡竹茹 杏仁 橘红 苏子浆 郁金 当归身 党参露 麻仁 丁香 柿蒂

【**治法**】理气解郁,降逆止呃。

【**主治**】呃逆。

处方名:**济阴方**

【方药】丁香　胭脂　柿蒂　归身　川断　胡桃肉　党参露　黑芝麻

【治法】滋阴理气,回阳救逆。

【主治】阴阳俱虚呃逆。

处方名:**旋覆代赭汤加减**

【方药】刀豆子　党参露　旋覆花　川断　代赭石　制首乌　丁香　柿蒂　炒牛膝

【治法】降逆止呃,理气化浊。

【主治】呃逆嗳气。

处方名:**薏苡仁汤加减**

【方药】炒沙蚕　薏苡仁　防己　牛膝　白檀香　木瓜　茯苓皮　干莲房

【治法】通阳渗湿,通络脉。

【主治】肢节痛。

处方名:**独活寄生汤加减**

【方药】桑寄生　黄檗　红花　木瓜　粉草薢　黄松节　独活炭　甘草　炒牛膝　干莲房　薏苡仁

【治法】通络痹,理气化湿。

【主治】关节痹痛。

处方名:**香连丸加减**

【方药】黄连　广木香　椿根皮　荷叶　红曲炭　川断　赤茯苓　玫瑰花

【治法】解表清热止痢。

【主治】表邪未解,协热致痢。

处方名:**止痢方**

【方药】莲肉　荷叶蒂　椿根皮　赤茯苓　川断　木通　红曲炭　松花粉　枯饭滞　玫瑰花

【治法】清热化湿解毒,调气行血导滞。

【主治】湿热痢。

处方名:**连理汤加减**

【方药】黄连　石斛　橘红　竹茹　炒银花　川断　玫瑰花　新绛　扁豆壳　清阿胶

【治法】温中清肠,调气化滞。

【主治】久痢伤正。

处方名:**咽痛方**

【方药】天花粉　丝瓜络　薏苡仁　元参　石斛　白扁豆　麻骨

【治法】清热泻火,燥湿化痰。

【主治】咽喉干燥疼痛。

处方名:**青蒿鳖甲汤加减**

【方药】青蒿梗 制首乌 生鳖甲 炙橘红 车前子 云茯苓 藿香 牛膝 石斛

【治法】和阳通阳,补脾益肾。

【主治】脾肾气虚浮肿。

处方名:**浮肿方**

【方药】牛蒡子 南天花粉 鲜桑白皮 黄芪 羚羊角 杏仁 元参 归身 海浮石

【治法】清热利湿,利水消肿。

【主治】全身浮肿。

处方名:**肺方**

【方药】杏仁 软白薇 象贝母 淡元参 冬瓜子 天花粉 整玉竹 丝瓜叶

【治法】疏风清热,敛肺止咳。

【主治】风热犯肺,肺失清肃咳嗽。

处方名:**黄连清心饮加减**

【方药】炒黄檗 炒知母 天花粉 制首乌 茨实 川断 白扁豆 石斛 金樱子

【治法】清新泻肝,摄精固精。

【主治】君相火旺之遗精。

处方名:**咳嗽方**

【方药】清阿胶 制首乌 稽豆衣 川断 玉竹 象贝母 冬瓜子 麦冬 茨实 白薇

【治法】辛凉散邪,咸苦坚阴。

【主治】遗精。

处方名:**金锁固精丸加减**

【方药】茨实 金樱子 生冬术 黄檗 薏苡仁 川断 炒牛膝 制首乌 茯苓

【治法】清热利湿,补肾固精。

【主治】湿热下注之遗精。

处方名:**黛蛤散加减**

【方药】飞青黛 枇杷叶 白扁豆 玫瑰花 紫丹参 薏苡仁根 生蛤壳 麦冬

【治法】健脾理气,化痰去浊。

【主治】痰浊。

处方名:**半夏竹茹汤加减**

【方药】淡竹茹 新会皮 枇杷叶 通草 杏仁 白甘菊 白茯苓 制半夏

【治法】和解利,肺化饮。

【主治】寒饮伏肺。

处方名:**滋血汤加减**

【方药】整玉竹　川贝母　麦冬　丝瓜络　新会皮　款冬花　霞天曲　鲜首乌　菩提根　炒牛膝

【治法】健脾益气,补血调经。

【主治】月经过少。

处方名:**咯血方**

【方药】鲜首乌　女贞子　牛膝　料豆衣　紫菀茸　丝瓜络　茯苓　麦冬　白薇　玉竹　通草

【治法】滋阴润肺,宁络止血。

【主治】咳嗽,咯血。

处方名:**沙参麦冬汤加减**

【方药】鲜生地　麦冬　丹皮　杏仁　忍冬藤　款冬花　清阿胶　石斛　北沙参　冬瓜子

【治法】清热肺,理气止咳。

【主治】肺热咳嗽。

处方名:**和中理气汤**

【方药】青蒿梗　党参露　制首乌　川贝母　炒牛膝　通草　淡竹茹　菩提根　杜橘红　茯苓

【治法】清热和中,理气祛浊。

【主治】中虚浊聚,寒热起伏。

处方名:**疟疾方**

【方药】青蒿梗　制半夏　桂枝　通草　制首乌　新会皮　牛膝　全栝楼　茯苓

【治法】祛邪截疟,和解表里。

【主治】疟疾。

处方名:**咳嗽方**

【方药】柴胡　青蒿梗　白薇　炙归身　冬瓜子　肥玉竹　石斛　象贝　桑葚子　丝瓜叶

【治法】辛凉清热,和解理气。

【主治】干咳。

处方名:**消渴方加减**

【方药】麦冬　生地　天花粉　忍冬藤　飞青黛　生石膏　清阿胶　生甘草

【治法】清热润肺,生津止渴。

【主治】肺热津伤。

处方名:**生津泻火方**

【方药】软柴胡　天花粉　粉丹皮　鲜石斛　黑山栀　生地　麦冬　甘草　白扁豆　水梨

【治法】清热泻火,滋阴生津。

【主治】火热伤津咳嗽。

处方名:**清热方**

【方药】芦根 麦冬 甘蔗 生地 水梨 川贝母 白扁豆 清阿胶 橘叶

【治法】清热养阴生津。

【主治】热邪内盛咳嗽。

处方名:**沙参麦冬汤加减**

【方药】南沙参 桑白皮 冬瓜子 通草 玉竹 杏仁 象贝母 软白薇 橘红 萱草根

【治法】清热肺,理气止咳。

【主治】温邪犯肺咳嗽。

处方名:**半夏厚朴汤加减**

【方药】通草 车前子 云茯苓 炙半曲 全栝楼 新会皮 杏仁 牛膝 淡竹茹

【治法】降逆止呕,渗湿祛邪。

【主治】胸下痞满。

处方名:**止咳方**

【方药】炒知母 款冬花 石斛 焦半曲 麦冬肉 新会皮 清阿胶 鲜首乌 川贝

【治法】降逆止咳,温肾化痰。

【主治】咳逆痰动。

处方名:**止咳方**

【方药】整玉竹 生蛤壳 冬瓜子 忍冬藤 象贝母 料豆衣 天花粉 新会皮 元参

【治法】清热散邪,敛肺止咳。

【主治】肺热咳嗽。

处方名:**吴茱萸汤加减**

【方药】吴茱萸 甘草梢 云茯苓 苏梗 炒白芍 炒归身 延胡索 青皮 川楝子

【治法】舒肝和中,理气止痛。

【主治】少腹疼痛。

处方名:**三子养亲汤加减**

【方药】旋覆花 土炒当归 新绛 制半夏 栝楼仁 白芥子 莱菔子 炒苏子 玫瑰花

【治法】疏风涤痰,降气平喘。

【主治】风痰阻肺咳痰。

处方名:**何人饮加减**

【方药】柴胡 广藿香梗 焦半曲 制首乌 茯苓 薏苡仁 青蒿梗 新会皮

【治法】祛邪截疟,和解表里。

【主治】疟疾。

处方名:**天麻钩藤饮加减**

【方药】明天麻　旋覆花　黄甘菊　新绛　白蒺藜　新会皮　石决明　焦半曲　枇杷叶

【治法】平肝潜阳,清火息风。

【主治】肝阳上亢之眩晕。

处方名:**胃痛方**

【方药】钩藤　石斛　炒荷叶　党参露　粉丹皮　鲜佛手　天花粉　玫瑰花　元参　川贝

【治法】清热化湿,理气和胃。

【主治】.胃脘疼痛。

处方名:**半夏竹茹汤加减**

【方药】淡竹茹　青蒿梗　新会皮　藿香梗　制半夏　制首乌　荷叶　茯苓

【治法】和中理气,通阳化饮。

【主治】湿聚痰饮。

处方名:**清热化痰方**

【方药】鲜首乌　淡竹茹　杏仁　石斛　郁金　鲜桑白皮　料豆衣　新会皮　通草

【治法】清热肃肺,豁痰止咳。

【主治】痰热郁肺咳嗽。

处方名:**化湿方**

【方药】炒厚朴　炒杏仁　茯苓　薏苡仁　广木香　磨心木　砂仁壳　炒蚕沙　通草

【治法】燥湿化痰,温中渗湿。

【主治】湿邪壅遏肺脾。

处方名:**降逆方**

【方药】西瓜子　菩提根　生藕节　丝瓜络　归须　杏仁　紫菀茸　白薇

【治法】调气行血。

【主治】血随气逆。

处方名:**止痉方**

【方药】黄明胶　羚羊角　桑葚子　桑寄生　红花　归身　目目生珠草　淡竹茹　丝瓜络
　　　　辰砂　麦冬

【治法】滋阴养血,活血通络。

【主治】阴血亏虚之痉证。

处方名:**真武汤加减**

【方药】鲜首乌　车前子　补骨脂　炙甘草　牛膝　菟丝子　东白芍　白茯苓

【治法】温肾助阳,化气行水。

【主治】脾肾阳虚,水肿胀满。

处方名:**青蒿鳖甲汤加减**

【方药】紫丹参 地骨皮 黄连 炒知母 鸡子黄 清阿胶 青蒿 生首乌

【治法】养阴透热。

【主治】温病后期,阴液已伤。

处方名:**解毒方**

【方药】元参 绿豆 丹参 桑叶 天花粉 白扁豆 滁菊 料豆衣

【治法】解毒清热,和阳祛邪。

【主治】痈疡。

处方名:**胁痛方**

【方药】薏苡仁 丝瓜络 云茯苓 姜黄 防己 木通 荷叶 炒蚕沙

【治法】疏肝利胆,清热利湿。

【主治】肝胆湿热之胁痛。

处方名:**羌活胜湿汤**

【方药】牛膝 独活炭 薏苡仁 黄明胶 车前子 桑寄生 黄松节 炒羌活 甘草

【治法】清热利湿,通利经脉。

【主治】湿热浸淫之痿证。

处方名:**半夏竹茹汤加减**

【方药】姜冲淡竹茹 制半夏 白芥子 苏子 莱菔子 通草 栝楼仁 白茯苓 橘红

【治法】化痰祛浊,理气止痛。

【主治】痰浊阻滞而痛。

处方名:**益气养血方**

【方药】阿胶 鸡子黄 当归身 丹参 麻骨 炒枣仁 柏子仁 天花粉 绿豆

【治法】补血养心,益气安神。

【主治】心之气血不足之痿证。

处方名:**补血渗湿方**

【方药】焦半曲 猪脊髓 料豆衣 清阿胶 鲜首乌 石斛 茯苓 菩提珠根 新会皮

【治法】补虚益气,理气渗湿。

【主治】虚中夹湿之痿证。

处方名:**二陈汤加减**

【方药】桂枝 制半夏 川贝母 制首乌 白芍 炒洋参 甘草 陈皮 柴胡

【治法】燥湿化痰,理气和中。

【主治】少阳半表半里之湿痰证。

处方名:**扶正益阴方**

【方药】党参　制首乌　焦半曲　枸杞子炭　云茯苓　炒川断　新会皮　炒牛膝　藿香梗

【治法】扶正补虚,滋阴生津。

【主治】气损阴伤之痿证。

处方名:**羌活渗湿汤加减**

【方药】黄檗　丝瓜络　虎胫骨　威灵仙　牛膝　羌活　木瓜　薏苡仁　桑寄生　当归身　甘草

【治法】清热利湿,通经利脉。

【主治】湿热浸淫之痿证。

处方名:**独活寄生汤加减**

【方药】败蒲炭　淡竹茹　蚕沙　牛膝　桑寄生　桑葚子　薏苡仁　羌活　虎胫骨　黄松节　防己

【治法】祛风散寒,除湿通络。

【主治】风寒湿痹证。

处方名:**薏苡仁汤加减**

【方药】牛膝　土炒当归　薏苡仁　黄松节　黄明胶　炙蛤蚧　防己　蚕沙　茯苓皮　桑枝

【治法】利湿通阳,宣通络痹。

【主治】痹症。

处方名:**乌药汤加减**

【方药】香附　归身　防己　月季花　木香　广陈皮　霞天曲　桑葚子

【治法】理气行滞,活血调经。

【主治】气滞型月经后期。

处方名:**清中汤加减**

【方药】荷叶炒　焦半曲　钩藤　陈皮　茯苓　花头海蜇　藿梗　青蒿　鲜首乌　地栗子　蚕沙

【治法】清化热湿,理气和胃。

【主治】湿热中阻之胃痛。

处方名:**桑杏汤加减**

【方药】蝉衣　象贝母　钩藤　连翘　羚羊角　天花粉　杏仁　茅根　通草

【治法】疏风清肺,润燥止咳。

【主治】风燥伤肺之咳嗽。

处方名:**桂枝黄芪汤加减**

【方药】羚羊角　霜桑叶　钩藤　青防风　炒荷叶　通草　炒杏仁　生黄芪　粉丹皮　当归身

【治法】益气固表,清营和卫。

【主治】肺卫不固之汗证。

处方名:**橘皮竹茹汤加减**

【方药】淡竹茹 软白薇 杜橘红 枇杷 鲜首乌 清阿胶 通草 杏仁 芦根

【治法】清肺降逆,和胃止呕。

【主治】咳嗽,恶心呕吐。

处方名:**止咳方**

【方药】鲜首乌 款冬花 忍冬藤 炒杏仁 料豆衣 粉蛤壳 菩提根 麦冬 川贝

【治法】清热肃肺,理气止咳。

【主治】咳嗽。

处方名:**眩晕方**

【方药】党参 牡蛎 新会皮 白茯苓 白蒺藜 黄甘菊 料豆衣 决明子 藿香梗

【治法】平肝熄风,补益气血。

【主治】阴虚风动之眩晕。

处方名:**沙参麦冬汤加减**

【方药】鲜沙参 生洋参 川贝母 淡竹茹 广郁金 橘红 枇杷叶 鲜地骨皮

【治法】清热泻火,理气降逆。

【主治】热邪炽热,气逆不散。

处方名:**半夏厚朴汤加减**

【方药】桂枝 炙甘草 焦白芍 淡竹茹 旋覆花 橘红 新绛 半夏 青蒿梗

【治法】疏肝理气,和胃止痛。

【主治】肝气犯胃之胃痛。

处方名:**痞满方**

【方药】阿胶 党参 牡蛎 焦半曲 柴胡 桑葚子 新会皮 白茯苓 柏子仁 茅根肉

【治法】补气健脾,滋阴降浊。

【主治】脾胃虚弱之痞满。

处方名:**小半夏汤合苓桂术甘汤加减**

【方药】云茯苓 黄连 制半夏 牛膝 鲜首乌 新会皮 淡竹茹 白扁豆

【治法】滋养胃阴,和胃止呕。

【主治】阳冲胃逆之呕吐。

处方名:**清金化痰汤加减**

【方药】鲜首乌 桔梗 石斛 钩藤 枳壳 丹皮 淡豆豉 荷叶 杏仁 麦芽

【治法】清热肃肺,豁痰止咳。

【主治】痰热郁肺之咳嗽。

处方名:**橘皮竹茹汤加减**

【方药】淡竹茹　粉丹皮　橘红　钩藤　晚蚕沙　黄甘菊　鲜首乌　冬桑叶　石斛

【治法】宣热清肺,和胃止呕。

【主治】呕、恶、汗出而热不解。

处方名:**半夏厚朴汤加减**

【方药】旋覆花　黄连　新绛　白芍炭　葱管　炙甘草　茯苓　地栗子　制半夏　淡海蜇　枇杷叶

【治法】疏肝理气,和胃止痛。

【主治】肝气犯胃之胃痛。

处方名:**健脾方**

【方药】川断　新绛炭　灶心土　生茅术　茯苓　椿根皮　红曲炭　鲜首乌　通草

【治法】扶正健脾,益气养阴。

【主治】脾虚失摄之胃痛。

处方名:**燥湿方**

【方药】鲜藿梗　霞天曲　枸杞子炭　车前子　桑葚子　牛膝　广陈皮　川断　红曲炭　白扁豆

【治法】健脾燥湿。

【主治】湿邪困脾之胃痛。

处方名:**泻浊方**

【方药】晚蚕沙　广郁金　淡豆豉　白扁豆　佩兰叶　蚕豆衣　石斛　料豆衣

【治法】芳香燥湿,升清降浊。

【主治】病后失润,聚浊不散之胃痛。

处方名:**扶正渗湿方**

【方药】党参露　藿香梗　新会皮　女贞子　白茯苓　鲜首乌　焦半曲　白扁豆

【治法】扶正补虚,理气渗湿。

【主治】气虚湿聚水肿。

处方名:**止咳方**

【方药】整玉竹　淡竹茹　白薇　陈皮　鲜首乌　阿胶　元参　辰砂　丝瓜叶　象贝母　炒麦芽　地骨皮

【治法】疏风清热,敛肺止咳。

【主治】风热犯肺之咳嗽。

处方名:**清热方**

【方药】鲜首乌　羌活炭　象贝母　羚羊角　钩藤　粉丹皮　桑白皮　桔梗　茯苓

【治法】清热泻火,解表祛邪。

【主治】目赤浮肿,得汗而热不解。

处方名:**泻白散加减**

【方药】鲜首乌 冬桑叶 料豆衣 粉丹皮 石斛 天花粉 象贝母 元参 鲜地骨皮

【治法】辛凉解表,清热泻火。

【主治】邪热未尽,而邪已衰之噎膈。

处方名:**噎膈方**

【方药】姜冲淡竹茹 鲜首乌 半夏 新会皮 鸡内金 鲜藿香 车前子 白茯苓 牛膝
　　　白扁豆

【治法】开郁化痰,润燥降气。

【主治】痰气交阻之噎膈。

处方名:**橘皮竹茹汤加减**

【方药】前胡 杏仁 通草 生黄芪 白薇 川贝 竹茹 橘红 冬瓜子 茅根肉

【治法】清热肺,滋阴止咳。

【主治】咳嗽日久。

处方名:**薏苡仁汤加减**

【方药】茯苓皮 青防风 大腹皮 生薏苡仁 杉木皮 牛膝 广陈皮 生白术 甘草梢

【治法】健脾燥湿,祛风通络。

【主治】湿邪浸淫之痿证。

处方名:**目翳方**

【方药】谷精珠 晚蚕沙 川芎 明天麻泡 黄甘菊 白蒺藜 乌梅肉 炙猪蹄腿

【治法】疏肝清热,祛邪消翳。

【主治】两眼起翳。

处方名:**青蒿鳖甲汤加减**

【方药】鲜首乌 青蒿梗 荷叶筋 生鳖甲 淡竹茹 新会皮 粉丹皮 藿香梗 枇杷叶
　　　荠菜根

【治法】清热泻浊,滋阴降逆。

【主治】邪浊交混,府气不和阴虚证。

处方名:**旋覆花汤加减**

【方药】旋覆花 焦半曲 新绛 牡蛎 青葱管 柴胡 党参露 川贝母 新会皮

【治法】扶正理气,养阴柔肝。

【主治】肝气犯胃呃逆。

处方名:**养阴利湿方**

【方药】地栗子　川断　淡海蜇　车前子　干菖蒲　云茯苓　制首乌　牛膝　炒沙参

【治法】利湿泄浊,养阴止痛。

【主治】气中有湿而阴不足。

处方名:**解郁方**

【方药】川断　炙当归　枸杞子　桑葚子　党参　川贝母　郁金　薏苡仁　石斛

【治法】疏肝解郁,滋阴泻火。

【主治】郁证。

处方名:**滋阴益气方**

【方药】党参露　川贝母　当归　枸杞子　白扁豆　藿香梗　川断　薏苡仁　桑葚子　鲜佛手

【治法】滋阴清热,益气养阴。

【主治】虚而生热证。

处方名:**沙参麦冬汤加减**

【方药】制首乌　北沙参　炒牛膝　白茯苓　麦冬肉　白扁豆　炒枸杞子　霍山石斛

【治法】育阴养胃,清肺泄热。

【主治】郁证。

处方名:**止咳方**

【方药】玉竹　川贝母去心元米炒　薏苡仁　北沙参　川断　香稻根须　冬瓜子　云茯苓

【治法】疏风清热,敛肺止咳。

【主治】风热犯肺之咳嗽。

处方名:**通阳利湿方**

【方药】通草　新会皮　薏苡仁　牛膝　炒松花粉　茯苓　桑白皮　川断　车前子

【治法】清热利湿,通阳消肿。

【主治】湿热壅遏阳气证。

处方名:**育阴汤加减**

【方药】生地　砂仁　蕲艾炭　白术炭　牡蛎　补骨脂　炒白芍　炙甘草　新会皮　陈棕炭

【治法】滋肾养阴,固冲止血。

【主治】崩漏。

处方名:**半夏厚朴汤加减**

【方药】黄连　淡干姜　粉丹皮　公丁香　新会皮　姜半夏　川郁金　枳实　厚朴　焦麦芽
　　　炒栝楼皮

【治法】湿中健脾,理气开滞。

【主治】上吐下泻痞证。

参 考 文 献

[1] 陈莲舫.陈莲舫医案集[M].福州：福建科学技术出版社,2008.

[2] 不著撰者,张如青点校.孤鹤医案[M].上海：上海科学技术出版社,2004.

[3] 何书田,何鸿舫.何书田医案[M].上海：上海科学技术出版社,2010.

[4] 上海中医学院附属龙华医院.黄文东医案[M].上海：上海人民出版社,1977.

[5] 曹仁伯.吴门曹氏医案[M].南京：江苏科学技术出版社,2010.

[6] 谢映庐.谢映庐医案[M].上海：上海科学技术出版社,2010.

[7] 余听鸿.余听鸿医案[M].上海：上海科学技术出版社,1963.

[8] 张乃修.张聿青医案[M].北京：中国医药科技出版社,2014.

[9] 俞志高.《清代吴中珍本医案丛刊(第4辑)：三家方案·朱枕山医案·王羹梦内外科医案》.南京：江苏科学技术出版社,2010.